居家防疫必備

感染症菌娘圖鑑

醫療美術部

王幼正 譯

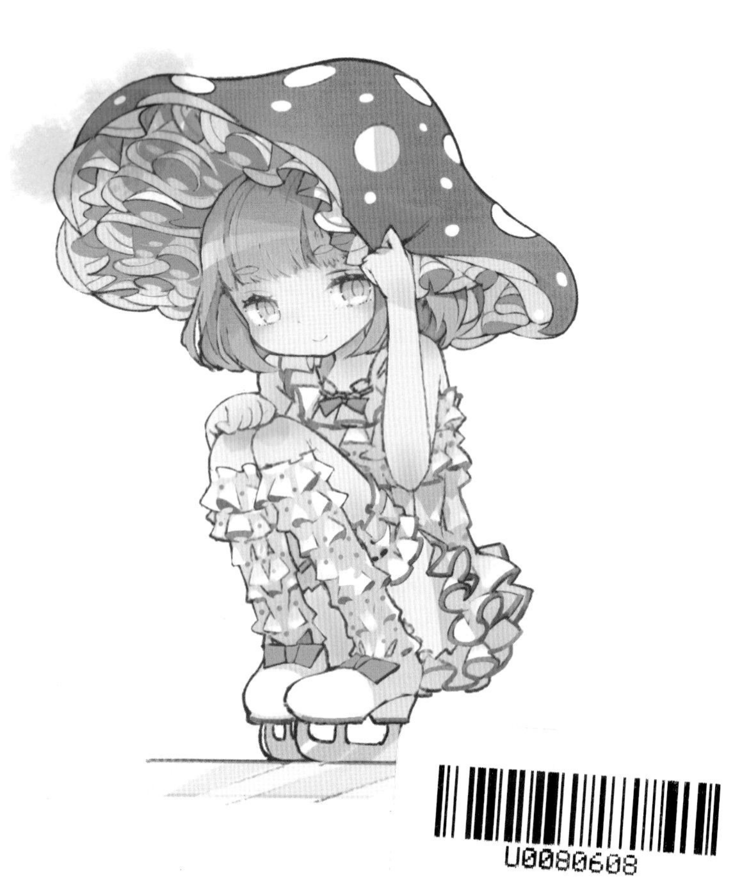

瑞昇文化

前言

非常感謝您購入本書。

首先，本書的目的是「快樂地」學習感染症的相關知識。雖然無法以肉眼觀察到細菌和病毒，但在日常生活中，它們與人類的關係非常親近。舉例來說，像是在冬季流行的流行性感冒，夏季容易發生的食物中毒、香港腳、蛀牙、等等，簡直不勝枚舉。

在此為了方便學習，需要加深大家對這些肉眼無法看見的感染症的印象。所以邀請了可愛的「菌娘」們登場。將革蘭氏陽性（能染成紫色的細菌）的瞳孔畫成紫色，螺旋狀細菌的髮型為鑽頭狀等等，將角色設定成從外貌就能大致上看出細菌的特性。閱讀時注意瞳孔顏色與髮型、個性和持有物等細節，或許能得到更多樂趣。

希望大家都能輕鬆愉快地接觸令人有種艱澀印象的醫學知識。此外也抱著能使診察及疫苗接種更為普及等，對提高大眾衛生有些許助力的小小心願。如果能讓讀者們對感染症產生些許好奇心，那就再好不過了。

需要注意的是，由於本書盡量避免使用困難的醫學用語，改以白話方式撰寫，因此有些描述並非完全正確，尚請各位包涵。

最後，對於使本書能夠面世的寶島社工作同仁們，支援本企劃的バンブルマン的工作同仁們，以及提供協助的插畫家們。在此向各位誠摯地表達感謝之意。

醫療美術部全體成員

目次

1 常見菌

2 食物中毒菌

3 常駐菌

4 人畜共通感染症

本書閱讀方式

將細菌及病毒等病原體擬人化後，繪製成眾多「菌娘」。在此與她們一起介紹各病原體的特徵，以及由她們所引發的感染症等知識。

❶名稱
菌娘名稱是根據細菌・病毒學名的種名而命名的。

❷分類圖標
用以顯示菌娘大致上的特徵和分類。

❸台詞
菌娘的代表性台詞。

❹菌娘
將細菌及病毒等擬人化後繪製出的角色插畫。

❺技能
與插畫有關的菌娘能力。

❻雷達圖
以下列分類，用圖表方式表示菌娘的能力值。

攻擊力
對人類造成的傷害力

抵抗力
對藥物或疫苗的抵抗能力

感染力
對人類的感染力

繁殖力
在人體內外的繁殖能力

潛伏力
在人體體內持續潛伏的能力

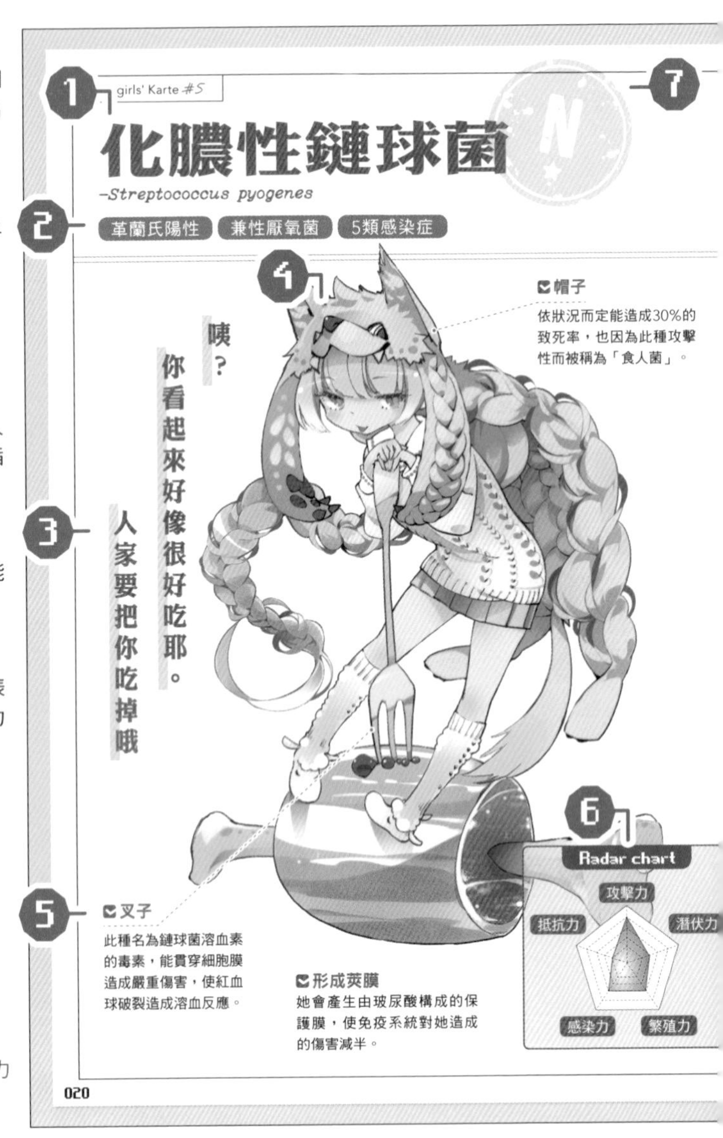

❼ 稀有度

將臨床上所見的菌娘常見度，依照右側圖示由低到高以4種階段表示。

普通

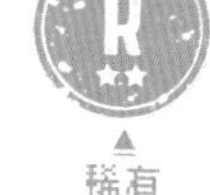

稀有

SR
超級稀有

SSR
特別超級稀有

DATA

8

主要症狀為發燒、喉嚨痛

主要產生咽喉炎、扁桃腺炎、中耳炎、鼻竇炎等症狀，大多於手部及口部週圍皮膚及舌頭上發疹。也可能合併產生發燒、頭痛、腹痛、頸部淋巴結腫大等症狀。

乍看之下雖與感冒症狀雷同，但化膿性鏈球菌感染有著**不會咳嗽和流鼻水**的特徵。經由噴嚏、咳嗽而感染。

注意併發症

雖然進醫院簡單檢查後即可確診，發現感染後**請避免食用強烈刺激性食物，並服用**……**疼痛及發燒的藥品**。在輕微症狀下使用適當的抗生素，能使併發症之一的風溼熱發生率降到1%以下。

千萬不能因為症狀跟感冒差不多就掉以輕心。因為隨著症狀發展，可能會引起造成心臟功能障礙的風溼熱、腎炎、細菌入侵血液的菌血症等併發症。此外還可能引起壞死性筋膜炎等致命性的劇症型化膿性鏈球菌感染症。**在該種狀況下人體組織將被急速破壞，因此又被稱為「食人菌」，造成世人恐慌**。

1 常見菌

9

分類	細菌界	感染途徑	飛沫感染、接觸感染
大小	0.5～1μm	治療	抗生素（盤尼西林類等）
症狀	咽喉炎、扁桃腺炎、中耳炎、鼻竇炎等		

10

急性咽喉炎

引起喉嚨黏膜及淋巴組織等部位，從鼻腔到喉嚨急性發炎。俗稱「喉嚨感冒」。

壞死性筋膜炎

沿著包覆筋肉的結締組織（筋膜），往皮膚深處逐漸壞死。是種急速進行的致命性化膿性鏈球菌感染症。

風溼熱

發生機率在1%以下，感染後於1～3週內使心臟及關節、血管、神經等部位發炎。好發年齡為5～15歲。

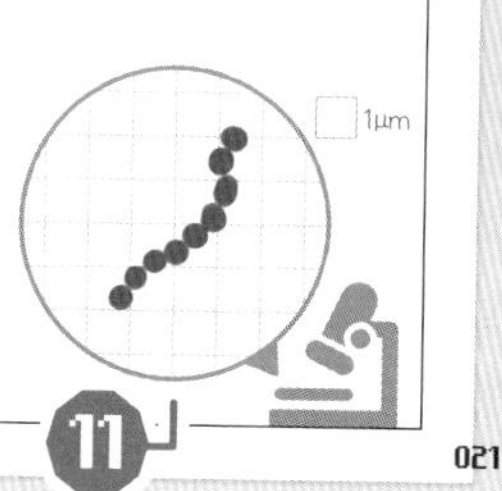

11

021

❽ 解說

對菌娘特徵和感染途徑、主要症狀及預防方式等知識進行解說。

❾ 概要

匯整菌娘分類和大小、感染途徑等學術概要。

❿ 臨床症狀

以圖示標明主要在人體的哪個部位引發何種症狀。

⓫ 模式圖

將從顯微鏡底下觀察到的菌娘外型繪製成圖（在病毒方面為便於理解構造因此不標記尺寸）。1μm（微米）等於0.001mm，也就是1000nm（奈米）。

※本書根據初版製作時的資訊進行編輯。記載內容可能因人而異，不一定完全適用於所有人。可能會因為個人身體狀況等因素有所改變，只能做為大致上的參考基準。若有特別在意的症狀和疾病，最好能直接向醫療機構等機關單位的專家洽詢。若本書刊登資訊造成個人損失等狀況發生，醫療美術部及敝社將一概不予負責，尚請諒解。

感染症基本知識

感染症對策會因為種類等條件不同而大幅改變。
關於這些似曾相識但毫無所知的感染症，就在此仔細進行學習吧。

什麼是感染症？

病原體入侵人體並增殖後所產生的症狀，就被稱為感染症。除了人傳人相互感染外，也包括由動物及昆蟲，或由傷口感染的症狀在內。

有些感染症在感染後幾乎不發生症狀，但也有些感染症在症狀發生後難以治癒，嚴重時甚至會造成患者死亡。

感染途徑

感染症可依照感染途徑（病原體入侵人體的方式）粗略分類。大致上能分成人傳人相互感染和從人以外的宿主受到感染等兩種。人傳人相互感染的感染症分為「接觸感染」、「飛沫感染」、「空氣感染」這三種途徑，在預防時需要採取對策，各別切斷其相關途徑。

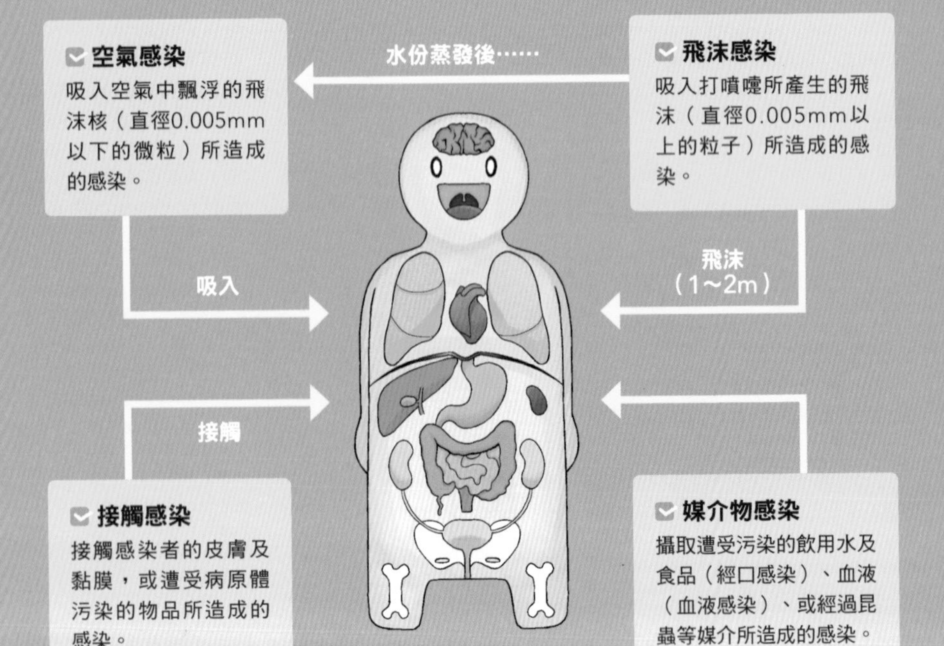

感染症法

為避免恐怖的感染症擴散，在日本以名為「感染症法」的法律適切地進行感染症預防對策。此一法規將感染症根據危險性由高到低排列，並區分為1至5類，針對各類患者規定相對應的醫療相關措施，於1999年頒布施行。也被稱為感染症預防法或感染症新法。

類型	定義	主要應對方式
1 類感染症	基於感染及患病時的嚴重性等綜合觀點，擁有極高危險性的感染症。	☑強制住院 ☑進行消毒等相應措施
2 類感染症	基於感染及患病時的嚴重性等綜合觀點，擁有高危險性的感染症。	☑根據狀況住院 ☑進行消毒等相應措施
3 類感染症	就職特定職業時，可能引發集體感染的感染症。	☑限制特定職業就職 ☑進行消毒等相應措施
4 類感染症	雖然不會在人群中直接感染，但會透過動物、飲食感染給他人，可能影響國民健康的感染症。	☑收集、分析感染症發生狀況，並公佈、告知調查結果 ☑限制媒介動物進口及進行消毒等相應措施
5 類感染症	由國家進行感染症發生動向調查，根據結果向國民及醫療相關人員公佈、告知必需資訊，以防止其發生、擴散的感染症。	☑收集、分析感染症發生狀況，並公佈、告知調查結果 ☑進行發生動向調查

什麼是疫苗？

人體免疫系統會記憶曾經感染過的病原體，當再次受到相同病原體感染時，有可能將其驅逐。

疫苗是一種用來預防感染症的醫藥品，以人工方式將無毒化的病原體及有效成份對人體或動物進行接種，使體內產生免疫記憶，得到免疫力後可預防相對應的病原體感染。由英國的詹納醫師於1798年首次發現。他的發現預防了當時約有30%死亡率的天花（➔P.170）。天花目前已從地球上完全絕跡。

什麼是病原體？

引發感染症的病原體，指的是能引起疾病的微生物（肉眼無法觀察到的微小生命體），包括了多種分類群體。

區分	分類	特徵	範例
病毒	非生物	由核酸（DNA或RNA）和蛋白質所構成。由於在未寄生於細胞時無法自行複製，因此在生物學分類上並不算是生物。	流感病毒（➡P.36）、伊波拉病毒（➡P.166）等
細菌	原核生物	細胞構造單純，為沒有核膜的原核生物。細菌基本上都有細胞壁。	金黃色葡萄球菌（➡P.12）、大腸桿菌（➡P.14）等
真菌	真核生物	俗稱菌類，包括酵母菌、霉菌、蕈類等。部份酵母菌及絲狀真菌可能引發感染症。	念珠菌（➡P.176）、煙麴黴菌（➡P.180）等
寄生蟲	真核生物	寄生在其他生物上的動物。將此類別的單細胞生物稱為原蟲，多細胞生物稱為蠕蟲。	包生絛蟲（➡P.106）、瘧原蟲等

革蘭氏染色

根據細胞壁構造上的差異，可將細菌分成革蘭氏陽性菌及陰性菌兩類，利用丹麥細菌學家漢斯．革蘭所發明的「革蘭氏染色」此一染色法區分為兩種顏色。在染色後，細胞壁較厚的前者將被染成紫色，而較薄的後者則會染成粉紅色。它是感染症診斷時必備的檢查流程，就算在現代也仍是日常使用的染色法。

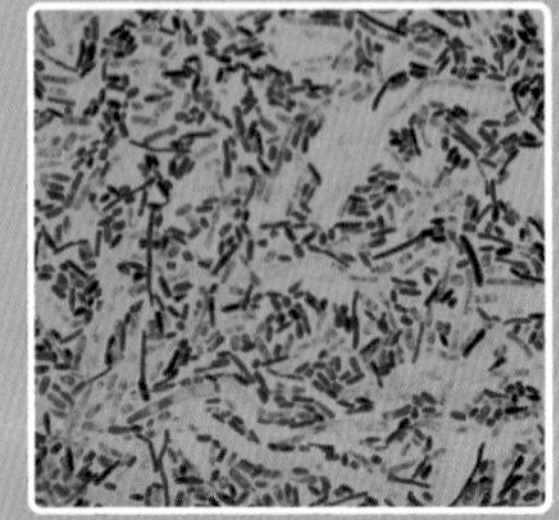

需氧與厭氧

雖然根據細菌外觀形狀，能將它們區分為桿菌（棒狀或圓筒狀）、球菌（球狀）、螺絲菌（螺絲狀）等，另外還能夠利用喜歡空氣（氧氣）與否進行區別。可分成生育活動需要氧氣的需氧菌和不需氧氣也能存活的厭氧菌。在厭氧菌中，另可區分成能夠在有氧環境下生育的兼性厭氧菌，以及在大氣等級濃度的有氧環境中無法存活的偏性厭氧菌等種類。

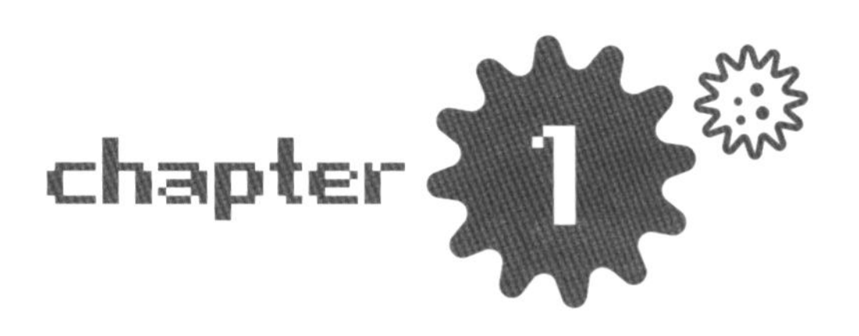

[常見菌]

在日常生活中時有耳聞的著名感染症。相信您一定也曾遇過一兩次做為這些感染症病因而廣為人知的菌娘們。

Streptococcus pneumoniae

Escherichia coli

Streptococcus pyogenes

金黃色葡萄球菌

–Staphylococcus aureus

革蘭氏陽性　兼性厭氧菌　第5類感染症（MRSA、VRSA）

裝備黃金盔甲

能夠阻擋大部份

抗生素！

腸毒素

會產生引起食物中毒的毒素。是有名的飯糰等食物中毒起因。

後天抗性

裝備黃金盔甲及披風因而取得抗性。對抗生素容易產生抗藥性。

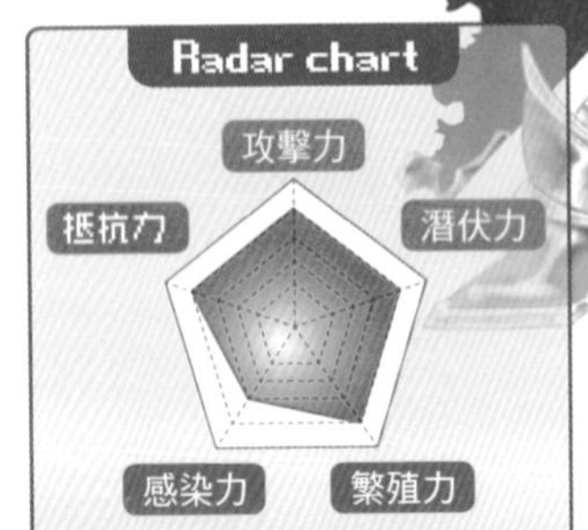

凝固酶

膠狀盾牌。以名為凝固酶的酵素將血漿凝固後包覆身體，從免疫系統下防衛自身安全。

DATA

通稱「毒素百貨公司」

由於會產生多種毒素，又被稱為「毒素百貨公司」，在49種葡萄球菌中是最棘手的一種。她能夠引發數種病狀，其中**最有名的是由腸毒素所導致的食物中毒**。經由食品造成感染，引發嘔吐、腹痛等症狀。

此外她也是蜂窩性組織炎等皮膚感染症，以及引起免疫細胞中的T細胞發炎的中毒性休克症候群的起因。

雖然她是種帶有強烈毒性的葡萄球菌，**但健康人體是不易發病的**。事實上，她經常附著在鼻腔及口中等部位，大約有20%的人為帶菌狀態。

耐性進化而成的MRSA

免疫力較低的人們遭到感染後，會引起肺炎、敗血症、骨髓炎、心內膜炎等嚴重感染症，可能因此死亡。也因為這個原因時常發生院內感染，近年來甚至出現了獲得抗藥性的耐甲氧西林金黃色葡萄球菌（MRSA），成為令人頭疼的一大問題。

MRSA已脫離醫院，藉由人類互相接觸而使感染擴散開來。目前以避免過度使用抗生素，避免培養出抗藥菌做為應對方式。

分 類	細菌界
大 小	0.5～1.5μm
症 狀	食物中毒、皮膚炎症、肺炎等
感染途徑	經口感染（毒素性食物中毒）、接觸感染
治 療	關於食物中毒採用對症治療，不具抗藥性者使用頭孢唑林等抗生素，若為MRSA則以萬古黴素等抗生素治療

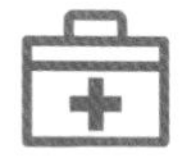

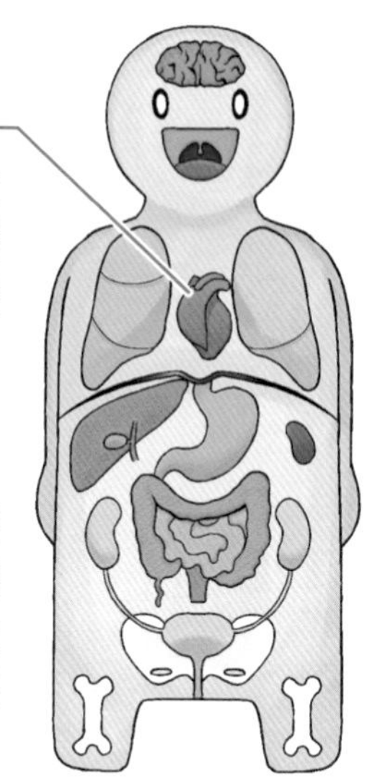

心內膜炎

細菌會經由血液往全身擴散，有可能使心臟受到感染。會引起高燒及心臟衰竭等症狀。

蜂窩性組織炎

皮膚受到感染後，可能引起蜂窩性組織炎、水泡、膿瘍、紅腫等皮膚感染症。

急性腸胃炎

由細菌產生引起食物中毒主因的腸毒素，引發腹瀉及腹痛、嘔吐等症狀。只需3小時左右就會開始發病，潛伏期非常短。

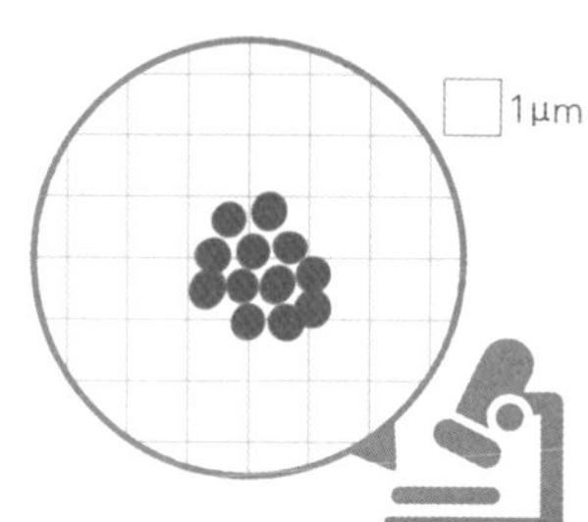

Micro-girls' Karte #2

大腸桿菌

-Escherichia coli

革蘭氏陰性桿菌　兼性厭氧菌

嗯，人家的髮型跟飾品都超搭的！

Ben-zA!

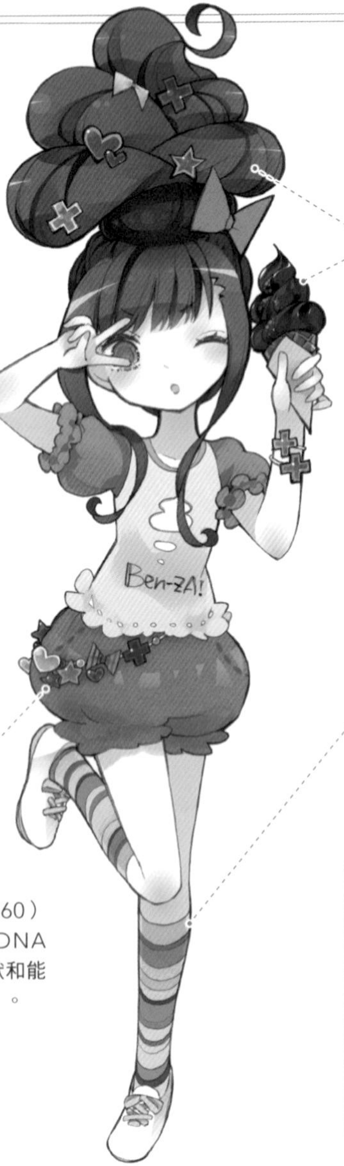

「米田共」

因為是大腸桿菌的關係，到處都帶有能夠連想到「米田共」，感覺形狀有點髒髒的東西……。

襪子

以彩色條紋顯示質體進行電泳（DNA檢查）時的樣子。

飾品

據說由痢疾桿菌（➡P.160）取得名為質體的飾品（DNA分子）後，會改變其性狀和能力而成為0157（➡P.50）。

Radar chart

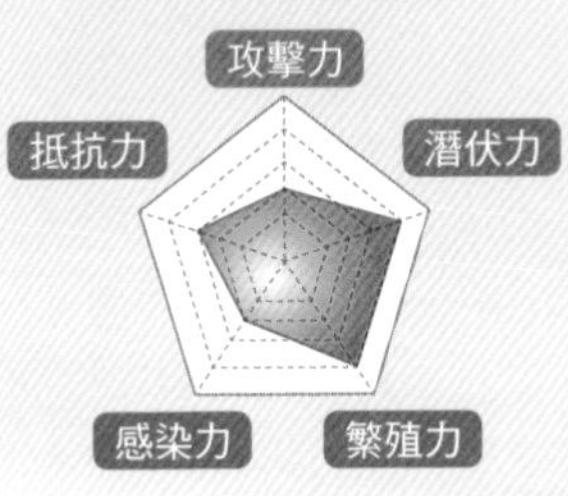

攻擊力
潛伏力
繁殖力
感染力
抵抗力

DATA

雖然她平常不會做什麼壞事……

大腸桿菌種類非常多，其中有些一直存在於腸道內。在一般狀況下，這些腸道內細菌絕大多數是無害的。**但若是侵入泌尿道或膽道（異位感染）時，則會發揮病原性**。其中以泌尿道感染最具代表性，大腸桿菌可說是最常見的泌尿道感染症病原菌。

此外，**在取得帶有致病因子的基因（質體）後，將轉變成擁有病原性的大腸桿菌**。它們被稱為病原性大腸桿菌，其中最有名的是「0157（➡P.50）」。

順帶一提，病原性大腸桿菌裡的痢疾桿菌（➡P.160）由於會引起痢疾，在衛生管理問題上被區分為其他細菌。

加熱調理不可疏忽

治療方式與痢疾和沙門氏菌感染症（➡P.56）相同，以對症治療和使用抗生素為主。在預防方式方面，為了避免主要感染源也就是食品遭受污染，需要將食品充份加熱。此外，到較容易得病的開發中國家等地區進行旅行等活動時，切記只能攝取充份殺菌的飲用水。

只要徹底洗手，就能預防由人傳人造成的二次感染。

分 類	細菌界	感染途徑	接觸感染、內因性感染（腸道內細菌）
大 小	1～4μm	治 療	抗生素（西福每他唑等）
症 狀	食物中毒		

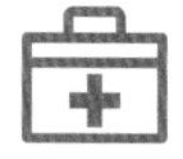

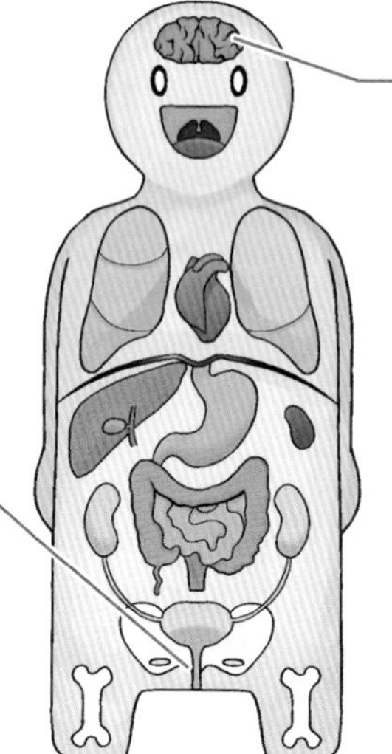

導管感染

由放置於血管中的導管產生感染。細菌混入血流後被稱為菌血症。

新生兒腦膜炎

可能發生於新生兒～出生後3個月內的嬰兒身上。致死率高，就算僥倖存活也可能得到嚴重的後遺症。

泌尿道感染症

由尿道口侵入尿路，會引起頻尿及殘尿感，或排尿時疼痛等症狀。

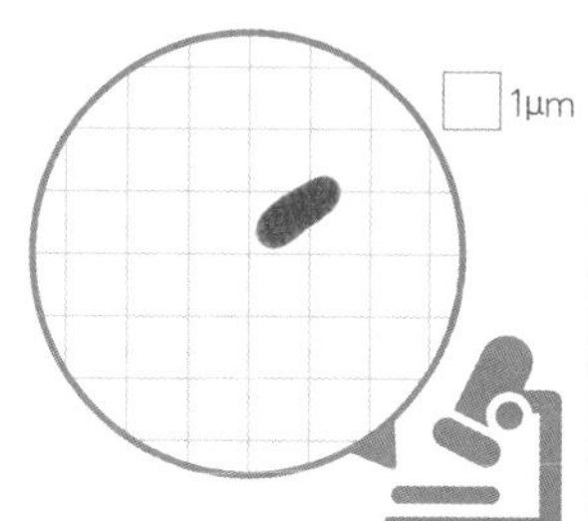

Micro-girls' Karte #3

結核桿菌

–Mycobacterium tuberculosis

抗酸菌　偏性好氧菌　類感染症

你們一定以為結核病已經成為歷史了吧。

才不是這樣呢。

眼睛

抗酸菌菌娘的眼睛顏色，在「齊爾·尼爾森染色法」下會被染成藍色及紅色。

和服

搭配不同花紋，能使具有時代感的和服看起來也很時尚。雖然一般普遍認為結核病是「過去的疾病」，其實現在仍在蔓延中。

結節

隨著乾酪性壞死，結核桿菌會在肺部產生「結節」。乾酪又被稱為起司，結節的外觀與起司十分相近。

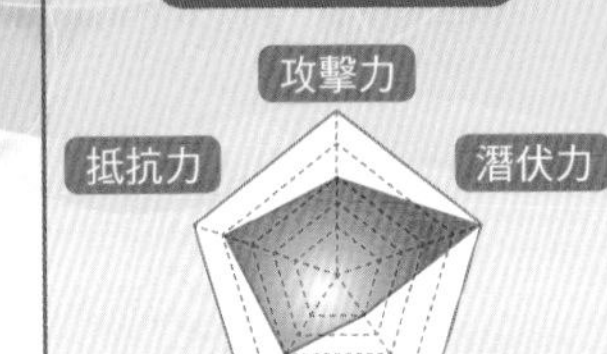

DATA

目前每年仍造成300萬人死亡

結核菌，是引發全世界恐懼的結核病的病原菌。**每年造成約300萬人死亡，以單獨病原體來說致死率居冠**。

該病在日本最為流行的時期是1950年代左右，據說當時一半以上的成年人均感染了此種病菌，甚至被稱為國民病。它無法在空氣中生存，因此不會經由接觸或食物感染，由帶原者咳嗽等進行飛沫感染。

感染後會引起肺炎，初期會產生發燒和咳嗽等類似感冒的症狀。隨著病程進行將經由淋巴及血液擴散到全身，於腎臟、膀胱、腸道等所有器官產生病徵。

雖然嬰幼兒和老年人容易發病，但健康的成年人倒也不一定能安然無恙。只不過就算沒有發病，結核桿菌也可能未曾死滅，而是**像冬眠般悄悄地潛伏於肺部，等待帶原者免疫力下降的那天到來**。時間可長達數十年之久。

如果長期咳個不停……

出生後6個月內盡早接種疫苗。**成年人如果長期咳個不停，就需要考慮罹患結核病的可能性了**。一般治療法為使用抗生素，但結核桿菌不易死滅，至少需連續服用半年以上。

分 類	細菌界
大 小	2～4μm
症 狀	慢性咳嗽、血痰、發燒等
感染途徑	空氣感染、飛沫感染、接觸感染
治 療	以抗結核藥物進行聯合療法

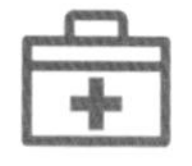

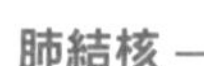

肺結核

會引起慢性咳嗽和發燒等症狀。能從X光片中看見肺部空洞病變特徵。她能經由空氣感染，需將感染者隔離。

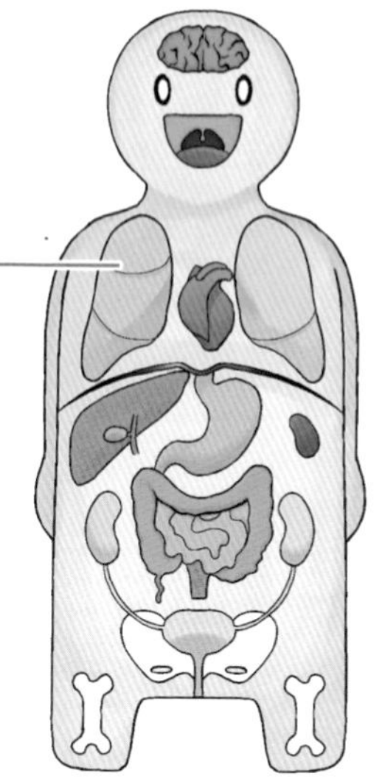

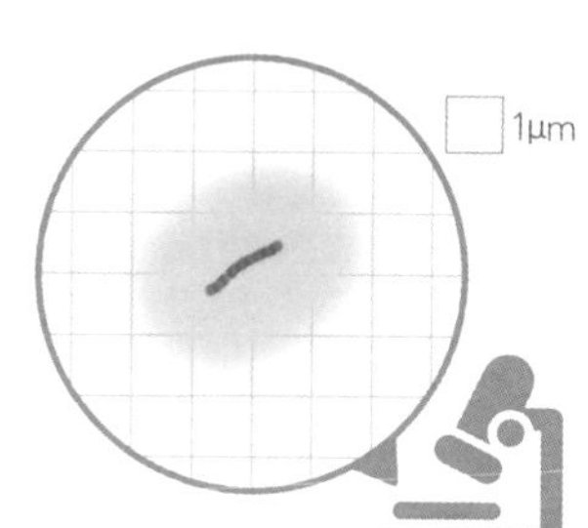

Micro-girls' Karte #4

幽門螺旋桿菌

-Helicobacter pylori

革蘭氏陰性螺旋桿菌　微好氧菌

「胃裡的我，不知海深」

……開玩笑的啦！

尿素酶

她會分泌一種能將尿素分解成二氧化碳和阿摩尼亞的酵素，利用阿摩尼亞中和胃酸，並藉此於酸性環境下生存。

鞭毛

她擁有一種名為鞭毛的器官，用來產生游泳所需的推進力，細菌體呈螺旋狀。

型態改變

她的外型會在生存環境變得嚴峻，遭遇危機時變成球狀。擁有類似冬眠的習性。

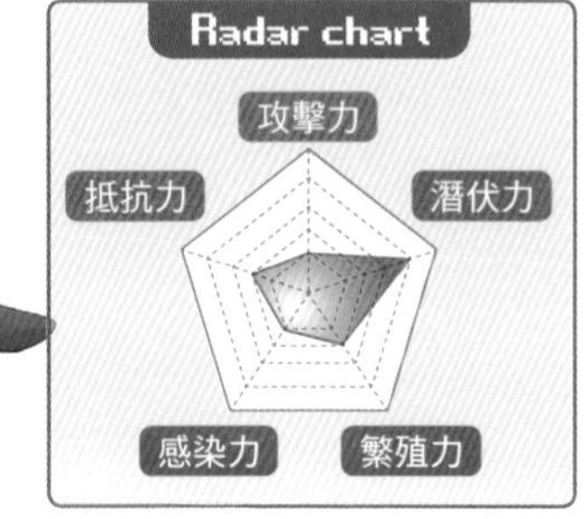

DATA

她也是胃癌的原因之一

外型呈螺旋狀，擁有數條名為鞭毛的器官。**是唯一一種能夠在胃裡棲息的細菌**。

據說有許多日本人遭受感染，其中以中老年人的帶原率最高，也可能由帶原者經口感染。但仍有不少感染途徑不明的案例存在。

她會感染胃、十二指腸等消化器官，造成胃痛或沉重等不適感，並引起可能會產生出血等症狀的胃炎、胃潰瘍、十二指腸潰瘍等症狀。此外，**據說她也是胃癌等重大疾病的原因之一**。

然而並不是受感染後所有人都會發病。會因各人差異，如生活習慣、體質、飲食等條件不同，才可能引起前述症狀。

感覺胃部不舒服時

發現自己遭受感染時，只要服用抗生素完全消滅細菌後就能恢復，並同時防止復發。只要完成殺菌就幾乎不會再次受感染，**長期感覺胃部不舒服的話，請務必到醫院做檢查**。

分　類	細菌界	感染途徑	經口感染
大　小	3～5μm	治　療	以制酸劑、阿莫西林、克拉黴素等3種藥物進行聯合療法
症　狀	胃癌、慢性胃炎等		

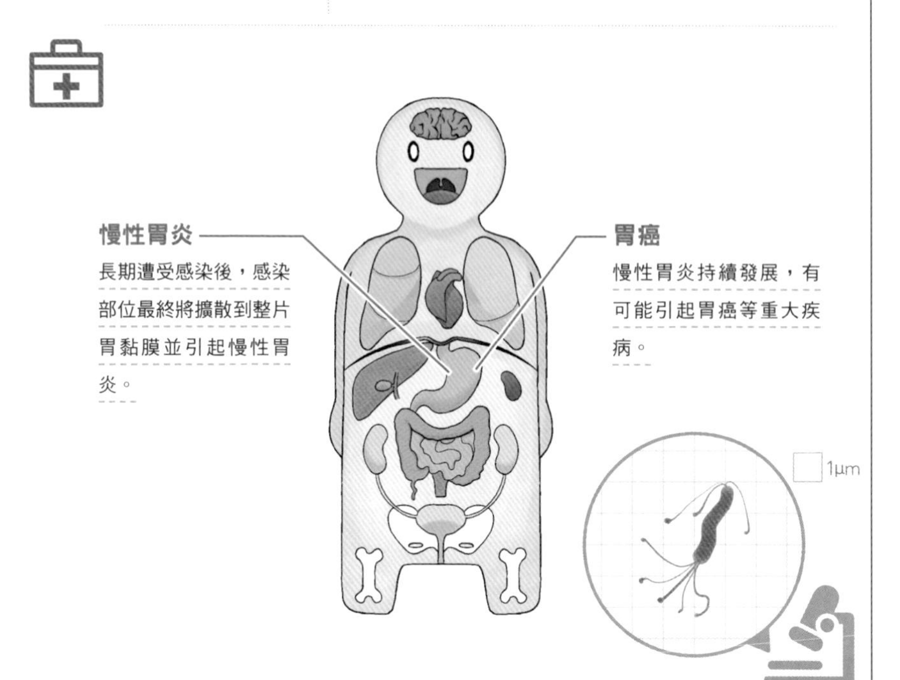

Micro-girls' Karte #5

化膿性鏈球菌

–Streptococcus pyogenes

革蘭氏陽性 兼性厭氧菌 5類感染症

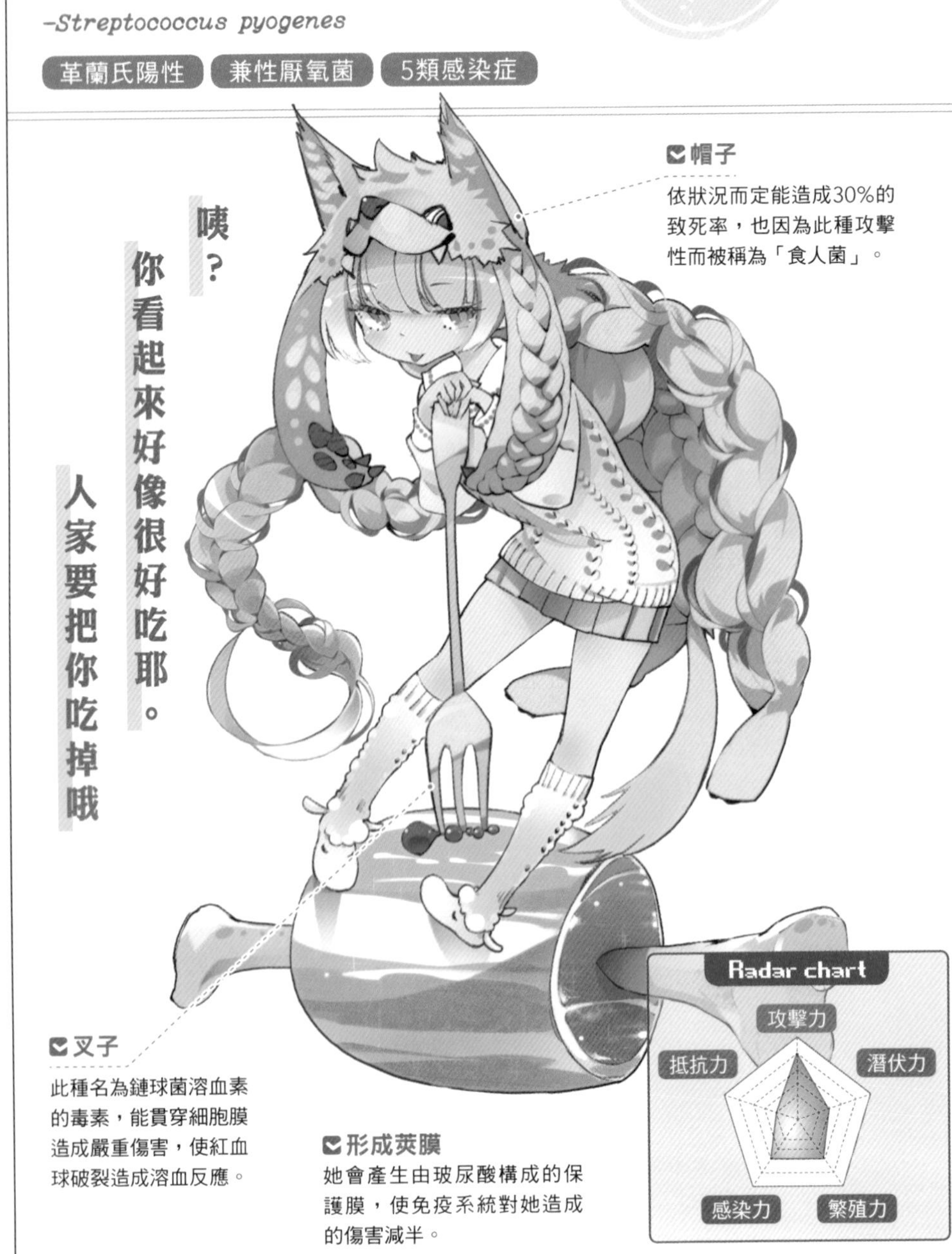

帽子

依狀況而定能造成30%的致死率，也因為此種攻擊性而被稱為「食人菌」。

叉子

此種名為鏈球菌溶血素的毒素，能貫穿細胞膜造成嚴重傷害，使紅血球破裂造成溶血反應。

形成莢膜

她會產生由玻尿酸構成的保護膜，使免疫系統對她造成的傷害減半。

DATA

主要症狀為發燒、喉嚨痛

主要產生咽喉炎、扁桃腺炎、中耳炎、鼻竇炎等症狀，大多於手部及口部週圍皮膚及舌頭上發疹。也可能合併產生發燒、頭痛、腹痛、頸部淋巴結腫大等症狀。

乍看之下雖與感冒症狀雷同，但化膿性鏈球菌感染有著**不會咳嗽和流鼻水**的特徵。經由噴嚏、咳嗽而感染。

注意併發症

雖然進醫院簡單檢查後即可確診，發現感染後**請避免食用強烈刺激性食物，並服用能緩解疼痛及發燒的藥品**。在輕微症狀下使用適當的抗生素，能使併發症之一的風溼熱發生率降到1%以下。

千萬不能因為症狀跟感冒差不多就掉以輕心。因為隨著症狀發展，可能會引起造成心臟功能障礙的風溼熱、腎炎、細菌入侵血液的菌血症等併發症。此外還可能引起壞死性筋膜炎等致命性的劇症型化膿性鏈球菌感染症。**在該種狀況下人體組織將被急速破壞，因此又被稱為「食人菌」，造成世人恐慌**。

分類	細菌界	感染途徑	飛沫感染、接觸感染
大小	0.5～1μm	治療	抗生素（盤尼西林類等）
症狀	咽喉炎、扁桃腺炎、中耳炎、鼻竇炎等		

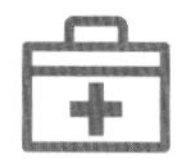

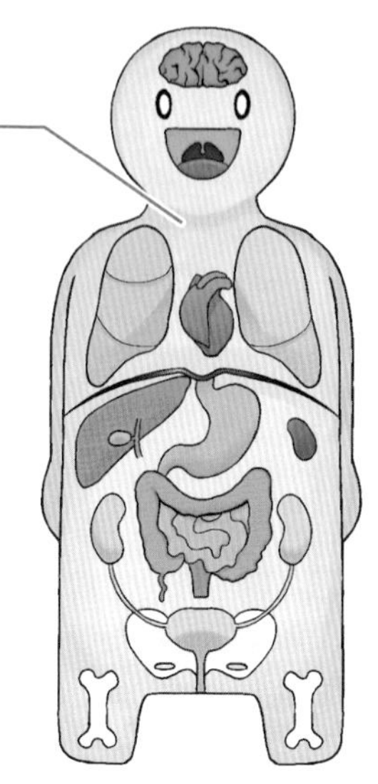

急性咽喉炎

引起喉嚨黏膜及淋巴組織等部位，從鼻腔到喉嚨急性發炎。俗稱「喉嚨感冒」。

壞死性筋膜炎

沿著包覆筋肉的結締組織（筋膜），往皮膚深處逐漸壞死。是種急速進行的致命性化膿性鏈球菌感染症。

風溼熱

發生機率在1%以下，感染後於1～3週內使心臟及關節、血管、神經等部位發炎。好發年齡為5～15歲。

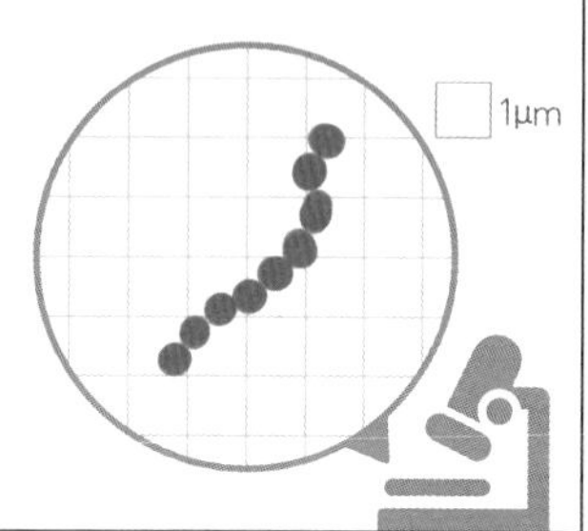

Micro-girls' Karte #6

肺炎鏈球菌

–Streptococcus pneumoniae

革蘭氏陽性鏈球菌　兼性厭氧菌　5類感染症（侵襲性・抗盤尼西林）

我請格里菲斯老師教了我很多東西

鞭子

此種稱為肺炎球菌溶血素的毒素，能打擊細胞膜造成嚴重傷害，使紅血球破裂造成溶血反應。

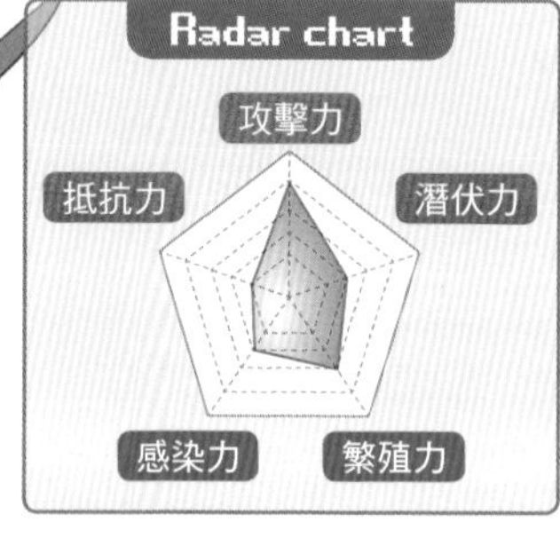

形成莢膜

她會產生由多醣體構成的保護膜，使免疫系統對她造成的傷害減半。

老鼠形的氣球

名為弗雷德里克・格里菲斯的細菌學家，於1928年利用肺炎鏈球菌在老鼠身上進行了基因實驗。

DATA

最主要的肺炎原因菌

雖然有多種細菌能夠引發肺炎，但肺炎鏈球菌是其中最主要的原因菌。除了發燒、咳嗽、生痰、食慾不振之外，不只會引發肺炎，還有可能出現腦膜炎、中耳炎、鼻竇炎等症狀，常會從喉嚨及鼻子等部位開始感染。

肺炎鏈球菌外表包覆了名為莢膜的厚膜，擁有降低免疫機能運作的棘手特徵。

免疫機能尚未成熟的嬰幼兒、免疫機能開始降低的65歲以上高齡人士（以肺炎為主要死因），療養中的病患及吸煙人士容易遭受感染，也較容易在糖尿病、心臟疾病、呼吸系統疾病、腎臟病等慢性病患身上發作。

重新審視日常生活

漱口、洗手、戴口罩等感染預防方式雖然很重要，但**改善日常生活習慣，提高免疫機能也是很重要的**。目前已有肺炎鏈球菌疫苗，在日本自平成26年起以部份公費負擔方式，針對高齡人士（65歲以上）進行定期接種。

由於可能併發腦膜炎，**若懷疑自己遭受感染請立即到醫療機構就診**。需要及早使用抗生素治療。

分類	細菌界	感染途徑	接觸感染、飛沫感染、內因性感染
大小	0.5～1μm 左右	治療	肺炎鏈球菌疫苗、盤尼西林類抗生素（罹患腦膜炎時則以萬古黴素及頭孢曲松等抗生素治療）
症狀	肺炎、腦膜炎、中耳炎、鼻竇炎等		

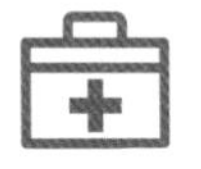

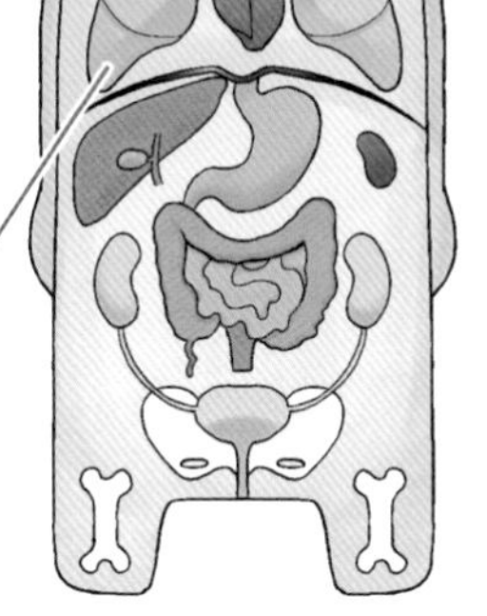

中耳炎
於鼓膜深處的中耳部位引發積膿等發炎症狀。一般稱為急性中耳炎。

腦膜炎
於腦膜（包裹大腦和脊髓的保護薄膜）發炎。難以早期診斷，患病後容易轉為重症。

肺炎・支氣管炎
對肺部及支氣管中離肺部最近，最為細小的細支氣管造成感染並發炎。

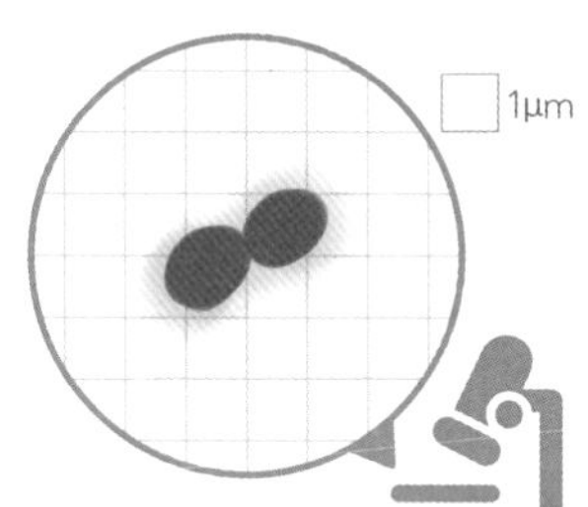

Micro-girls' Karte #7

比菲德氏菌

–Bifidobacterium bifidum

革蘭氏陽性桿菌　專性厭氧菌

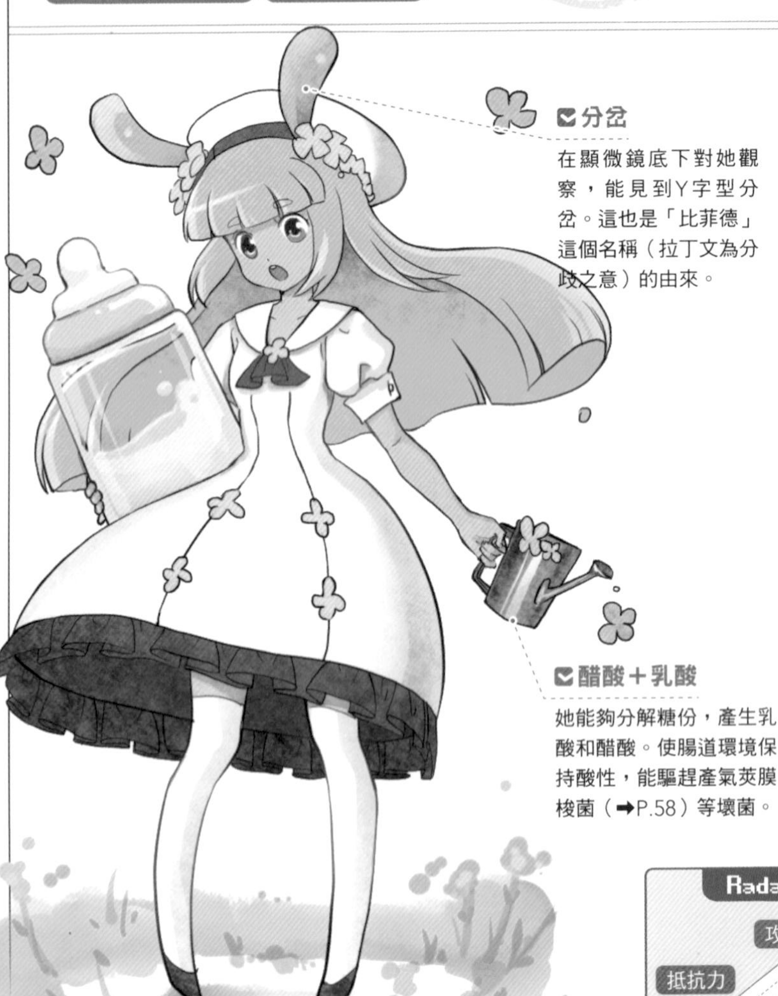

分岔

在顯微鏡底下對她觀察，能見到Y字型分岔。這也是「比菲德」這個名稱（拉丁文為分歧之意）的由來。

醋酸＋乳酸

她能夠分解糖份，產生乳酸和醋酸。使腸道環境保持酸性，能驅趕產氣莢膜梭菌（➡P.58）等壞菌。

益生菌

是一種能將腸道環境調節得對人體有好處的益菌。目前也在感染防禦及免疫力調節方面持續進行研究。

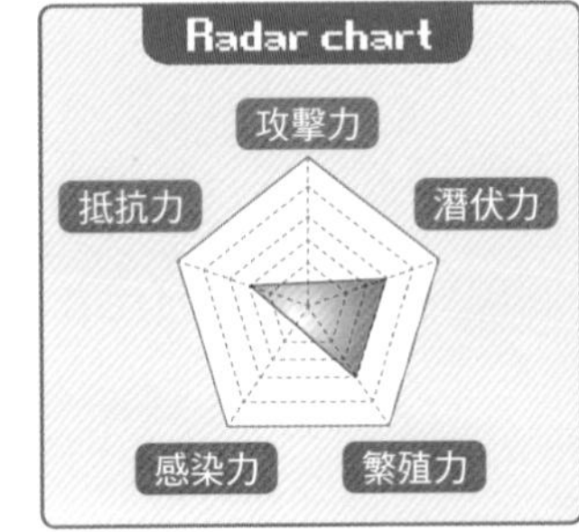

DATA

腸道益生菌的王牌

目前已知在人體及動物腸道內，常駐菌大約有50種左右。成年人腸道內據說約有1～10兆個細菌，其中有10%是腸道常駐菌，其數量可達乳酸菌的100倍。

比菲德氏菌是一種能保持腸道花園（腸道環境）良好的益生菌，由於她能夠產生乳酸，因此擁有抑制發炎和過敏的殺菌效果，並促進免疫細胞增長，故而能帶來抑制腹瀉、改善便秘等整腸效果，並調整排便狀態。

她在調節免疫力、抑制致癌物、改善脂質代謝等方面也都非常有效，還能預防壞菌感染，**可說是益生菌裡的王牌**。

是水果的最佳搭檔

比菲德氏菌會因為偏食、壓力、年齡增加及服用抗生素等原因而減少。因此**保持良好的生活規律，就能使腸道內的比菲德氏菌保持良好狀態**。

食用加入了比菲德氏菌的優格等食品也頗為有效。最好能夠一併攝取食物纖維以及蔬菜水果裡含有的寡醣等養份，以做為其飼料使用。

分 類	細菌界	感染途徑	無
大 小	1.5～8μm	治 療	無
症 狀	無		

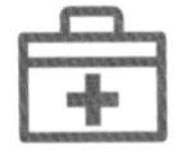

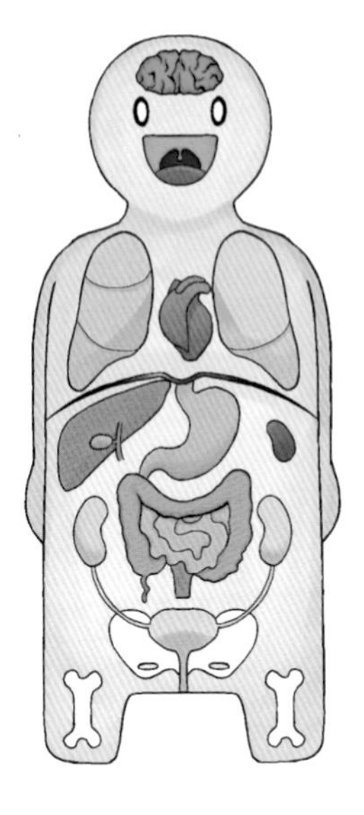

腸道菌

益生菌的代表。能產生乳酸和醋酸，維持人體及動物的腸道環境。

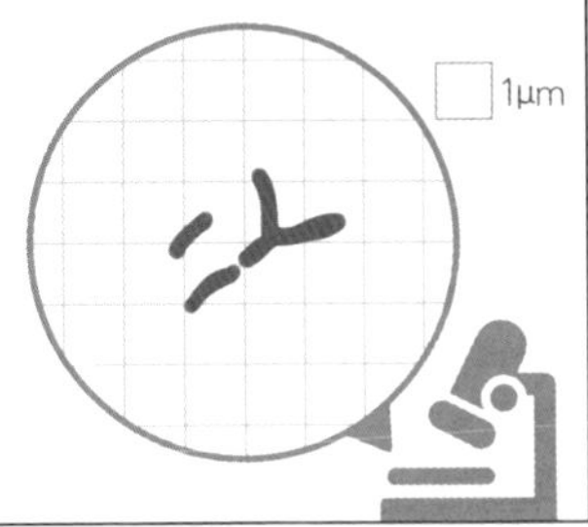

Micro-girls' Karte #8

破傷風梭菌

–Clostridium tetani

革蘭氏陽性桿菌　專性厭氧菌　5類感染症

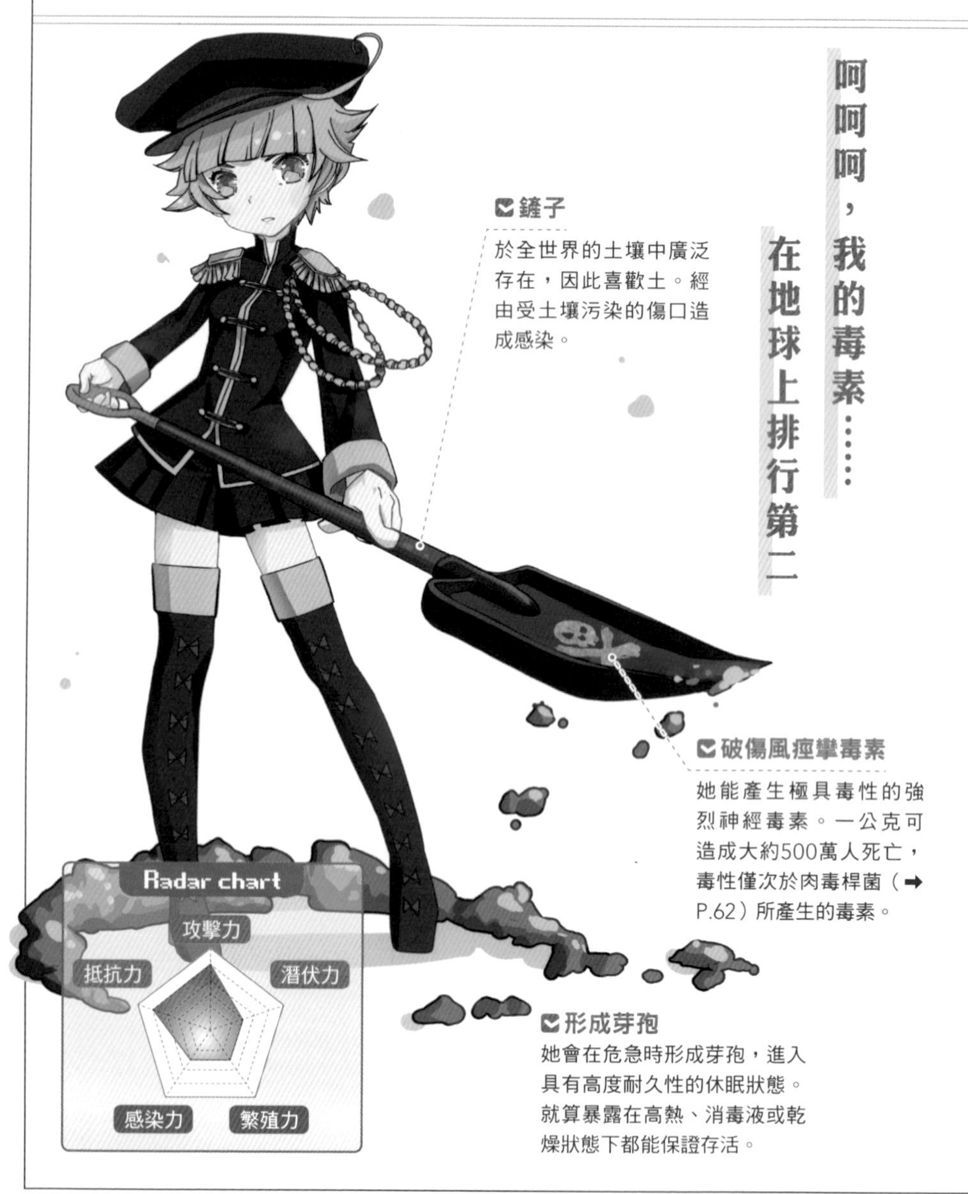

鏟子

於全世界的土壤中廣泛存在，因此喜歡土。經由受土壤污染的傷口造成感染。

破傷風痙攣毒素

她能產生極具毒性的強烈神經毒素。一公克可造成大約500萬人死亡，毒性僅次於肉毒桿菌（➡P.62）所產生的毒素。

形成芽孢

她會在危急時形成芽孢，進入具有高度耐久性的休眠狀態。就算暴露在高熱、消毒液或乾燥狀態下都能保證存活。

DATA

具有強烈殺傷力的毒素

破傷風梭菌廣泛分佈於全世界的土壤中。由傷口侵入人體，**產生每一公克能殺傷500萬人，名為破傷風痙攣毒素的神經毒素**，使感染者得到破傷風。雖然不會人傳人感染，但感染後致死率極高。

其特殊症狀為痙攣，會從臉部開始，逐漸往軀幹、手腳擴散。先是舌頭、肩膀僵硬，接著嘴唇週圍肌肉開始緊繃，嘴巴難以張開，從外觀來看像在苦笑（痙笑）。

再來會出現無法順利講話及飲食等症狀。當肌肉緊繃往軀幹、手腳擴散後，將無法自主站立、走路。在排尿、排便方面也會發生障礙，甚至可能因背部肌肉緊繃而陷入角弓反張（類似鐵板橋）的狀態。病情更加惡化時，可能會因為呼吸肌肉麻痺而致死。

兒童時期就要進行疫苗接種

治療法以使用抗生素或對症治療為主。雖然較常見到成年人發病，但已有名為破傷風類毒素的**疫苗可使用，最好能在兒童時期進行接種**。傷口上沾染泥土時要立即洗淨。由於她是種厭氧菌，因此需要特別注意穿刺類傷口。

分類	細菌界
大小	2～8μm
症狀	肌肉緊繃、痙攣等
感染途徑	經皮感染（由傷口感染）
治療	破傷風疫苗（破傷風類毒素），以盤尼西林類抗生素對抗菌體

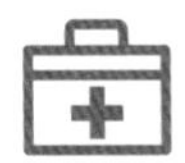

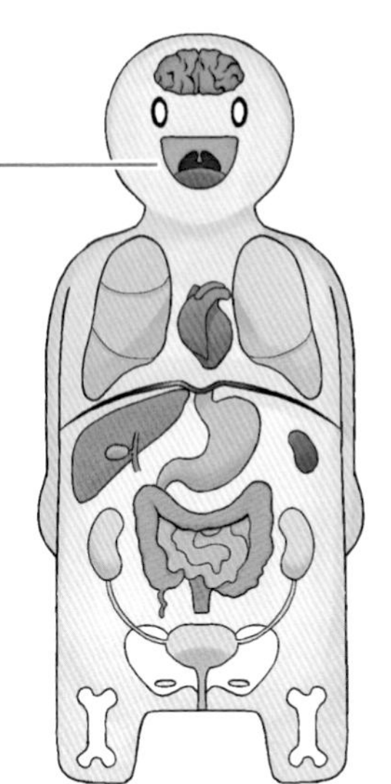

痙笑

嘴唇週圍肌肉緊繃，使得嘴巴難以張開，從外觀來看像在苦笑的一種狀態。

肌肉緊繃、痙攣

由名為破傷風痙攣毒素的神經毒素引起此類症狀。會造成肌肉緊繃及全身痙攣等。

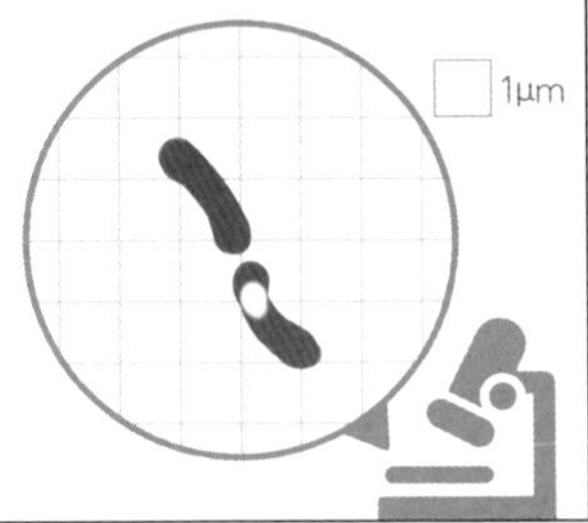

Micro-girls' Karte #9

退伍軍人菌

—Legionella pneumophila

革蘭氏陰性桿菌　偏性好氧菌　4類感染症

歡迎來到本溫泉旅館！我們這裡有按摩浴缸、噴射浴缸……有很多種設施哦！

細胞內寄生

她會入侵細胞（如巨噬細胞等）並寄生，造成感染。

溫泉娘

常可於溫泉等沐浴設施中發現她的身影。她特別喜歡循環式泡澡設備（24小時澡堂。）

懸浮微粒

帶菌液體會藉由淋浴或水蒸氣，於空氣中呈霧狀（懸浮微粒）飄散。吸入體內後會造成感染。

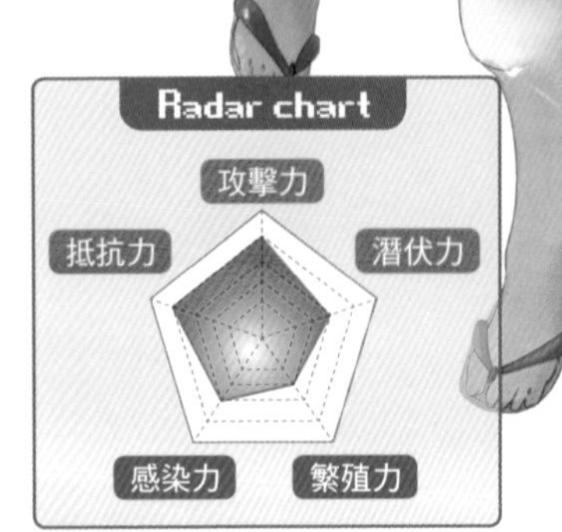

DATA

夏季容易發病

她是一種大量存在於自然界土壤、溫泉等入浴設施、大樓・住宅屋頂水塔或空調設備，以及噴水池等水景設施等處的細菌。因此夏季常可見到退伍軍人菌感染症發作。

當遭受汙染的水意外進入（吸入）氣管，或將水霧吸入肺部時將會遭受感染，但不會在人群中傳播。

大致上分成兩種症狀。有僅在發燒及肌肉疼痛後就能痊癒的龐提亞克熱，以及症狀急遽惡化的退伍軍人菌肺炎。後者感染初期會產生疲倦、頭痛、食慾不振、肌肉疼痛等症狀，其後轉變為乾咳、38度以上高燒、胸口疼痛、呼吸困難等症狀。

盡速就醫

雖然不是所有遭受此病菌感染的人都會發病，但**在懷疑自己遭受感染時請盡速就醫**。若未曾進行投藥等適當處置，很有可能因症狀急遽惡化而致死。

在身體疲憊或狀況不佳、大病初癒等免疫力較差的情況下，**也請盡量避免接近可能會是感染源的場所**。

分　類	細菌界	感染途徑	飛沫感染（吸入帶菌懸浮微粒）
大　小	2～5μm	治　療	抗生素（新型喹諾酮類、巨環內酯類等）。由於細菌寄生於細胞內部，因此β-內醯胺類抗生素無效
症　狀	疲倦、發燒、乾咳等		

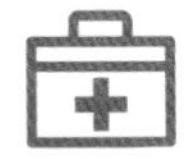

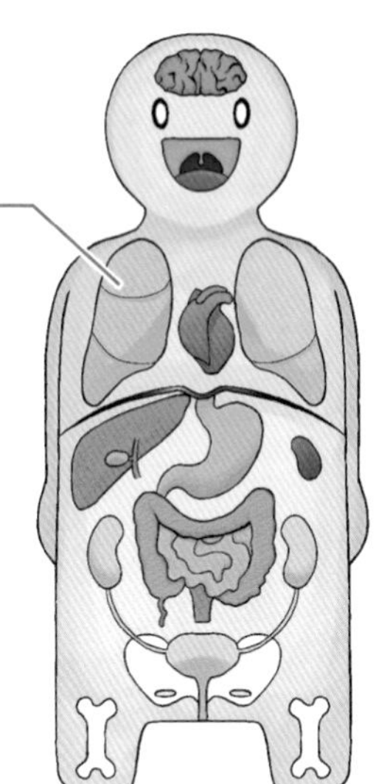

退伍軍人菌肺炎

症狀急遽惡化，引起劇症型退伍軍人菌肺炎。難以和其他細菌型肺炎進行區別。

龐提亞克熱

雖然會引起發燒及肌肉疼痛等症狀，但症狀消退後就能自行痊癒。

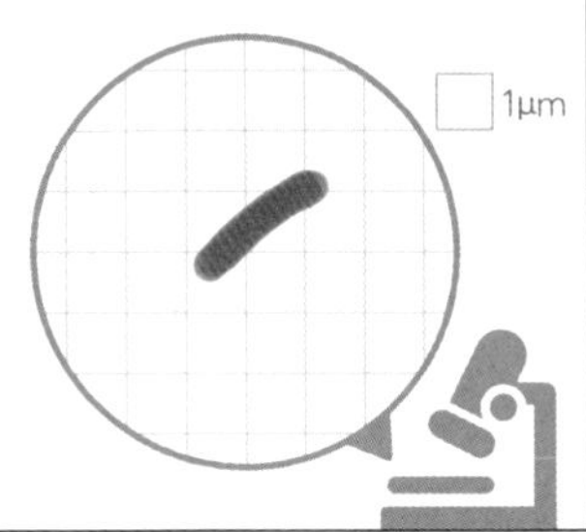

Micro-girls' Karte #10

百日咳桿菌

-Bordetella pertussis

革蘭氏陰性桿菌 偏性好氧菌 5類感染症

我的笛聲永不止息……

不會停的……

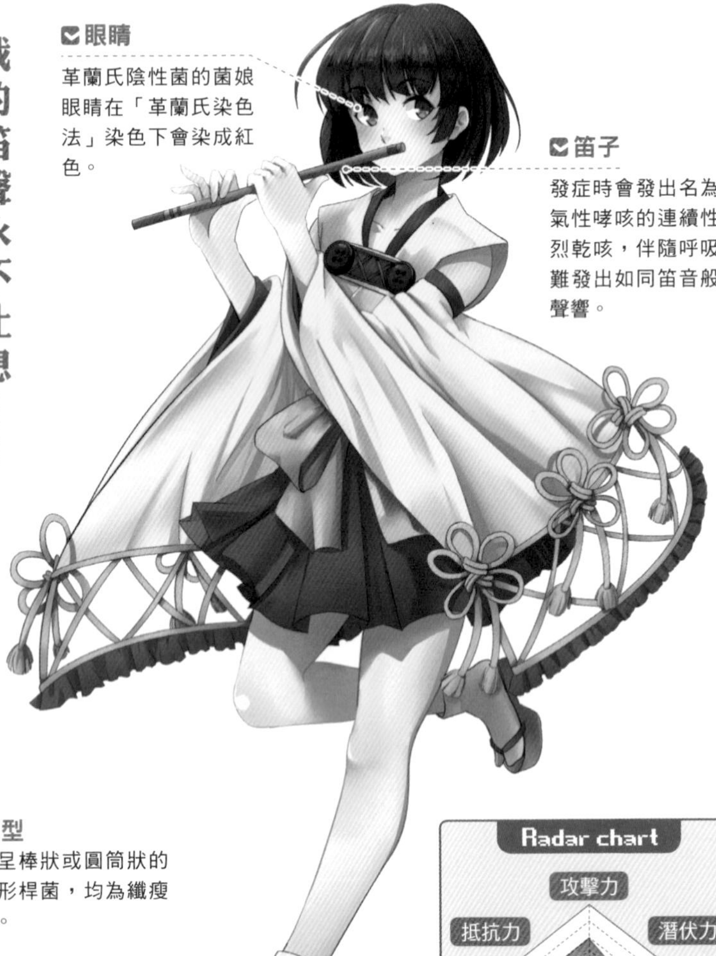

眼睛

革蘭氏陰性菌的菌娘眼睛在「革蘭氏染色法」染色下會染成紅色。

笛子

發症時會發出名為吸氣性哮咳的連續性激烈乾咳，伴隨呼吸困難發出如同笛音般的聲響。

體型

外觀呈棒狀或圓筒狀的細長形桿菌，均為纖瘦體型。

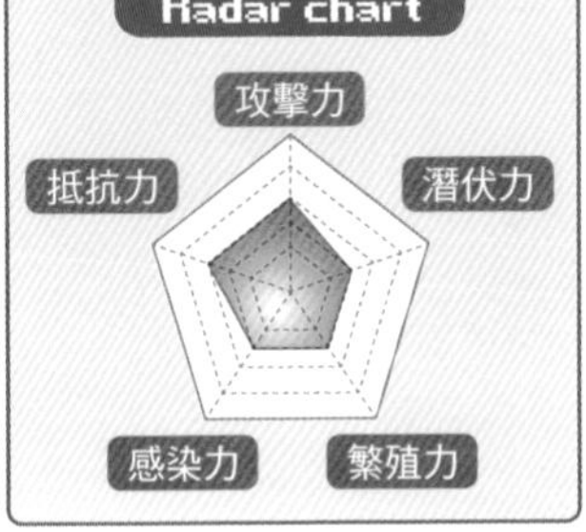

Radar chart

攻擊力
潛伏力
繁殖力
感染力
抵抗力

DATA

吸氣性哮咳原因菌

此種病菌藉由飛沫感染在人群中傳播，並引起百日咳。嬰兒的罹患率很高，且經常導致死亡。

發症初期咳嗽頻率不高，容易誤認為一般感冒。其特徵為**咳嗽次數會逐漸增加，於連續咳嗽5～10次後，吸氣時會產生類似笛音的「咻」聲，並重覆發作無數次**。這種症狀被稱為吸氣性哮咳。

在不停咳嗽的情況下，有可能會喘不過氣來，陷入呼吸停止狀態。此外也會出現嘔吐及從眼睛、鼻子出血等症狀。吸氣性哮咳雖較常於晚間發作，未發作時沒有任何症狀，就算發燒也只是輕度發燒。

此外可能會產生肺炎及意識障礙、或因腦部病變造成麻痺等併發症。

咳個不停就是百日咳？

主要對策為接種四合一疫苗，但接種疫苗並不代表一定不會得病。

免疫力會隨著時間經過而降低，除嬰兒外成人也可能發病。**久咳不停時，即使成年人也有可能罹患百日咳**。

分 類	細菌界	感染途徑	飛沫感染、接觸感染
大 小	0.5～1μm	治 療	四合一疫苗（DTaP-IPV）、抗生素（巨環內酯類等）
症 狀	吸氣性哮咳、肺炎等		

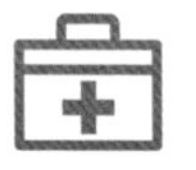

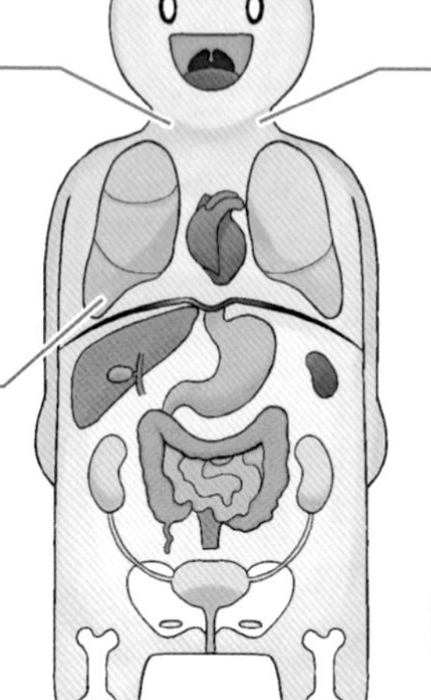

急性上呼吸道炎

感染呼吸系統，引起發燒、咳嗽、生痰等症狀。

吸氣性哮咳

連續短咳不停，吸氣時產生類似笛音的「咻」聲並重覆發作。

肺炎

可能引起肺炎及由於腦部發炎而產生的腦部病變等併發症。

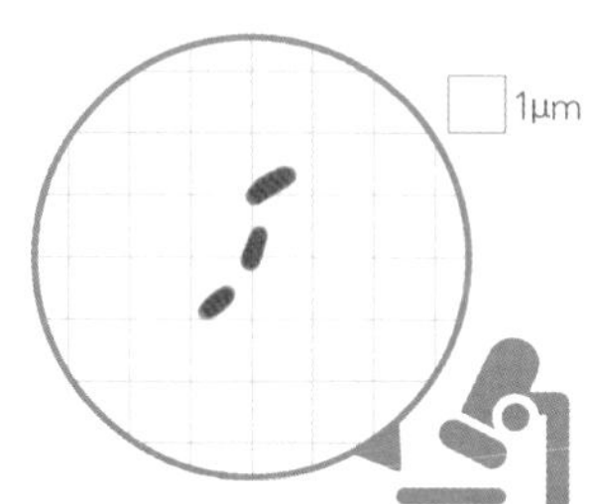

Micro-girls' Karte #11

肺炎黴漿菌

–Mycoplasma pneumoniae

特殊細菌　兼性厭氧菌　5類感染症

常聽人說我很不起眼，是因為我很矮的關係嗎？

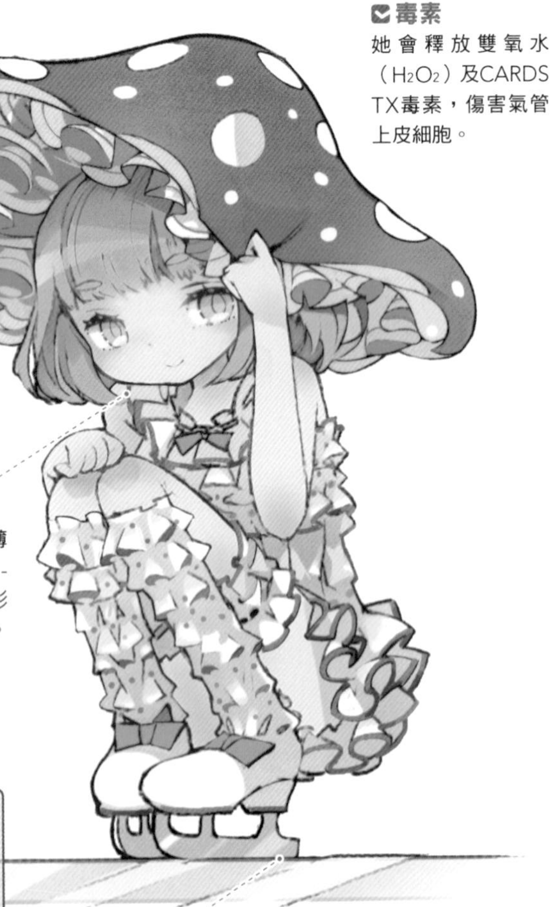

毒素

她會釋放雙氧水（H_2O_2）及CARDS TX毒素，傷害氣管上皮細胞。

衣著單薄

她沒有細胞壁，以單薄衣著表現。也因此β-內醯胺類妨礙細胞壁形成的抗生素對她無效。

滑動

她以其特有的移動方式，能以每秒0.3～0.4μm的高速進行滑動。

Radar chart

攻擊力　潛伏力　繁殖力　感染力　抵抗力

DATA

健康青年需要特別注意

據說在年輕族群的肺炎患者中，有10～20%是由肺炎黴漿菌所引起的。**她雖身為細菌但並無細胞壁**，故將她分類為特殊細菌。也因此她的外型並不固定，**也不受阻礙細胞壁形成的抗生素影響**。

和大部份感染症不同，幼童至25歲左右的健康青年較高齡人士更容易被她感染。感染後會持續不停無痰的激烈乾咳。也會出現包括胸痛、發燒、支氣管・氣管炎等多種與呼吸系統有關的症狀。

大多以人群間飛沫感染為主要傳播方式，經由咳嗽、痰液、鼻水等方式擴散。

已有無視抗生素的抗藥菌

全年度都可能發病，其中以冬季為好發季節。與其他感染症相同，大多只需靜養就能順利痊癒，**但也可能引發腦膜炎和腦炎等併發症，而需要住院治療**。

主要治療方式為使用抗生素，然而近年來出現了無視傳統抗生素的抗藥菌，因此當遭受抗藥菌株感染時，則必需服用具感受性的抗生素。

分類	細菌界	感染途徑	接觸感染、飛沫感染
大小	0.1～0.5μm	治療	抗生素（巨環內酯類、四環素類、新型喹諾酮類等）。β-內醯胺類抗生素無效。
症狀	乾咳、發燒、咽喉痛、疲倦等		

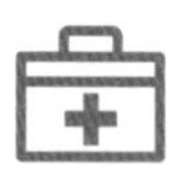

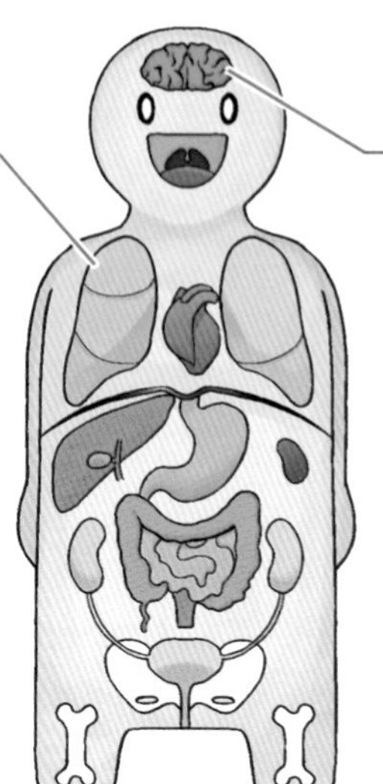

非典型肺炎

引起類似感冒的症狀，持續發燒及乾咳數週。好發於健康的青年族群。

腦膜炎

可能引起腦膜炎及腦炎、中耳炎、肝炎、急性多發性神經炎等多種併發症。

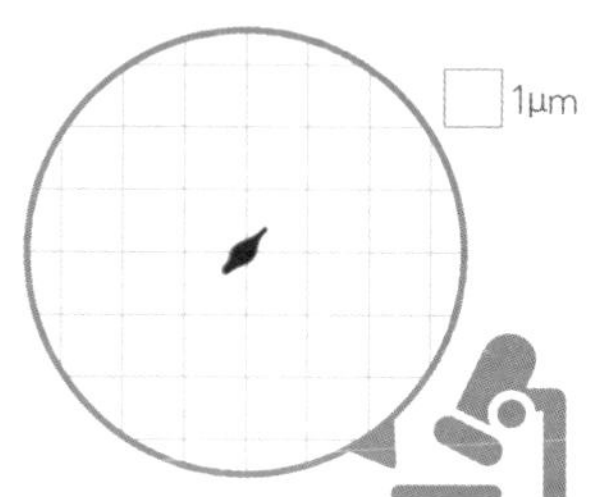

Micro-girls' Karte #12

流感桿菌

—Haemophilus influenzae

革蘭氏陰性桿菌　兼性厭氧菌　5類感染症（侵襲性）

我可不是流感病毒！

……嗚嗚，真的不是啦……

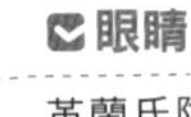

眼睛

革蘭氏陰性菌的菌娘眼睛在「革蘭氏染色法」染色下會染成紅色。

尖牙

其學名haemo是「血」的意思，而philus則是「喜好」。
（註： 故中文譯名亦稱為流感嗜血桿菌。）

形成莢膜

她會形成莢膜，使免疫系統對她造成的傷害減半。對抗生素容易獲得抗藥性。

Radar chart

攻擊力
潛伏力
繁殖力
感染力
抵抗力

DATA

和流感病毒無關

西元1800年代時還不知道病毒的存在，因此錯誤地將她命名為流感桿菌。事實上她和流感病毒毫無關連，**並不會引起流行性感冒，但會引起肺炎、腦膜炎、會厭炎、關節炎等症狀**。

經由帶菌者造成飛沫感染，病菌會暫時停留在喉嚨及鼻黏膜等部位。經常在未發症的情況下自然消滅。

萬一發症時就不容小覷了。雖然現今已有疫苗因而極為少見，但往昔常因腦膜炎造成兒童死亡。好發於0～4歲的嬰幼兒，高齡人士及免疫力較低的人也要多加留意。

可免費接種疫苗

由於她對兒童是種造成死亡風險的病原菌，在國外，特別是歐美地區已普遍進行定期預防接種，世界衛生組織（WHO）也推薦進行接種。

可使用Hib（Haemophilus influenzae type b）疫苗以預防高病原性的b型（乙型）流感桿菌感染，日本已於2013年起進行定期預防接種。

在絕大多數情況下均為免費接種。

分類	細菌界
大小	1～2μm
症狀	肺炎：發燒、咳嗽、呼吸困難等 腦膜炎：發燒、意識障礙、頭痛等
感染途徑	飛沫感染、接觸感染
治療	Hib疫苗、抗生素（頭孢曲松、新型喹諾酮類等）

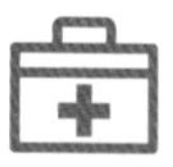

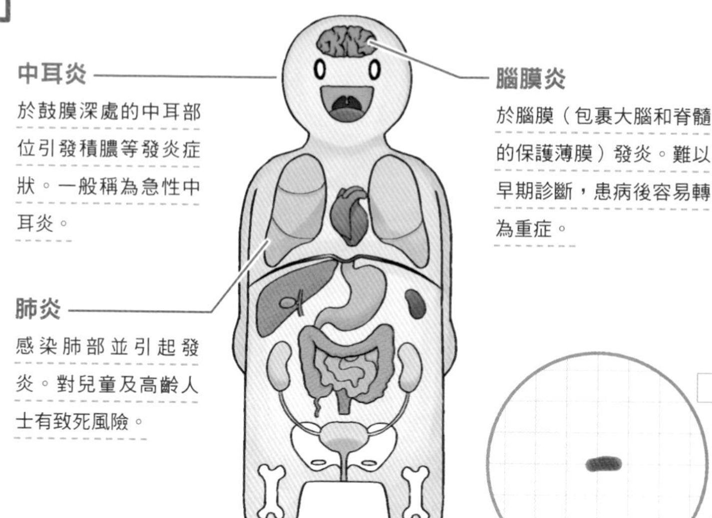

Micro-girls' Karte #13

流感病毒

–influenza virus

RNA病毒　2類感染症（禽流感H5N1・H7N9）

4類感染症（禽流感）

乘著冬風，訪君身畔。

……我要告訴大家，冬天到了

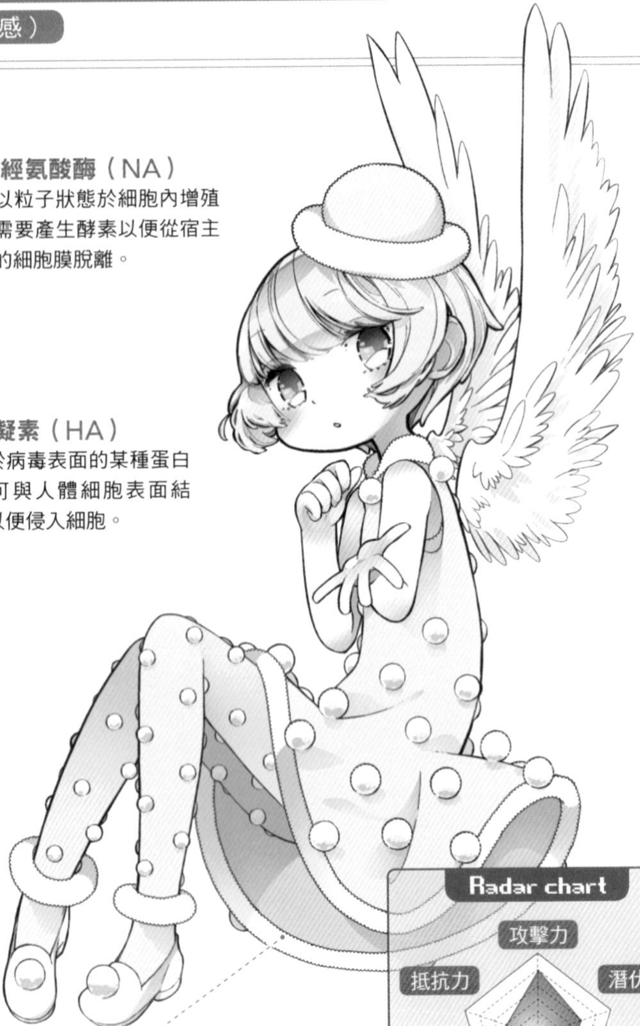

神經氨酸酶（NA）
病毒以粒子狀態於細胞內增殖時，需要產生酵素以便從宿主細胞的細胞膜脫離。

血凝素（HA）
存在於病毒表面的某種蛋白質。可與人體細胞表面結合，以便侵入細胞。

裝備
由於她在冬季期間（11～3月）流行，因此穿著毛絨柔軟感覺很暖和的裝備。

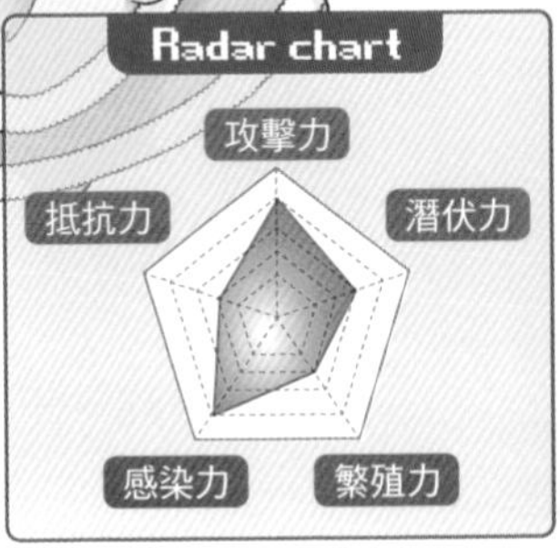

Radar chart

攻擊力　潛伏力　繁殖力　感染力　抵抗力

DATA

造成瘟疫的危險性

眾所皆知，她就是能引起流行性感冒的病毒。能分類為A、B、C三型，A型流感病毒又能細分為HA（16種）、NA（9種）等。

雖然大多由帶原者進行飛沫感染，但也可能經由空氣感染。其特徵為症狀比一般感冒更為嚴重，且容易惡化。擁有容易突變的特性，**每隔數十年就會產生舊有抗體完全無效的新型病毒**。在沒有疫苗的情況下，有著以世界規模使社會及經濟麻痺的**大流行（瘟疫）的危險性**。

會引起高燒、發冷、關節痛、全身極度疲倦等症狀。此外，在痊癒後也可能引起持續覺得疲倦的流感後症候群。

事前預防非常重要

事前接種疫苗能降低罹患機率，就算遭受感染大多也能在輕微症狀下痊癒。發病後請於48小時內服用克流感及瑞樂沙等藥品。健康的成年人大約一週左右即可痊癒，但兒童及高齡人士有可能得到流感腦炎及續發性肺炎、心肌炎等併發症，並可能因而致死。

分類	病毒
大小	80～120 nm
症狀	發燒、疲倦、咳嗽、咽喉痛、流鼻水等
感染途徑	飛沫感染、接觸感染
治療	流感疫苗、抗流感藥物（克流感、瑞樂沙、Inavir、XOFLUZA等）

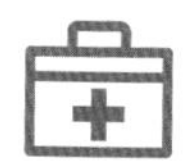

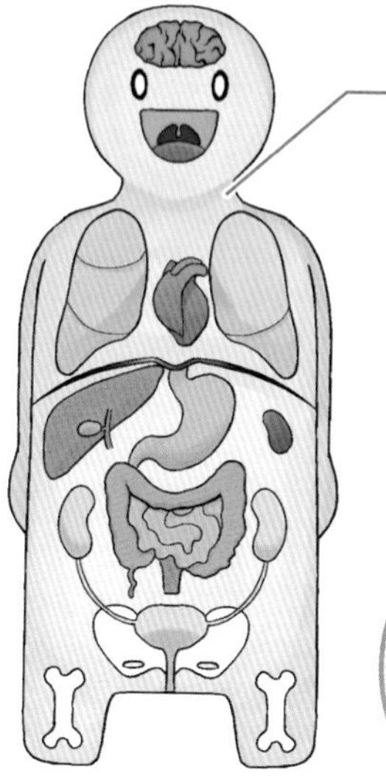

急性上呼吸道炎

感染呼吸系統，於1～3天後突然引起發燒及頭痛、全身疲倦、關節痛等症狀。全身症狀比一般感冒更為強烈。

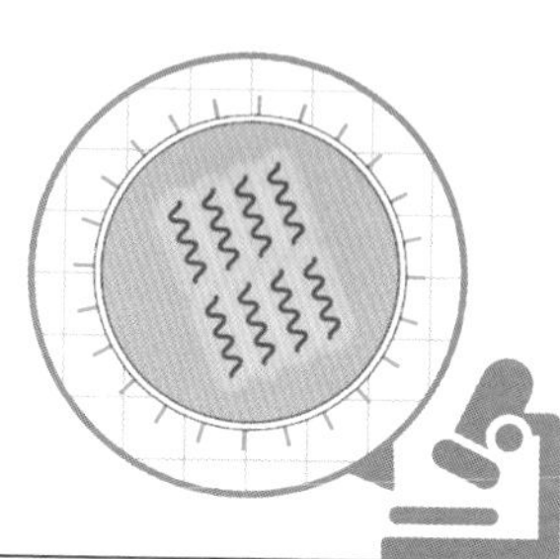

Micro-girls' Karte #14

腺病毒

–Adeno virus

DNA病毒　5類感染症

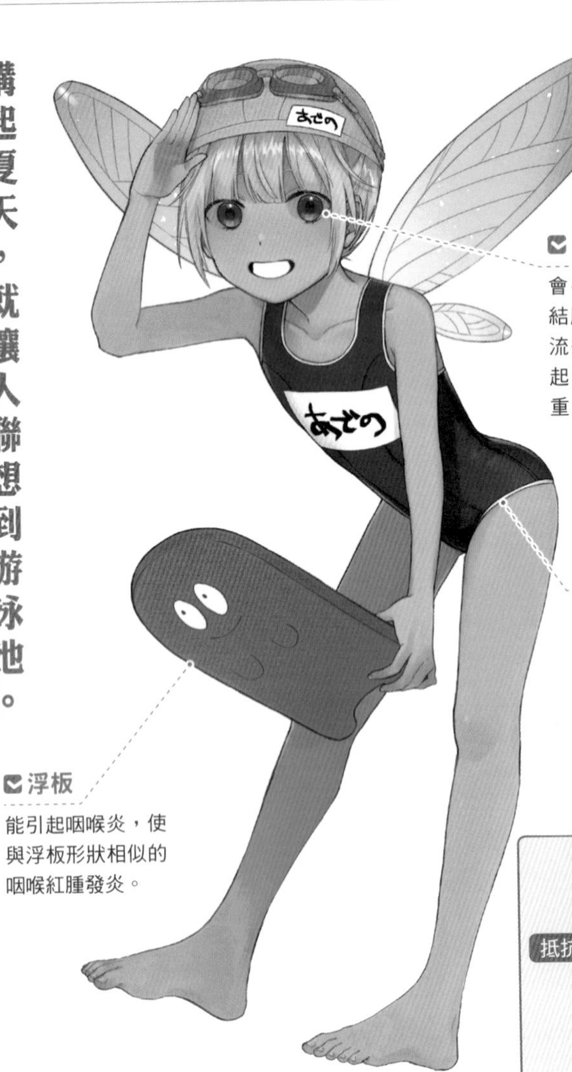

講起夏天，就讓人聯想到游泳池。

提到游泳池，就該我上場了！

眼睛

會引起結膜充血，造成結膜炎。有咽結膜熱及流行性角結膜炎等兩種起因，後者症狀較為嚴重。

學校泳裝

容易於夏季泳池中流行，並引發游泳池熱（咽結膜熱）。由於目前游泳池池水都有徹底做好自由有效餘氯濃度管理，因此極少於游泳池中遭受感染。

浮板

能引起咽喉炎，使與浮板形狀相似的咽喉紅腫發炎。

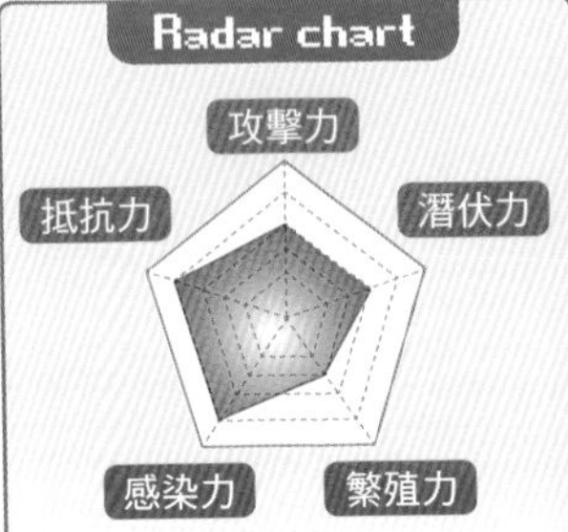

DATA

「游泳池熱」發生原因

她們是種能**引起於夏季流行的游泳池熱（咽結膜熱）**的病毒。對人類擁有病原性的此類病毒據說約有50種左右。也可能引起流行性角結膜炎，**俗稱「紅眼症」**。

其症狀包括肺炎和腦膜炎、心肌炎、排尿時疼痛及出血、腹痛、嘔吐、腸胃炎等，會隨病毒類型不同而改變，種類非常繁多。潛伏期也會受到類型影響。

容易於夏季泳池中流行，兒童特別容易受到感染。雖然症狀不會惡化，但會出現急速發燒及頭痛等類似感冒的症狀，也可能產生覺得光線異常刺眼的特殊症狀。在日本根據學校安全保健法規定，得到游泳池熱時需要自主請假，直到症狀消退的兩天後為止。

游泳池內的注意事項

為防止其他細菌感染，處方時可能會開立含有抗生素的眼藥水，關於其他症狀則採取對症方式治療。

徹底洗手，進入游泳池時**不要向其他人借毛巾和泳鏡，並只進入確實做好消毒措施的游泳池為主要預防方式**。

分 類	病毒	感染途徑	接觸感染、飛沫感染
大 小	約80 nm	治 療	基本上採取對症治療
症 狀	咽結膜熱：咽喉炎、結膜炎 流行性角結膜炎：嚴重結膜炎		

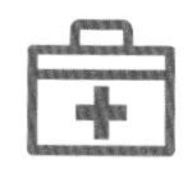

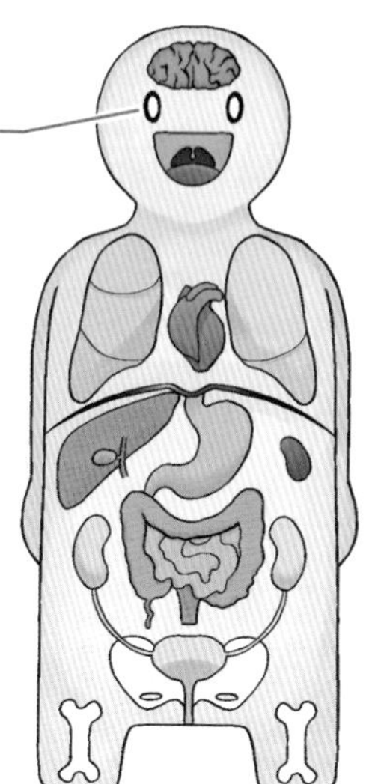

流行性角結膜炎（紅眼症）

引起嚴重的結膜炎。雖然好發於兒童，但成人也一樣會罹患此種症狀。

咽結膜熱（游泳池熱）

引起發燒、咽喉炎、結膜炎等症狀。好發於兒童，常於夏季出現。

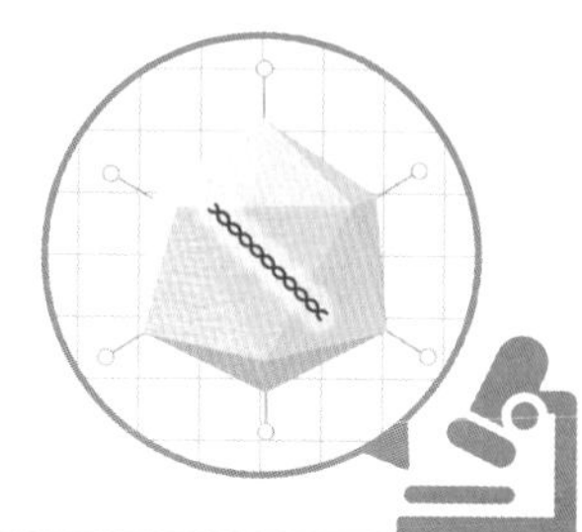

Micro-girls' Karte #15

腮腺炎病毒

—Mumps virus

RNA病毒　5類感染症

火燄妖精會讓你的臉頰發腫。
簡直就像會從臉上噴火似的……

火燄妖精

因能引起流行性腮腺「炎」而為人所知。

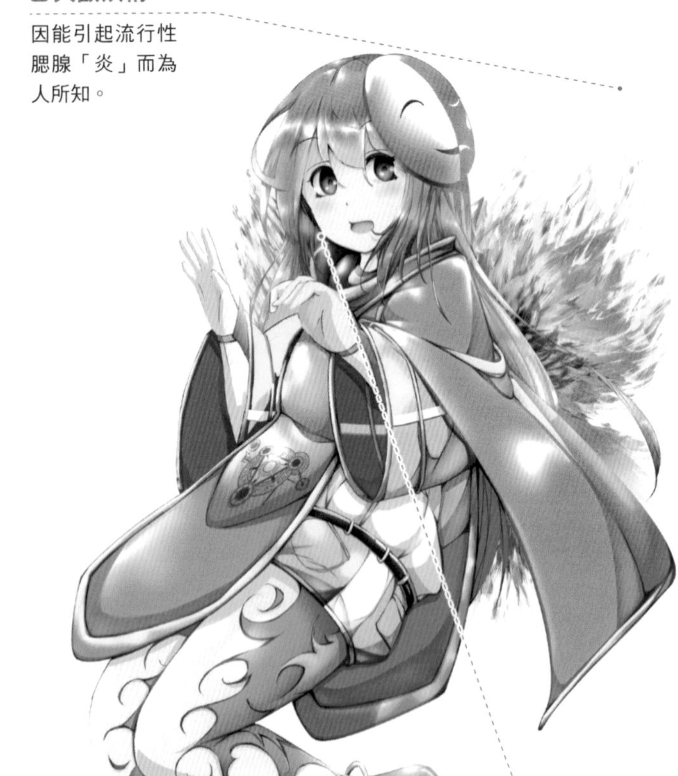

腮腺（耳下腺）

引起腮腺炎，使單側或雙側腮腺（位於耳朵前下方的唾液腺）發炎腫大。

Radar chart

攻擊力
潛伏力
繁殖力
感染力
抵抗力

DATA

流行性腮腺炎的發生原因

她是引起流行性腮腺炎的病毒。感染後會使位於耳朵旁的腮腺及其下方名為顎下腺的唾液腺紅腫，引起陣陣抽痛並伴隨發燒等症狀出現。雖然一開始只在臉頰單側發症，但大多會擴散到另一側。

也可能引起無菌性腦膜炎、睪丸炎、胰臟炎等併發症。通常能在1～2週後自然痊癒，但也有過因**腦膜炎及腎炎惡化而致死的案例**。此外，還可能得到重聽等後遺症。

她的感染力很強，會從帶原者身上經由接觸及飛沫感染等方式傳播。好發族群為年齡5～10歲的兒童。不過，受到感染卻未曾產生任何症狀的人也不少。

僅可透過疫苗進行預防

目前並無特效藥，以服用解熱鎮痛藥及打點滴等對症治療進行治療。**雖然事前接種疫苗為重要的預防方式**，但日本目前並未將其納入義務接種，接種率只有30～40%左右。有0.1～0.5%機率併發重聽，且無法治療。現在日本每年約有2,000人因為此病毒而罹患重聽。（註：臺灣針對出生滿1歲後、滿5歲至入國小前的幼童各接種一劑MMR疫苗，能有效進行預防。）

分類	病毒	感染途徑	飛沫感染、接觸感染
大小	100～600 nm	治療	基本上採用對症治療、腮腺炎疫苗
症狀	發燒、腮腺疼痛腫大等		

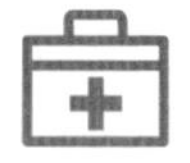

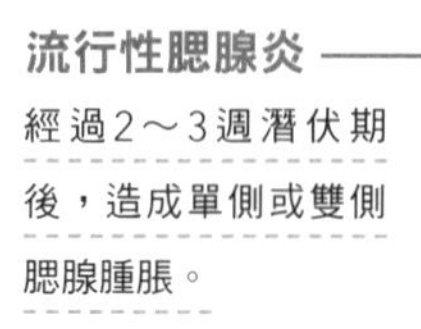

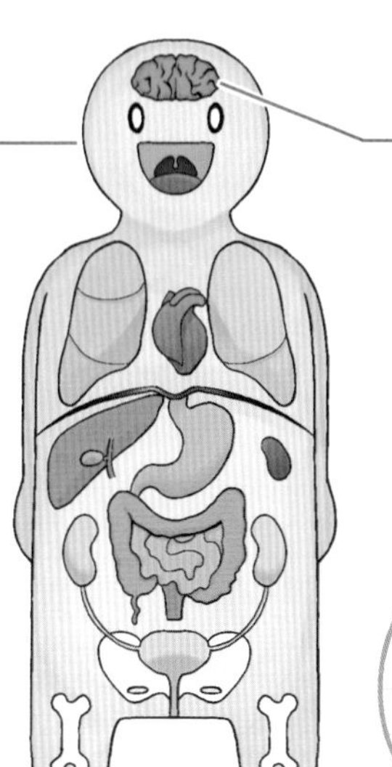

腦膜炎

發病後有10%機率併發腦膜炎。另可能罹患重聽或胰臟炎、卵巢或睪丸炎等併發症。

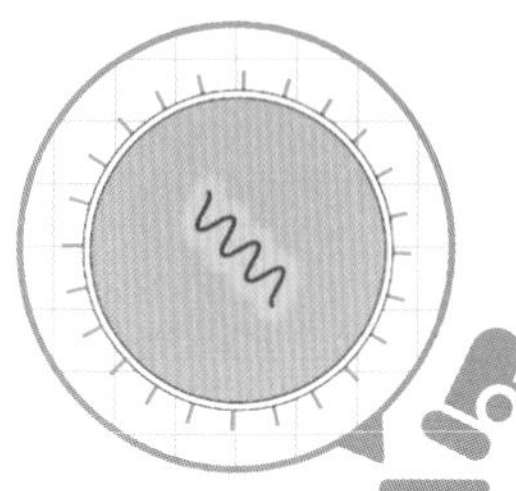

Micro-girls' Karte #16

水痘帶狀皰疹病毒

-Varicella Zoster virus

DNA病毒　5類感染症

水之妖精會隨著空氣，
飛往世界的任一角落

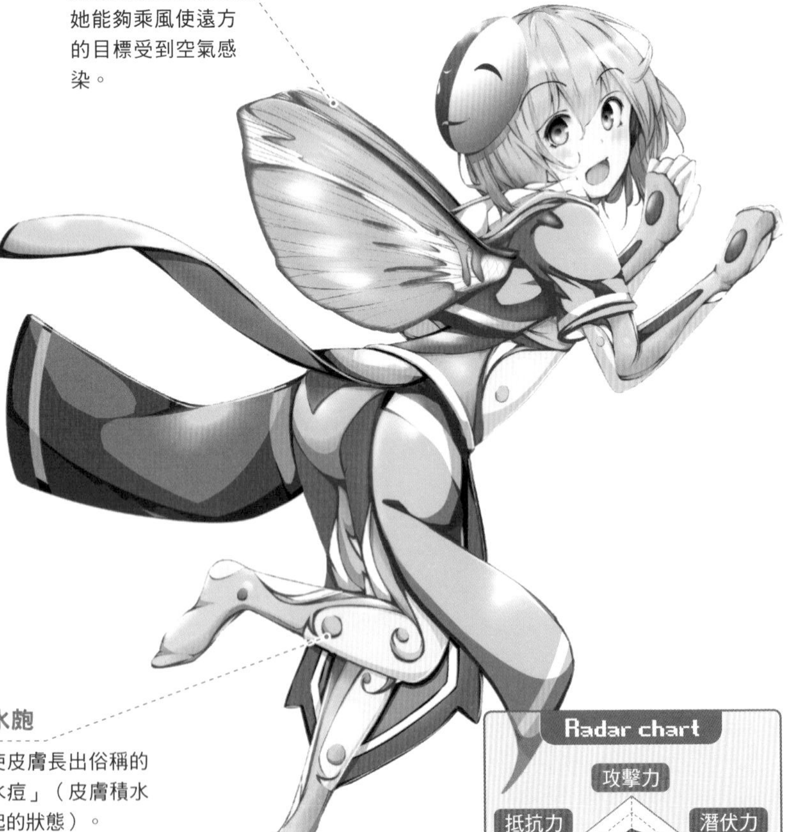

羽翼

她能夠乘風使遠方的目標受到空氣感染。

水皰

會使皮膚長出俗稱的「水痘」（皮膚積水隆起的狀態）。

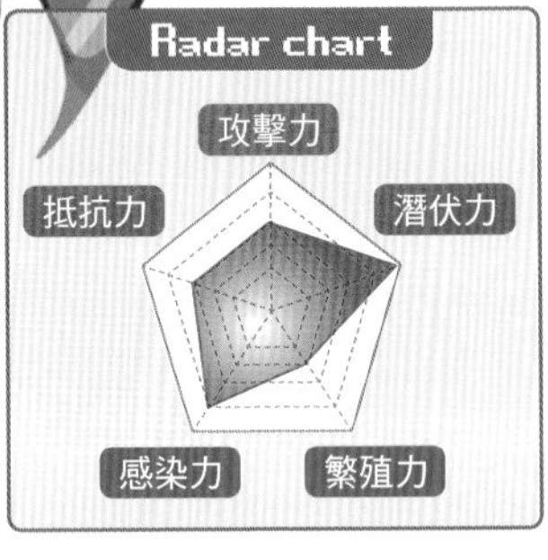

Radar chart
攻擊力
潛伏力
繁殖力
感染力
抵抗力

DATA

有強烈的感染力・擴散力

她是皰疹病毒科的一份子，會引起水痘（水皰）。**除了飛沫及接觸感染外，也能經由空氣感染，感染力非常強**。其感染強度超越腮腺炎病毒（➡P.40），只要家中或學校出現帶原者，週遭人們也會有頗高的機率受到感染。

患病時皮膚表面紅腫，之後長出像水泡般的丘狀疹子。再過一段時間後水皰會破裂結痂並自然痊癒。大多由頭皮開始發疹，再往軀幹和四肢擴散。

由於在**結痂痊癒前均有感染力**，在日本根據學校保健安全法是禁止患者上學的。

有再發的危險性

其實在自然痊癒後，病毒仍可能殘留於匯集神經細胞的神經節等部位，**等年齡增長，免疫力下降時復發**。在這種情況下並不會長出水痘（水皰），而會沿感覺神經發疹（長出帶狀皰疹），並造成發疹部位疼痛。於顏面神經發症時可能有失明及重聽等風險，需要特別留意。當感染時間過長時，有可能在痊癒後仍感到疼痛，請於發症後盡速就醫。

分 類	病毒	感染途徑	空氣感染、飛沫感染、接觸感染
大 小	150～200nm	治 療	水痘（水皰）基本上進行對症治療，帶狀皰疹則施以抗病毒藥物（艾賽可威、祛疹易等）
症 狀	發燒及伴隨水痘長出皮疹、帶狀皰疹等		

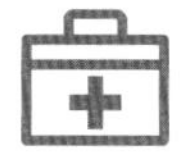

水痘

於全身長出直徑約5mm的疹子，以水痘、膿皰、結痂順序變化。

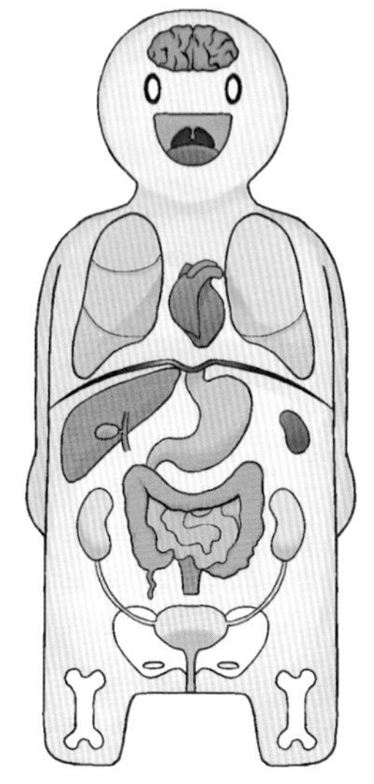

帶狀皰疹

於身體左右任一側伴隨刺痛感，長出帶狀的紅色斑點和小水泡。

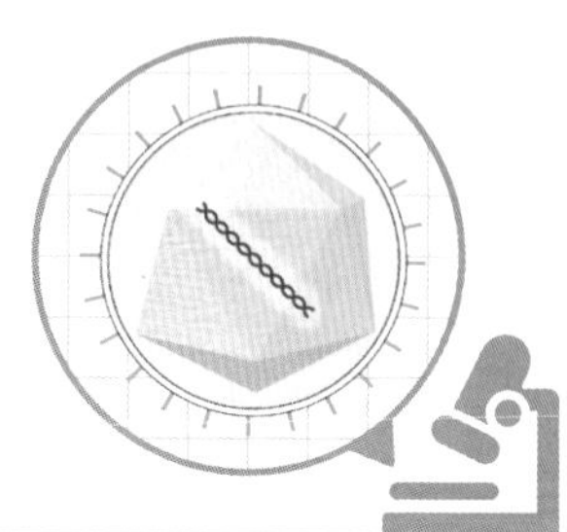

Micro-girls' Karte #17

風疹病毒

-Rubella virus

DNA病毒　5類感染症

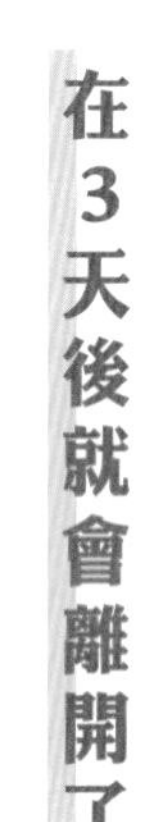

風之妖精

風疹是風之妖精。病毒菌娘身上長了羽翼。

心臟、蝸牛、眼淚

若從母親傳染給胎兒，可能會造成心臟、耳朵（耳蝸管）、眼部等罹患先天性症狀。

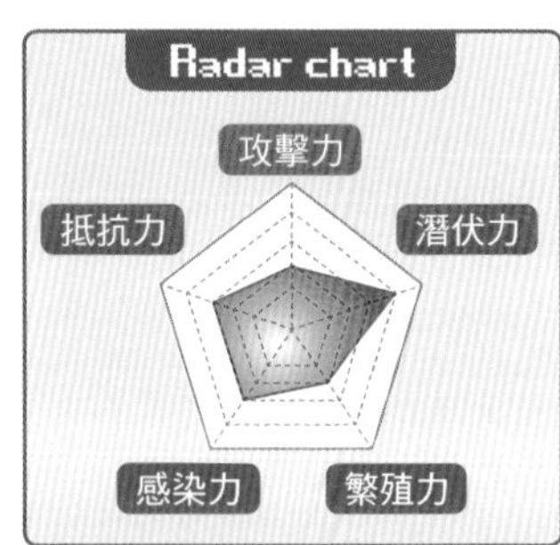

DATA

別名「三日麻疹」

常被誤認為麻疹（➡P.46），也被稱為「三日麻疹」。

其症狀與麻疹非常相似，會引起發燒、全身發疹、耳後根及後頭部、頸部淋巴節腫脹、關節痛等症狀，但**症狀大多比麻疹輕微**。事實上，大部份人發疹三天左右就會消退，也幾乎不會留下任何疤痕。

經由感染者的噴嚏及唾液進行飛沫·接觸感染。即使遭受感染也不一定會發生症狀，這也是風疹流行的主因。**只要曾經受到感染，就不會再次發症了**。

保護家人的預防方式

雖然整體症狀輕微，但孕婦仍需特別注意。若母體遭到感染，很可能會使胎兒引發先天性風疹症候群。

雖然目前規定於嬰幼兒期和小學入學前總共需進行兩次預防接種，但日本在1995年之前並未進行全面預防接種，接種率很低。為了保護未來的家人，不僅是打算懷孕的女性讀者們，正準備結婚的男性讀者等人士**也都該做檢查以確定體內是否帶有風疹抗體**。

分類	病毒	感染途徑	飛沫感染、經胎盤感染
大小	40～80nm	治療	根據症狀僅可進行對症治療。麻疹風疹混合疫苗（MR疫苗）（註：臺灣以MMR三合一疫苗進行接種。）
症狀	發燒、發疹、淋巴節腫脹等 先天性：先天性心臟病、重聽、白內障		

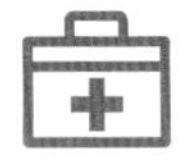

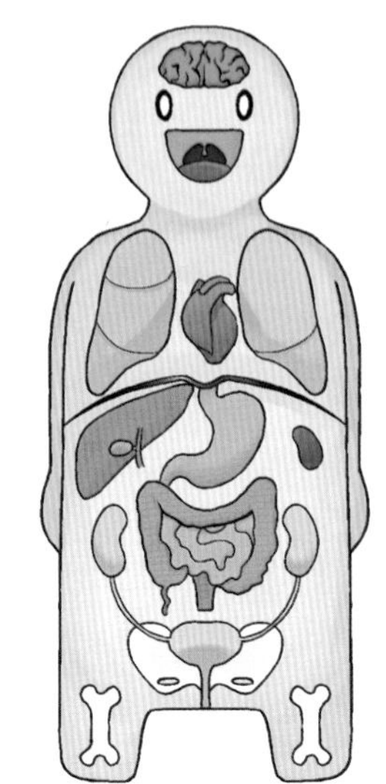

風疹

潛伏期約14～21天，之後引起發燒、發疹、淋巴節腫脹等症狀。由於症狀於三天後開始消退，因此又被稱為「三日麻疹」。

先天性風疹症候群

對懷孕初期胎兒造成感染，除導致死胎及流產外，也會引起先天性心臟病、重聽、白內障等先天性異常。

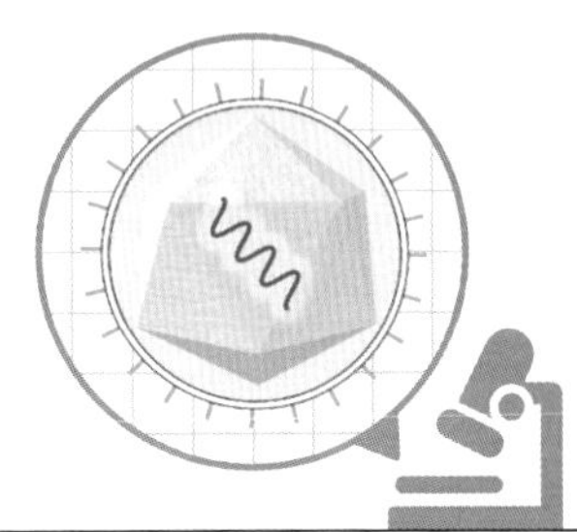

麻疹病毒

–Measles virus

RNA病毒　5類感染症

R
土之妖精會隨著空氣流動到來到你身旁
……麻疹童子是人家的朋友喔
Radar chart
攻擊力
潛伏力
繁殖力
感染力
抵抗力

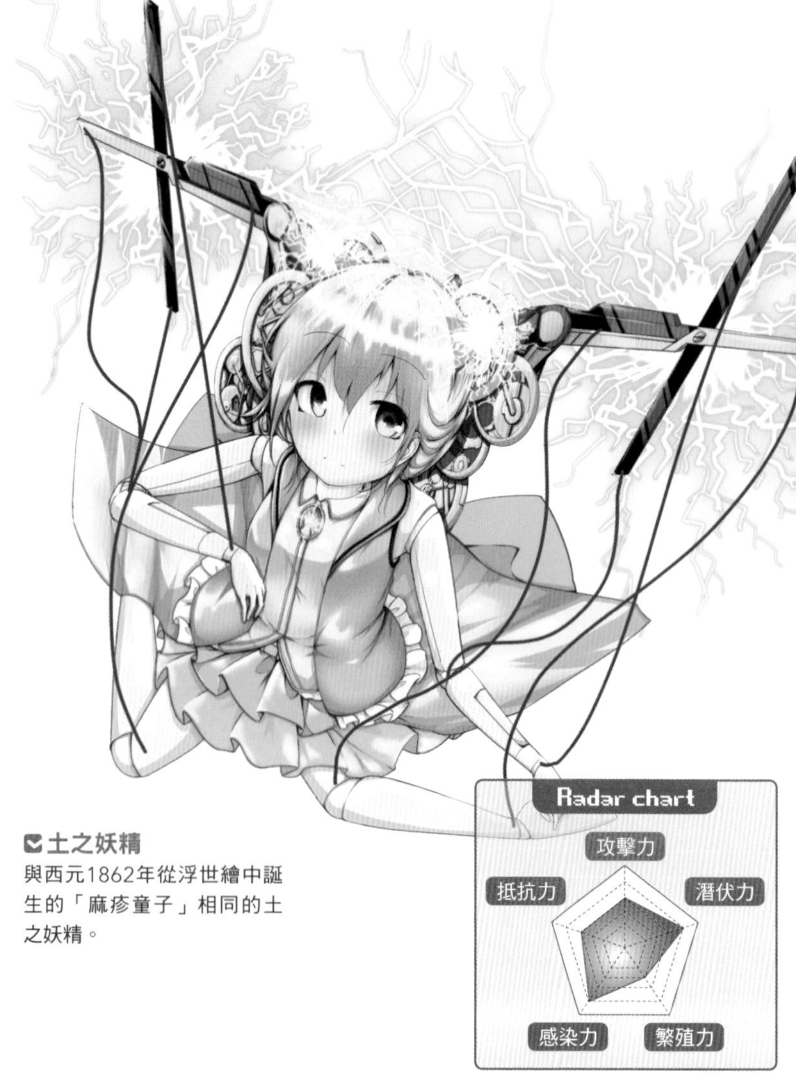

土之妖精

與西元1862年從浮世繪中誕生的「麻疹童子」相同的土之妖精。

DATA

感染後出現嚴重發疹症狀

她是會引起麻疹的病毒，據稱感染後的發病率高達95%以上。雖好發於幼兒時期，但出生後6個月內的嬰兒身上仍保有從母體得到的免疫力，因此不會罹患此病。

主要症狀為發疹、淋巴節腫脹、發燒等，需要10天左右才能夠痊癒。

感染初期稱為前驅期，除發燒38～39度、咳嗽、流鼻水、結膜炎等症狀外，病患口腔內還會長出無數米粒大小的白色斑點。該期間內**病毒活動最為活躍，常會使其他人也受到感染**。暫時退燒後會再一次發燒至40度左右，從耳後根長出紫紅色的疹子，並逐漸往全身擴散。

其特徵為**發疹症狀**比風疹（➡P.44）**嚴重，且痊癒後皮膚上仍可能留下由色素沉澱等因素所造成的斑點**。

接種兩次疫苗吧

感染後72小時內接種疫苗，或於6天內注射免疫球蛋白均可預防發症。此外，目前已對**1歲及就學前幼童進行義務疫苗接種**。

分 類	病毒
大 小	100～250 nm
症 狀	發燒、感冒症狀、發疹等
感染途徑	空氣感染、飛沫感染
治 療	對症治療（解熱鎮痛藥等）、麻疹風疹混合疫苗（MR疫苗）

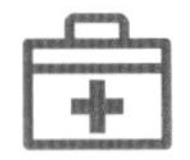

肺・腦炎

可能會引起肺炎及腦炎等合併症，為麻疹的兩大死因。

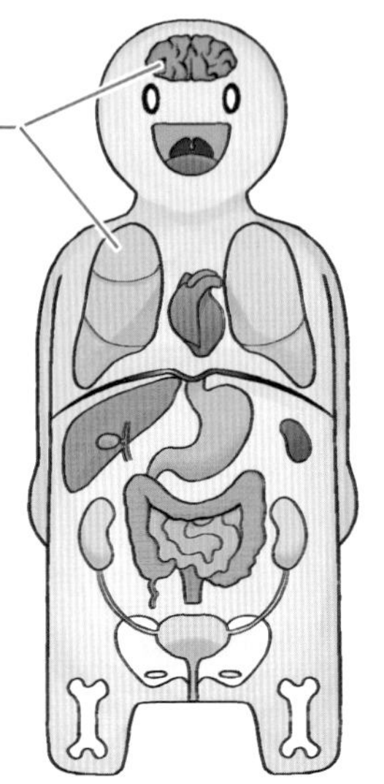

麻疹

除了在皮膚及黏膜上長出如紅色斑點的疹子外，還會引起38度左右的發燒、疲倦、上呼吸道感染及結膜炎症狀等。

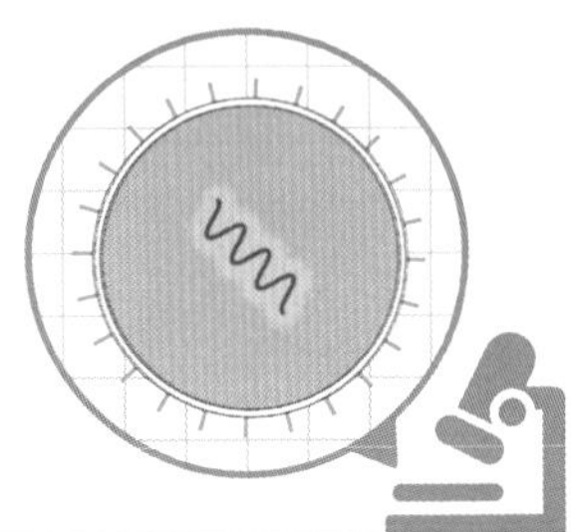

Column 1

細菌跟病毒的不同點是？

我是『細菌』哦！

人家是『病毒』！

細菌大約是病毒的10~100倍大哦！
哇—好大哦—！

『細菌』和『病毒』的不同點
要先記住喔！

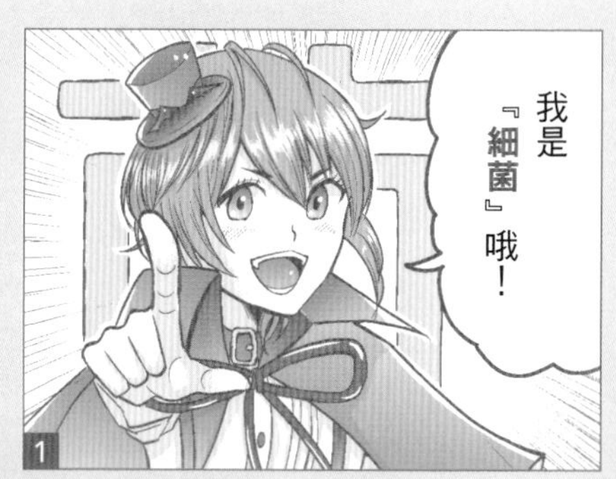

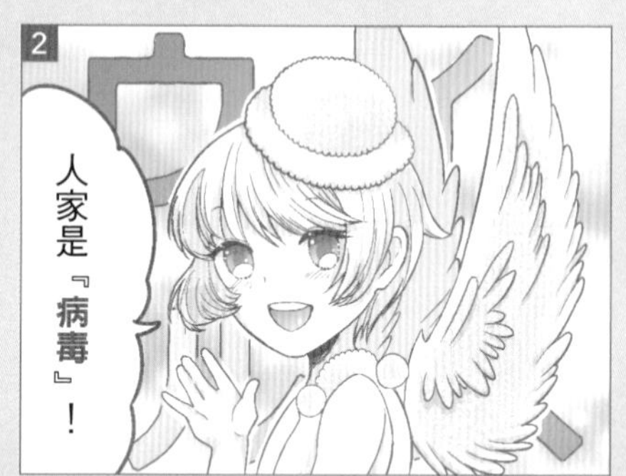

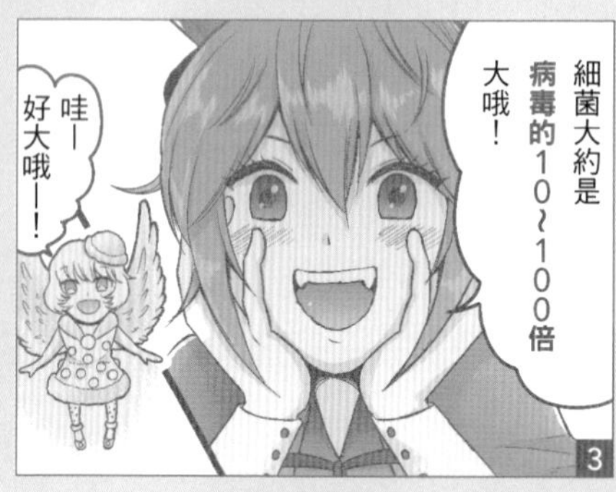

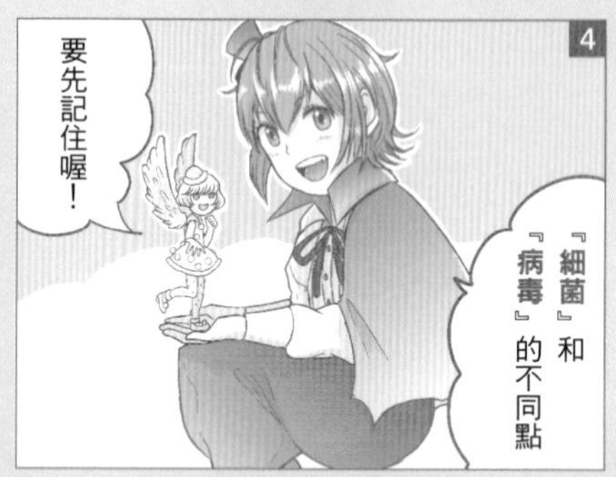

細菌是生物，病毒不是生物

即使她們都能引起感染症，但其實是完全不同的存在。

首先雖然還會因種類而有所不同，但細菌約為病毒的10～100倍大。以流感桿菌（➡P.34）為例，她的大小約為1μm，而流感病毒（➡P.36）大約只有0.1μm。順帶一提，構成血液的細胞之一紅血球，其大小為6～8μm左右。

細菌是具備核酸（DNA及RNA等遺傳資訊）及細胞兩者的生物，能夠自力增殖。然而病毒並沒有細胞構造，不寄生在其他生物的細胞上就無法增殖。因此從生物學觀點上來看，病毒無法被定義為「生物」。

此外，抗生素只能對細菌發揮功效，對病毒是毫無作用的。我們常說的「感冒」有九成由病毒所引起，大部份感冒無法使用抗生素治療。隨意服用反倒會造成腸道內菌叢生態混亂，產生抗藥菌等有害狀況，因此請務必正確服用抗生素。

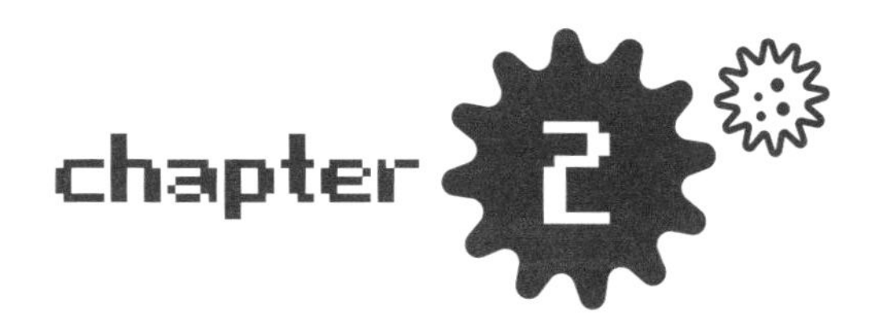

[食物中毒菌]

當你享用了美食和飲料，但卻引起拉肚子及嘔吐等症狀時，有可能是在進食過程中順便攝取了可愛的菌娘們也說不定……。

Listeria monocytogenes

Clostridium perfringens

Campylobacter jejuni

腸道出血性大腸桿菌O157

—Enterohemorrhagic *Escherichia coli* O157

革蘭氏陰性桿菌　兼性厭氧菌　3類感染症

R

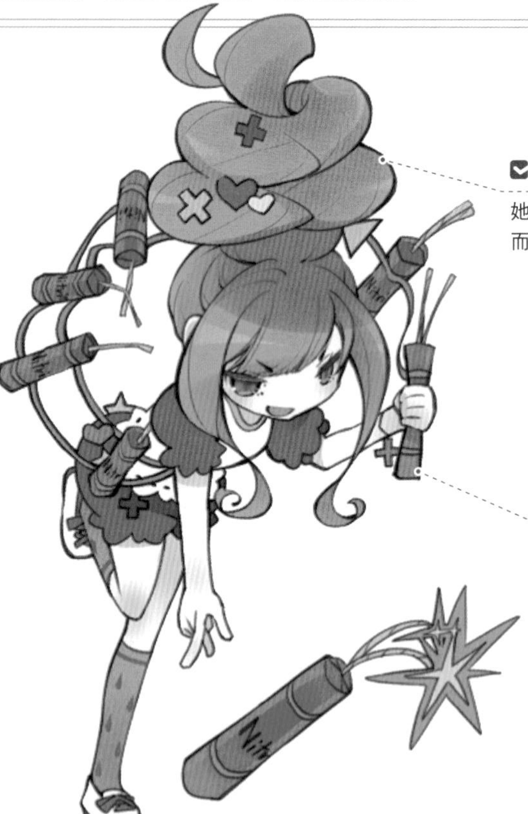

紅色的「米田共」

她會對腸道造成損害因而出血，發生血便。

炸彈

損害腸道的「非洲綠猴腎細胞毒素」。除造成出血性腹瀉外，也可能使腎臟產生異常。

大腸桿菌？

學壞了的大腸桿菌（➡P.16）接受質體後能力改變而成的狀態。

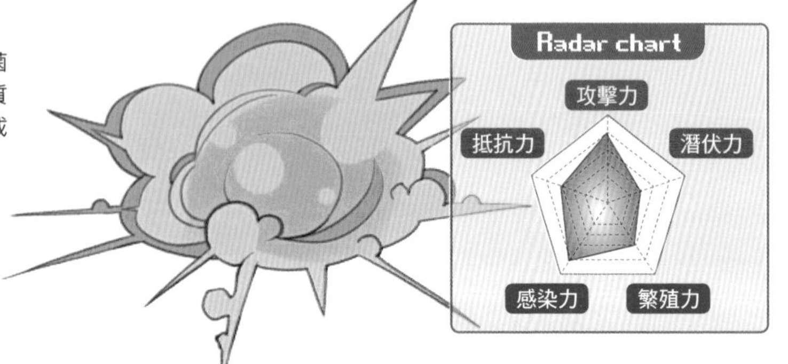

Radar chart

攻擊力　潛伏力　繁殖力　感染力　抵抗力

DATA

請小心生菜沙拉和其他人

她是一種能夠產生強烈毒素「非洲綠猴腎細胞毒素」的大腸桿菌。造成感染後，會一如其名引起出血性腹瀉及激烈腹痛等症狀，也可能使人發燒。

雖然常見於生吃牛肝等生肉時造成感染，**除了肉類之外，也可能經由生菜沙拉等料理造成感染，或由人傳人造成二次感染**。

健康的成人即使遭受感染也難以出現症狀，大多於輕微腹瀉後即可痊癒。但抵抗力較弱的兒童及高齡人士受到感染後，除腹痛及血便等症狀外，萬一病情惡化有可能引發腎衰竭、神經系統病變、腦膜炎等症狀。根據狀況而定，甚至可能併發溶血性尿毒症症候群。

勤洗手・徹底消毒

她的**預防對策很簡單，只要盡全力避免細菌進入體內就可以了**。處理食材時保持清潔，進行加熱調理以避免外來感染。而家中若有人出現腹瀉及腹痛症狀，盡量不要接近其排洩物以避免二次感染。萬一接觸到排洩物，請盡可能將手洗乾淨並徹底消毒。**在食物中毒好發的初夏到初秋期間需要特別留意**。

分　類	細菌界	感染途徑	經口感染（食物中毒）
大　小	1～4μm	治　療	基本上採取對症治療（靜養、補充水分）。在抗生素使用方面，目前專家群的意見仍不一致。
症　狀	激烈腹痛及腹瀉，且可能產生併發症。		

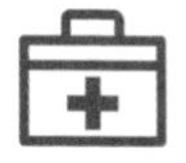

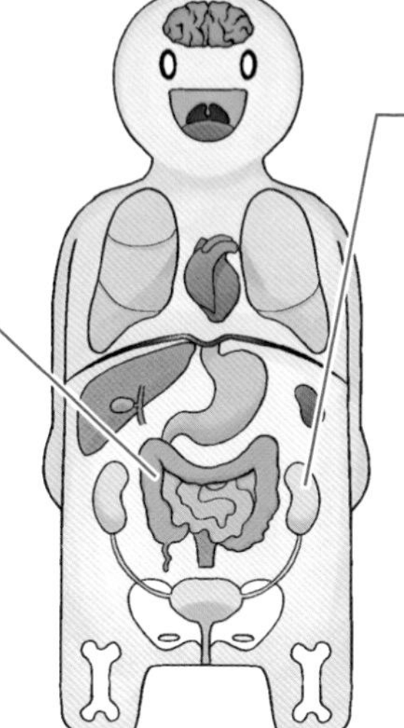

出血性腸炎

會傷害大腸，引起出血性腹瀉以及溶血性尿毒症症候群等嚴重併發症。

溶血性尿毒症症候群

非洲綠猴腎細胞毒素進入血液後，會傷害腎臟並使腎臟血管產生血栓。感染後有10%機率發作此症狀。

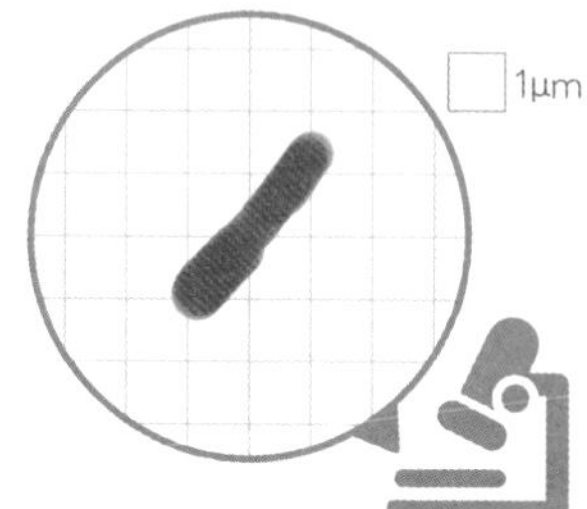

Micro-girls' Karte #20

曲狀桿菌

—Campylobacter jejuni

革蘭氏陰性螺旋菌　偏性好氧菌　5類感染症（感染性腸胃炎）

肉一定要煮熟喔。

……不然我會處罰你的

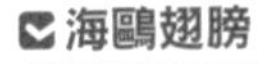

海鷗翅膀

在顯微鏡底下進行觀察，能見到其類似海鷗展翅般的外觀。

夏季服飾

好發於氣溫及濕度均高的夏季，因此穿著夏季服飾。在稍高溫（42度）下仍可發育。

Radar chart

攻擊力
抵抗力
潛伏力
感染力
繁殖力

腸毒素

會產生引起食物中毒的毒素，造成腸胃炎等症狀。

DATA

佔食物中毒原因95%以上

以S字形彎曲為其外觀特徵，是種分類為螺旋菌的細菌。**為大多數細菌性食物中毒的原因菌，高達95%以上**。會引起腹痛、腹瀉、嘔吐、發燒，偶爾還有血便等症狀。

能對相當寬廣的年齡層造成感染，以10～20歲左右為巔峰，且好發於男性。

她生長於雞、豬、牛等動物腸道內，大部份雞隻均遭受其感染。攝取遭感染的家畜肉品及乳品後對人類造成感染。此外，**有可能在接觸寵物時經口感染，或經由排瀉物感染**，亦需多加留意。

以市售消毒藥劑應對

大致上只要2～3天就能自然痊癒，但也可能復發，或引發使手腳和顏面麻痺及呼吸困難的「急性多發性神經炎」。

與其它食物中毒對策相同，**重點在於肉品務必煮熟，並將處理過生肉的菜刀及砧板徹底清洗乾淨**。由於她是一種耐低溫的細菌，就算將肉類放進冷藏庫中也不能掉以輕心，一定要先確實加熱後再食用。

她對消毒藥劑的耐性很低，使用消毒用酒精等市售消毒藥劑即可有效殺菌。

分 類	細菌界	感染途徑	經口感染（食物中毒）
大 小	1.5～5μm	治 療	基本上採取對症治療，重症時使用巨環內酯類抗生素。
症 狀	發燒、腹痛、嘔吐、腹瀉、血便等		

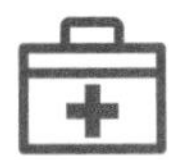

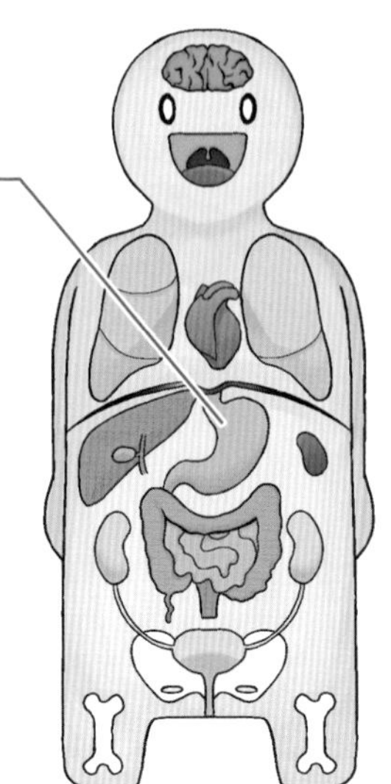

急性腸胃炎

引起食物中毒，造成發燒及腹瀉、腹痛等症狀。潛伏期2～7天左右，時間比其他感染性腸胃炎更長。

急性多發性神經炎

受感染1～3週後，有0.1%機率發生此種嚴重的神經系統障礙。嚴重時甚至可能造成呼吸困難。

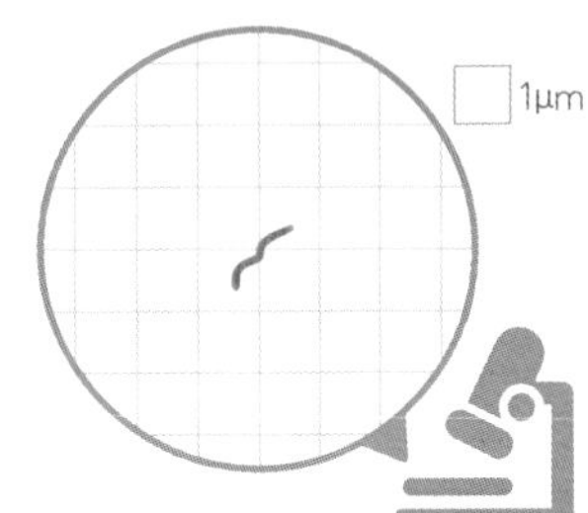

Micro-girls' Karte #21

李斯特菌

—Listeria monocytogenes

革蘭氏陽性桿菌　兼性厭氧菌

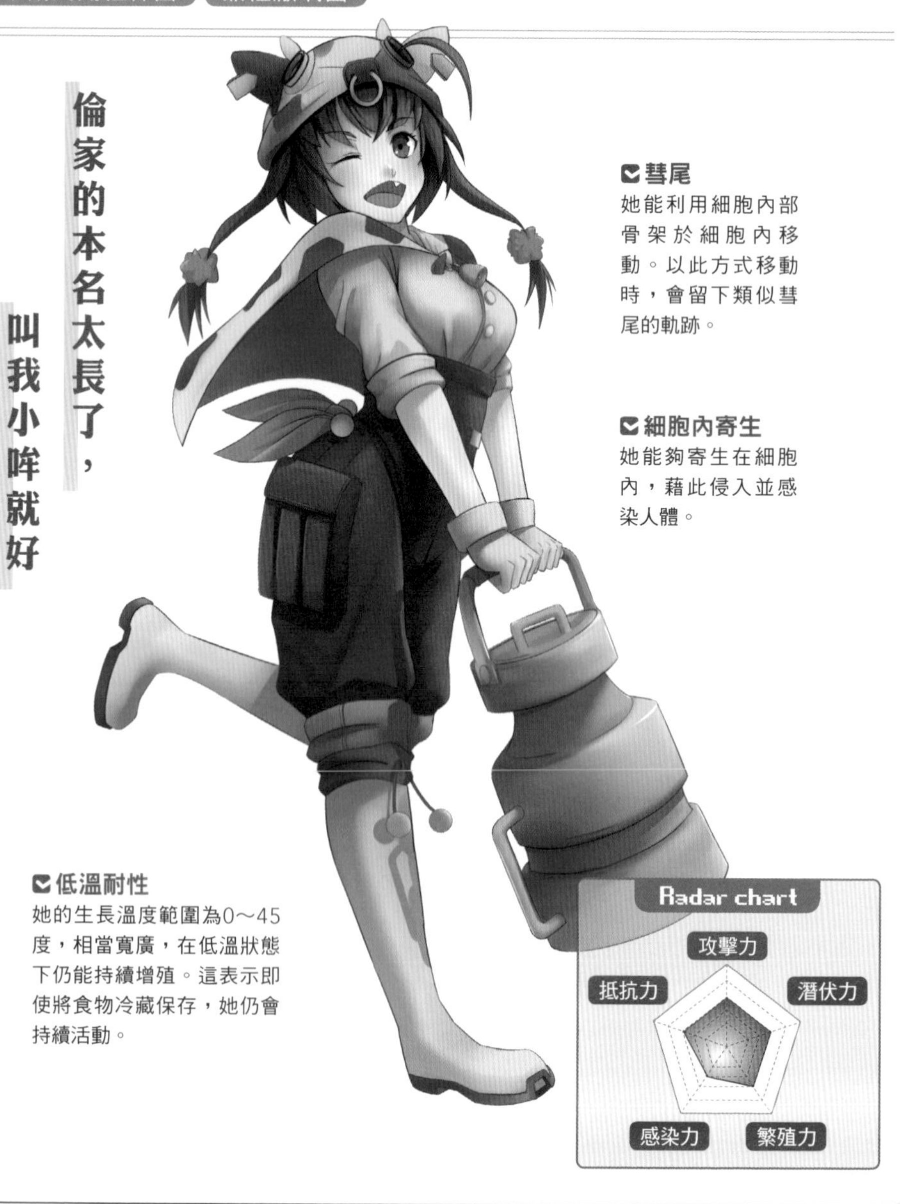

彗尾
她能利用細胞內部骨架於細胞內移動。以此方式移動時，會留下類似彗尾的軌跡。

細胞內寄生
她能夠寄生在細胞內，藉此侵入並感染人體。

低溫耐性
她的生長溫度範圍為0～45度，相當寬廣，在低溫狀態下仍能持續增殖。這表示即使將食物冷藏保存，她仍會持續活動。

DATA

生產前後遭受感染就危險了

她是種廣泛分佈於包括人類在內的自然界動植物身上，能引起李斯特菌症的細菌。**在5度左右的低溫狀態下仍可生長**。

一般雖然認為感染源為遭受汙染的動植物，但尚無法確定。幾乎不會造成食物中毒類的症狀，大多以意識障礙等中樞神經症狀為主，並伴隨發燒、頭痛等症狀出現。

健康成人遭感染後不易發症，但生產前後的女性、胎兒及新生兒有可能罹患李斯特菌症。會使**孕婦得到發燒及發冷等症狀，且可能導致早產或流產**。另會在胎兒及新生兒身上引起敗血症等症狀，甚至造成出生後死亡。

類固醇藥劑使用者及癌症或白血病患者等低免疫力的族群，也可能遭到伺機性感染。

感染途徑仍有許多不明之處

以往懷疑經由家畜和寵物造成感染，然而目前大多認為感染是由帶原者透過食品所造成的。對於胎兒及新生兒一般認為經由母體感染，但**目前仍不清楚孕婦經由何種途徑遭受感染**。低免疫力族群的感染途徑也一樣，尚有許多不明之處存在。

分 類	細菌界	感染途徑	經口感染（食物中毒）
大 小	0.5～2μm	治 療	抗生素（盤尼西林類等）
症 狀	食物中毒：發燒、頭痛、嘔吐等 重症：意識障礙等		

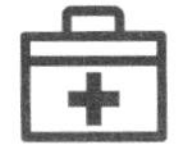

敗血症

細菌隨血液流竄全身，引起全身性發炎反應。會損害內臟且可能致命。

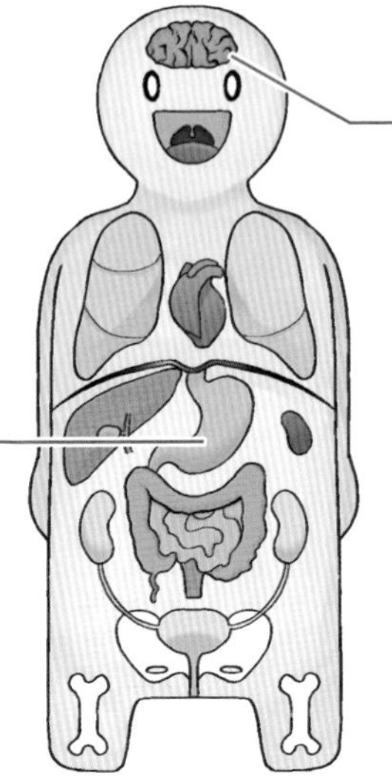

腦膜炎

使腦膜（包裹大腦和脊髓的保護薄膜）發炎。難以早期診斷，患病後容易轉為重症。

急性腸胃炎

使胃部及小腸、大腸黏膜發炎。引起腹瀉、想吐、嘔吐、腹痛等症狀。

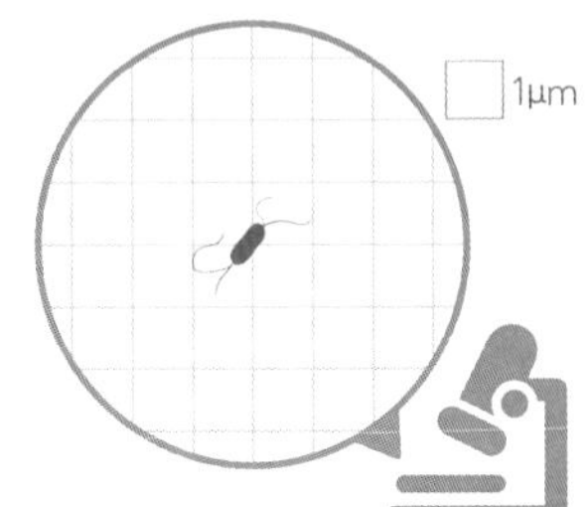

Micro-girls' Karte #22

沙門氏菌

–Salmonella enterica serovar Typhimurium

革蘭氏陰性桿菌　兼性厭氧菌　5類感染症（感染性腸胃炎）

我的拿手好菜是「生雞肉拌生蛋」。

來，請享用！

眼睛

革蘭氏陰性菌的菌娘眼睛在「革蘭氏染色法」染色下會染成紅色。

豬肉

大量棲息於豬或雞隻等家畜腸道內。

生蛋

常附著於蛋殼上。特別喜愛過期蛋品。

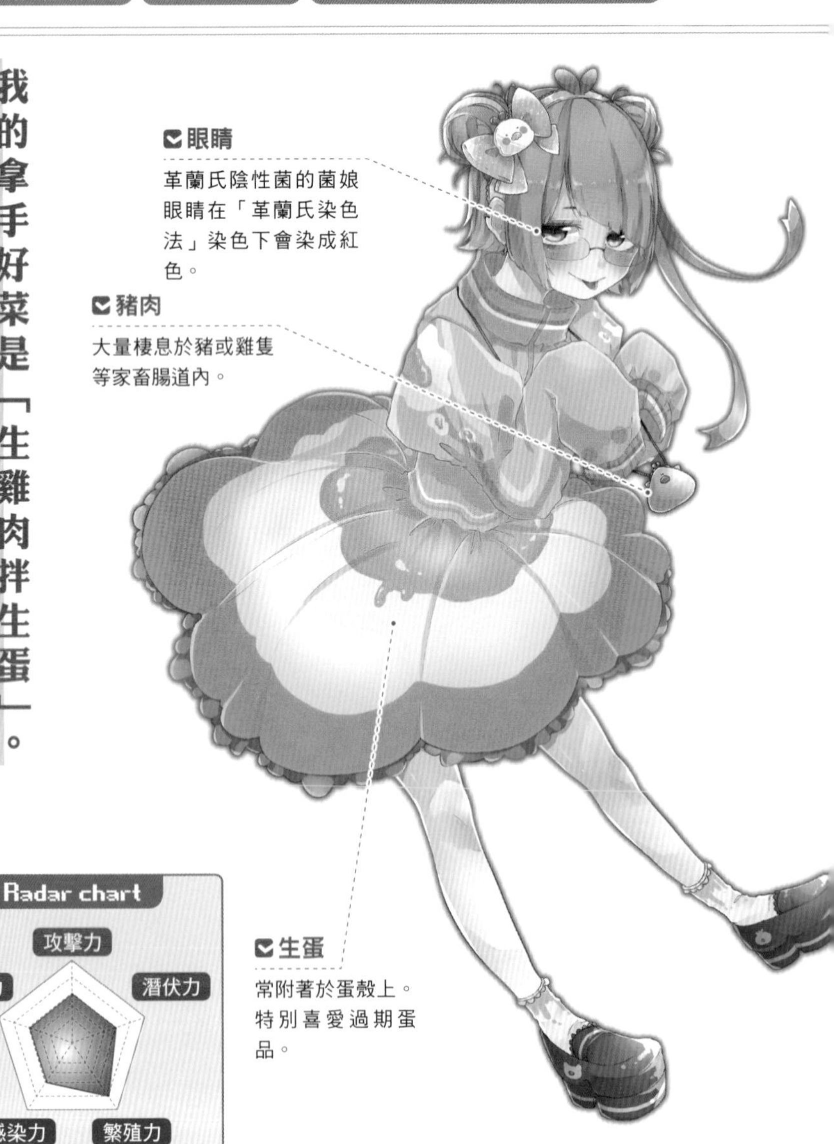

Radar chart

攻擊力
潛伏力
繁殖力
感染力
抵抗力

DATA

只需少量就能引起食物中毒

沙門氏菌屬的細菌統稱為沙門氏菌，種類高達2500種以上。在自然界中廣泛分佈於河川、下水道等場所，除人類及動物外，亦大量棲息於豬或雞隻等家畜腸道內。

其特徵為**只需少量細菌就能引起症狀**，能引起38度左右的高燒及激烈腹瀉等症狀。腹瀉時多會解出綠色水樣糞便，且可能帶有血絲。

直接接觸遭污染的動物，或食用其肉品後即會受到感染。寵物彩龜是最常見的感染源。食品感染方面則以生蛋、美乃滋佔大多數，此外也出現過經由老鼠、蒼蠅及貓狗造成感染的案例。

保存生蛋時要特別注意

治療時基本上不使用抗生素，以迴避拉長帶菌狀態的風險。但幼童、高齡人士及免疫力較低的族群若併發腦膜炎及關節炎，病情加重時仍可能使用抗生素。

對策為勤於洗淨料理器具，冷藏保存生蛋，於保存期限內食用完畢。**打開蛋殼後切記不可長時間放置**。

分 類	細菌界
大 小	2～5μm
症 狀	嘔吐、腹痛、腹瀉、發燒等
感染途徑	經口感染
治 療	基本上採取對症治療（靜養、補充水分）。原則上不使用抗生素。

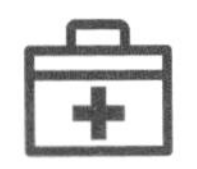

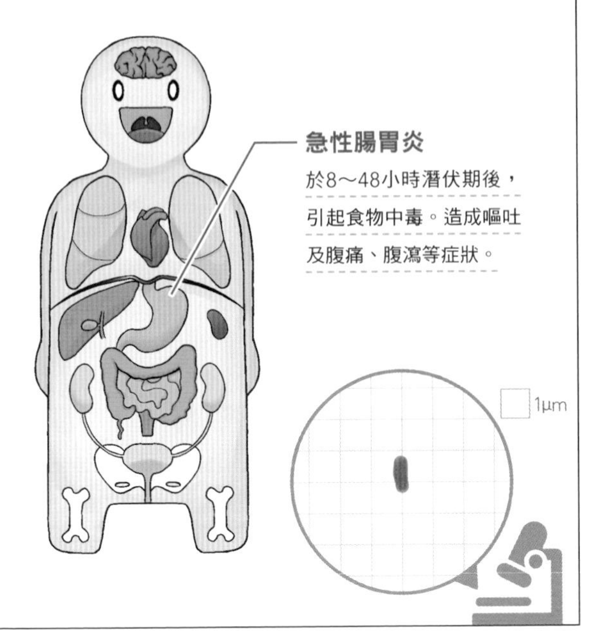

Micro-girls' Karte #23

產氣莢膜梭菌（威爾梭氏菌）

—Clostridium perfringens

革蘭氏陽性桿菌　專性厭氧菌

我是「紡絲的破壞者」。
名為威爾梭氏
軍服
當生長環境惡化時，軍服將改變成防衛形態（形成芽孢），並提高耐久性。但在該狀況下無法移動。
產生氣體
會產生能釋放特殊臭味的有害氣體（包括氨氣、硫化氫、吲哚等）。
腸毒素
她能生成對腸道發生作用，引起生物異常反應的毒素。
Radar chart
攻擊力
潛伏力
繁殖力
感染力
抵抗力

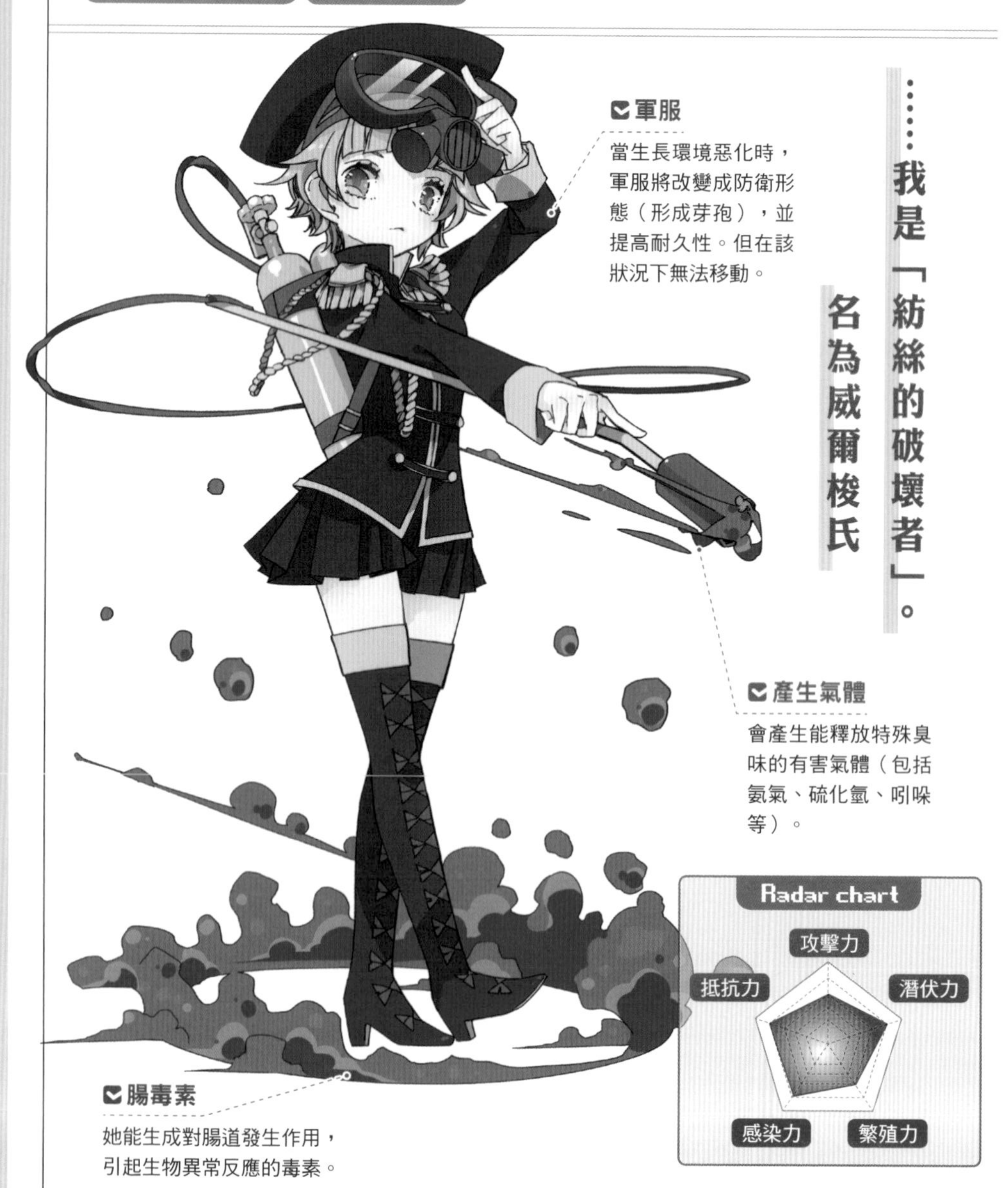

DATA

即使加熱調理也無法消滅

一般以確實加熱調理，消滅細菌做為預防食物中毒的對策，但對產氣莢膜梭菌來說，這種常識是行不通的。**她擁有名為芽孢的堅固細胞構造，就算在100度下加熱6小時也不會死亡**。

她的特徵為能夠在食品中增殖，在使用大鍋大量烹飪咖哩及燉煮等熬煮料理時特別容易發生。由於這個原因，時常在食品工廠或中央廚房等場所造成多人同時發病。

主要症狀為腹痛和腹瀉，於攝取細菌後6～20小時左右發病。

熬煮料理時需徹底攪拌

在烹飪大量熬煮料理時，產氣莢膜梭菌為什麼會大量增殖呢？在自然界中，她是種分佈於包括人類在內的動物、魚類等生物身上隨處可見的細菌，但產氣莢膜梭菌厭惡氧氣，因此**傾向於聚集在放入高黏度食材的鍋底等位置**。當溫度低於50度以下時會一口氣開始增殖，以每10分鐘1次的速度進行分裂，菌數僅需數小時就能增殖到能夠引起食物中毒的危險程度。

烹飪時整鍋都要徹底攪拌，連鍋底都不能放過。並於煮好後全部食用完畢，此種作法是重要的預防方式。

分 類	細菌界	感染途徑	經口感染（食物中毒）、經皮感染（氣性壞疽）
大 小	3～9μm	治 療	食物中毒採取對症治療。氣性壞疽則於清創洗淨後進行高壓氧治療。抗生素（盤尼西林類、克林達黴素等）
症 狀	食物中毒：腹痛和腹瀉 氣性壞疽：傷口部壞死		

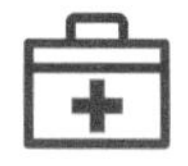

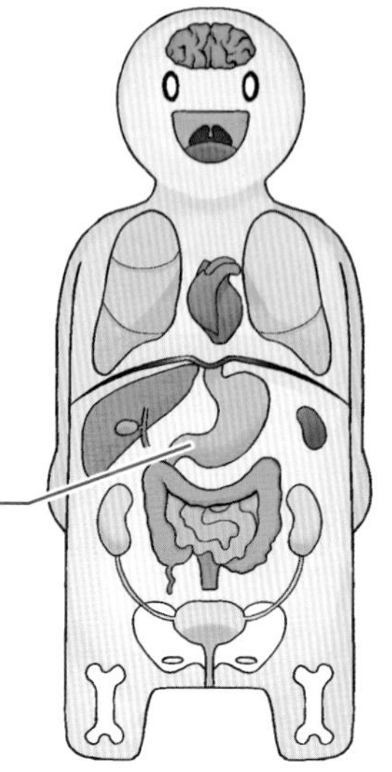

氣性壞疽

造成皮下組織及肌肉產生氣體。氣體將造成肌肉急速腫脹而導致壞死。

急性腸胃炎

於攝取6～20小時後引起腹痛及腹瀉，且會持續數日。烹飪後於常溫下放置將提高風險。

腸道菌

為代表性的壞菌。當腸道內的壞菌佔優勢時，會發生腹瀉及便秘、免疫力變差、產生有害氣體等症狀。

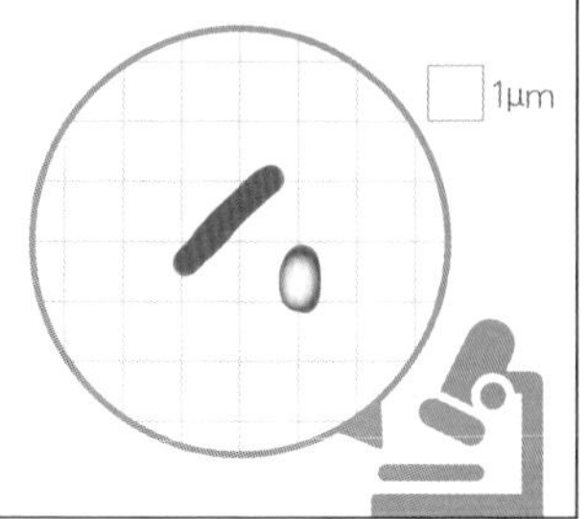

Micro-girls' Karte #24

耶爾辛氏腸炎桿菌

SR

–Yersinia enterocolitica

革蘭氏陰性桿菌　兼性厭氧菌　5類感染症（感染性腸胃炎）

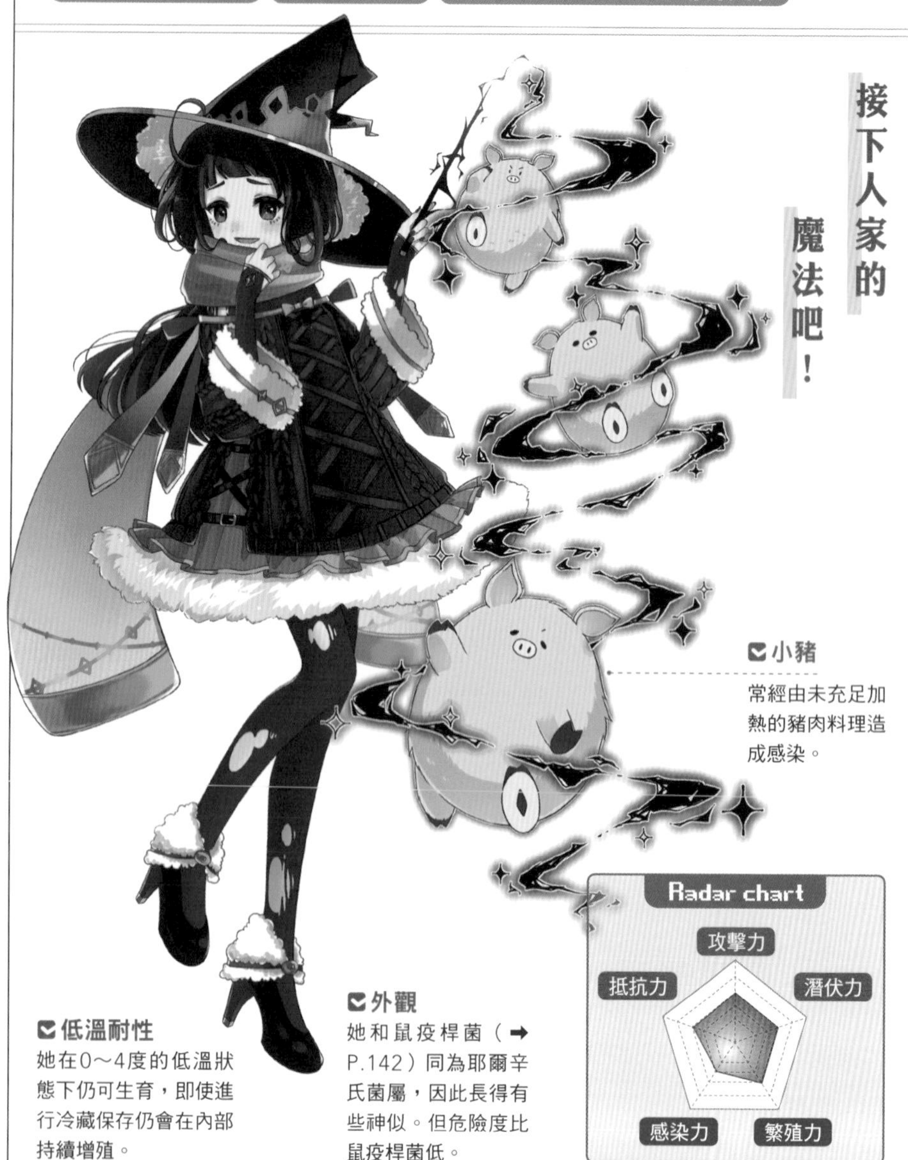

小豬
常經由未充足加熱的豬肉料理造成感染。

Radar chart

攻擊力
潛伏力
繁殖力
感染力
抵抗力

低溫耐性
她在0～4度的低溫狀態下仍可生育，即使進行冷藏保存仍會在內部持續增殖。

外觀
她和鼠疫桿菌（➡P.142）同為耶爾辛氏菌屬，因此長得有些神似。但危險度比鼠疫桿菌低。

DATA

容易被誤診？

她和P.142的鼠疫桿菌同為耶爾辛氏菌屬細菌。廣泛分布於自然界中，因能夠引起食物中毒症狀的耶氏菌症而為人所知。

於攝取遭受污染的生乳及肉品、飲用水之後遭受感染，特別好發於幼童身上。

其症狀隨年齡而有所差異，種類非常繁多。在嬰幼兒身上較常出現腹瀉症狀，隨著年齡提升也會發生關節炎及發疹等症狀。甚至可能在皮膚上長出豌豆大小的疹子。除了輕度發燒、頭痛、咽喉痛等非消化道器官症狀外，也可能造成**右下腹部激烈疼痛**，因此也可能被誤診為急性闌尾（盲腸）炎……。

即使冷藏保存仍不可掉以輕心

將食品充足加熱後再行食用，為一般避免食物中毒所採取的對策。由於**耶爾辛氏腸炎桿菌在低溫狀態下仍可增殖**，就算將食品放進冷藏庫內保存，仍不可掉以輕心。事實上，冬季出現的食物中毒案例大多是由她所造成的。目前尚未出現任何疫苗，因此**請勿食用超過保存期限的食物**。

分 類	細菌界	感染途徑	經口感染（食物中毒）
大 小	1～3μm	治 療	基本採取對症治療
症 狀	食物中毒：腹痛及腹瀉等		

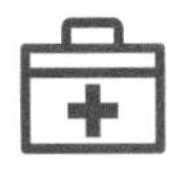

結節性紅斑

引起皮下脂肪細胞發炎，於皮膚表面出現豌豆大小的疹子。

急性腸胃炎

隨著年齡提升將出現多種症狀，常使右下腹部出現疼痛狀況。有可能被誤診為闌尾炎。

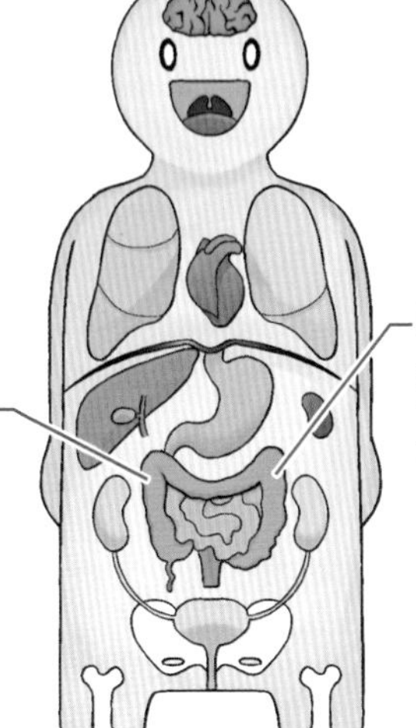

腹瀉

腹瀉症狀主要於嬰幼兒身上出現。

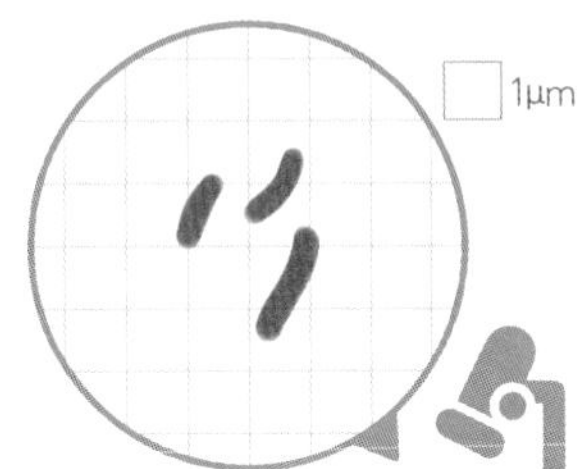

Micro-girls' Karte #25

肉毒桿菌

–*Clostridium botulinum*

革蘭氏陽性桿菌　專性厭氧菌　4類感染症

我的毒素正是美容的秘訣。

看我使出美人計！

形成芽孢

她在危急時能形成芽孢，進入具有高度耐久性的狀態。

蜂蜜

往昔時常出現某類中毒案例，一般認為是將混入肉毒桿菌芽孢的蜂蜜餵食嬰兒後所引起的。因此千萬不可以用蜂蜜餵食嬰兒。

肉毒桿菌素注射

利用肉毒桿菌毒素消除皺紋。

肉毒桿菌毒素

能產生出地球上毒性最高的毒素。據說每1g的致死量大約為1000萬人份。

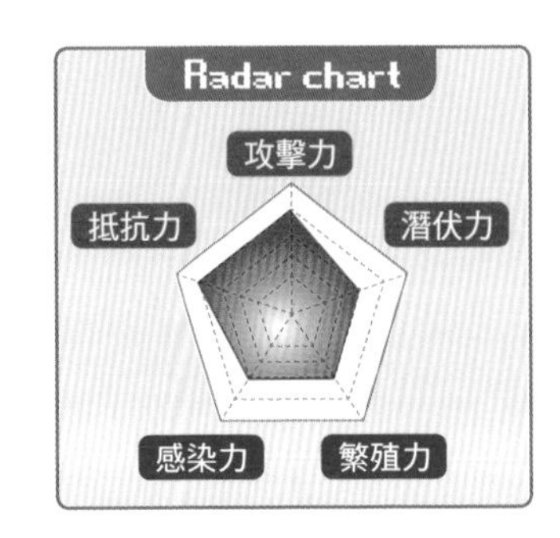

DATA

自然界中的最強毒素

她是種廣泛分佈於土壤及海洋、河川、湖泊中，在無氧狀態下進行活動的厭氧菌。**以能產生被認為是自然界中最強毒素的肉毒桿菌毒素而廣為人知**。

感染方式為攝取受到她污染的食品，但成人和嬰兒的症狀稍有不同，各別稱為食媒型肉毒桿菌中毒和嬰兒肉毒桿菌症。

肉毒桿菌毒素跟破傷風（➡P.26）一樣危害神經系統，因此會引起無法正常說話，及難以吞嚥食物等**類似破傷風的症狀**。但她造成的症狀是由肌肉鬆弛而非僵硬所引起，為其不同之處。

在嬰兒身上一樣會造成肌肉鬆弛。會引起全身肌肉無力及便秘、哭聲微弱等症狀。

當罐頭膨起時……

主要對策為避免食用已遭受肉毒桿菌污染的食物。由於她會在無氧狀態下活動，食用罐頭等長期保存食品時也需要多加留意。若出現容器膨脹、或開罐時聞到異臭等情況，**就有可能是肉毒桿菌已釋放出毒素了**。

分 類	細菌界	感染途徑	經口感染（食物中毒）
大 小	2～10μm	治 療	無
症 狀	肌肉鬆弛、麻痺等		

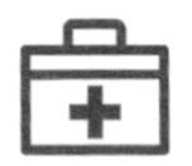

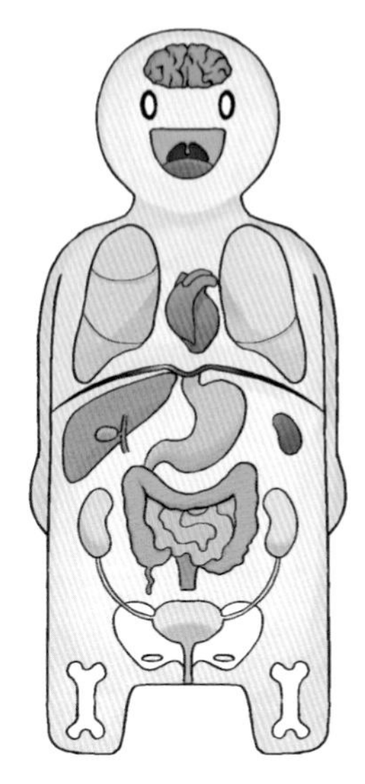

食媒型肉毒桿菌中毒

攝取遭受肉毒桿菌污染的食品後，引起食物中毒。

嬰兒肉毒桿菌症

嬰兒吞入細菌芽孢後，細菌將在消化道中增殖並產生毒素。引起全身肌肉無力及便秘等症狀。

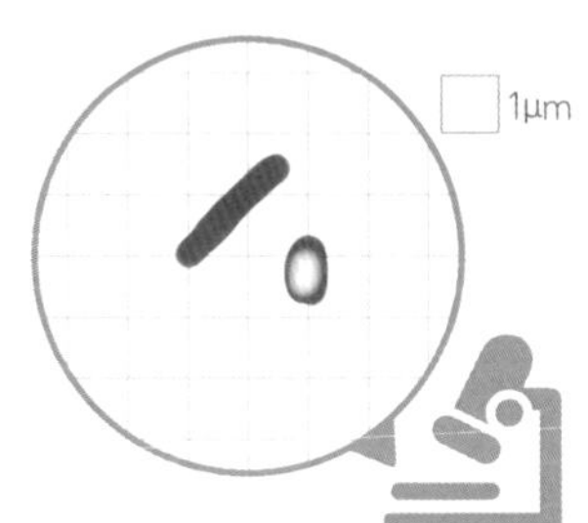

Micro-girls' Karte #26

腸炎弧菌 SR

—Vibrio parahaemolyticus

革蘭氏陰性桿菌　兼性厭氧菌　5類感染症（感染性腸胃炎）

夏天的燦爛陽光和蔚藍大海！
在這樣的日子，
就該吃魚不是嗎！

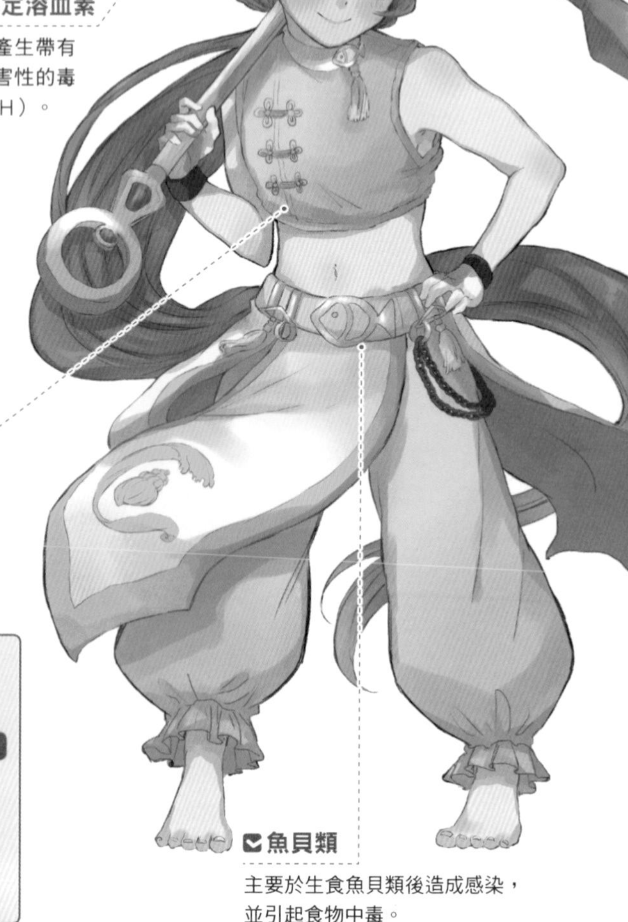

熱穩定溶血素

她能夠產生帶有細胞傷害性的毒素（TDH）。

單薄衣著

性喜夏天。好發於夏季。

魚貝類

主要於生食魚貝類後造成感染，並引起食物中毒。

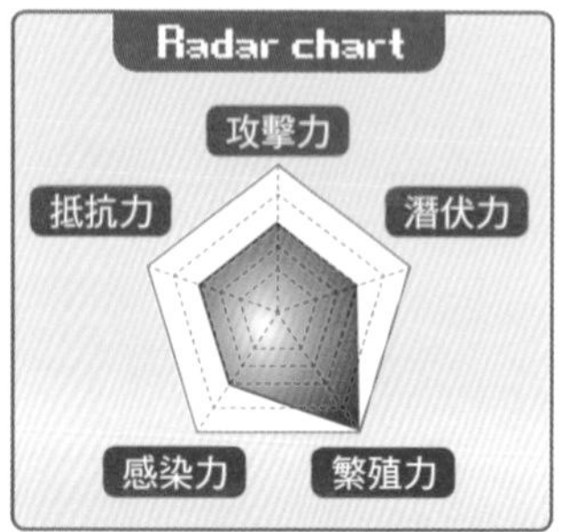

DATA

由海水透過魚貝類對人造成感染

她和霍亂弧菌（➡P.156）相同，同為弧菌屬的細菌。在夏季大量出現，是**由細菌造成食物中毒的代表性原因之一**。會引起腸炎弧菌感染症（或稱為腸炎弧菌食物中毒）。

她在沒有鹽份的環境中無法增殖，主要於海水中生長，也因此她大多在生食魚貝類，如壽司和生魚片等食品時造成感染。

會引起上半腹部激烈疼痛，且可能造成出血。主要症狀為腹瀉、發燒37～38度左右，嘔吐、嘔吐感等。

魚貝類一定要充分加熱

腹瀉大約1～2天就能自然痊癒，因此並不需進行服用藥物等治療措施。但高齡人士遭受感染時，可能會出現低血壓和心電圖異常等狀況，且已確認數件死亡案例。

由於她是種不耐煮沸的細菌，**基本對策方式為對食品進行加熱處理**，換句話說，加熱處理不夠充份的加工食品可能會帶有一定風險。

順帶一提，在少有生食魚貝類習慣的海外國家，發病案例比日本少很多。

分類	細菌界	感染途徑	經口感染（魚貝類較常見）
大小	1～2μm	治療	基本上採取對症治療（靜養、攝取水份）。嚴重時可能使用抗生素治療。
症狀	腹瀉（偶發血便）、激烈腹痛、發燒、嘔吐等		

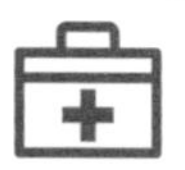

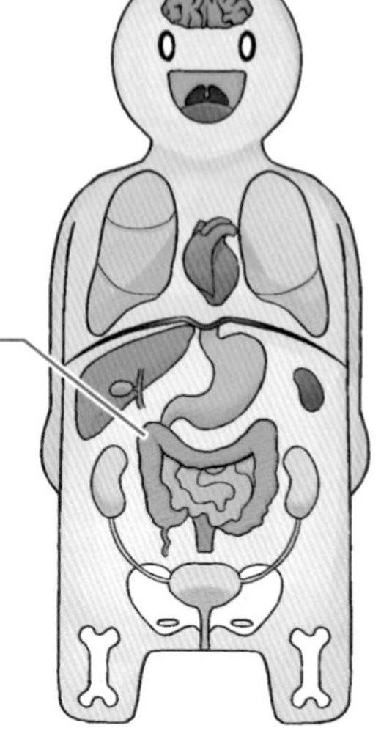

急性腸胃炎

經過12小時左右的潛伏期後，引起食物中毒。主要引起激烈腹痛和腹瀉症狀。

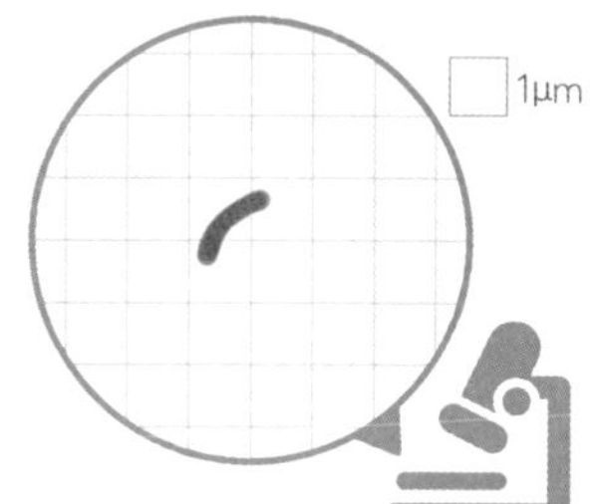

Micro-girls' Karte #27

仙人掌桿菌

SR

-Bacillus cereus

革蘭氏陽性桿菌　偏性好氧菌　5類感染症（感染性腸胃炎）

我做了炒飯哦！
加了嘔吐毒素提味！

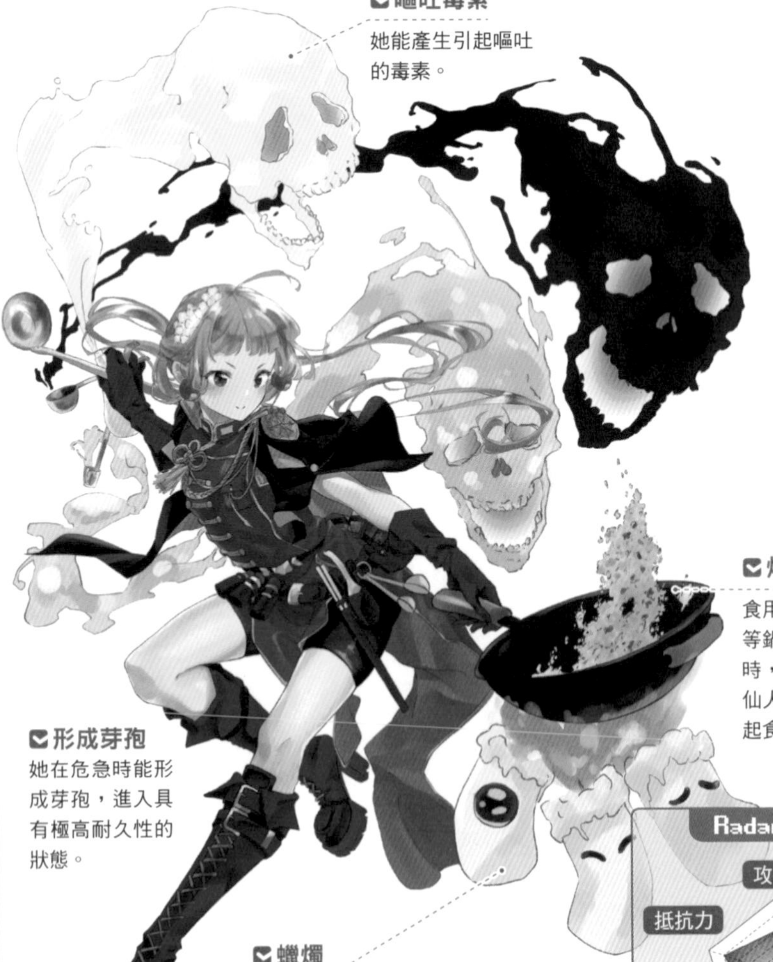

嘔吐毒素
她能產生引起嘔吐的毒素。

炒飯
食用炒飯及抓飯等鍋燒飯類料理時，可能會因為仙人掌桿菌而引起食物中毒。

形成芽孢
她在危急時能形成芽孢，進入具有極高耐久性的狀態。

蠟燭
她的學名「cereus」在拉丁文中是「蠟」的意思。其由來為培養此菌時，菌落外型酷似蠟狀。

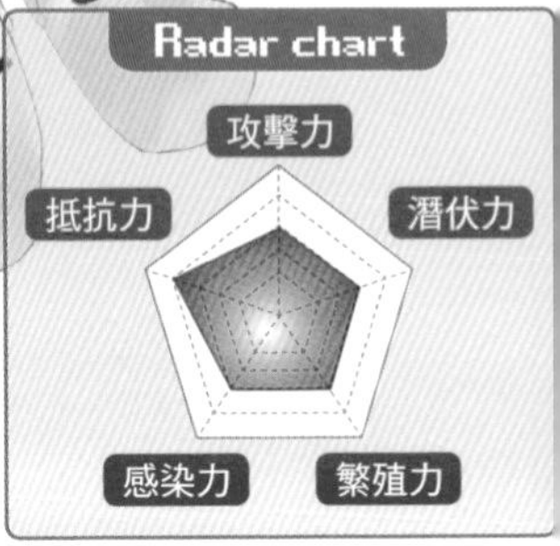

Radar chart

攻擊力　潛伏力　繁殖力　感染力　抵抗力

DATA

加熱過的食物也有危險？

她是一種偏性好氧菌，廣泛分佈於包括人類生活周遭環境在內的自然界中。

為眾所皆知的食物中毒菌，主要造成兩種類似金黃色葡萄球菌（➡P.12）所產生的症狀，分別為感染1～6小時後覺得想吐及嘔吐（嘔吐型），及在其之後的腹瀉和腹痛（腹瀉型）。這兩種症狀都不會發燒，其特徵為有便意但解不出大便，出現某種被稱為裏急後重的症狀。

她擁有能夠保護自身，類似防護罩的芽孢，非常耐熱及乾燥。也因此**加熱過的食物亦可成為感染源**。此外在**100度C下加熱30分鐘後，仍無法使其死滅**。

米、麵類為主要感染源

前述的兩種症狀都相當輕微，大多於發作後即可恢復。也因此觀察狀況使其自然痊癒即可。

炒飯及抓飯、炒麵等料理為較常見的感染源。在烹調米、麵類料理時，煮食剛好夠吃而不需煩惱如何保存的份量即可。**吃剩時請務必以冷藏或冷凍方式保存**。她是種能在灰塵中生存的細菌，因此使用保鮮膜封口也很重要。

分類	細菌界
大小	3～10μm
症狀	嘔吐、腹瀉等
感染途徑	經口感染（食物中毒）
治療	基本採取對症治療（靜養、攝取水份）

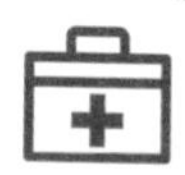

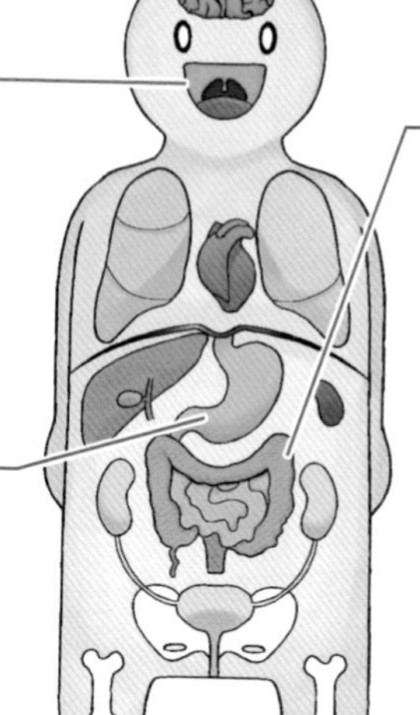

嘔吐型

在食品內產生毒素，主要引起嘔吐等症狀。潛伏期為30分鐘～5小時左右。

腹瀉型

在食品及腸道中增殖並產生毒素，主要引起腹瀉症狀。潛伏期較長，約6～15小時。

感染性腸胃炎

引起發燒及嘔吐腹瀉等食物中毒症狀。由仙人掌桿菌引起時，分為嘔吐型及腹瀉型兩種症狀。

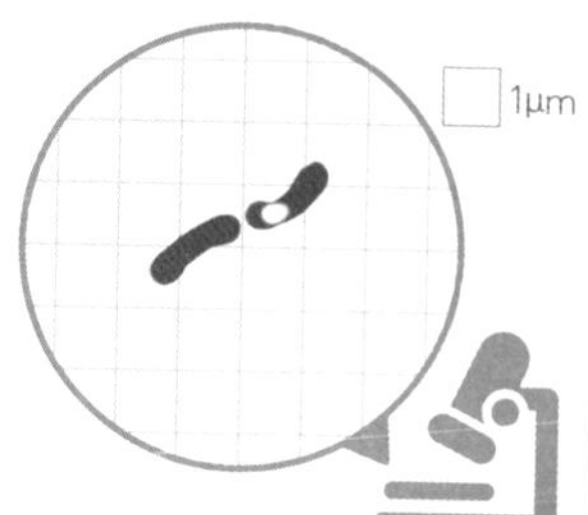

諾羅病毒

-Noro virus

RNA病毒　5類感染症（感染性腸胃炎）

人家很會喝酒……

拿生蠔當下酒菜，來一杯如何？

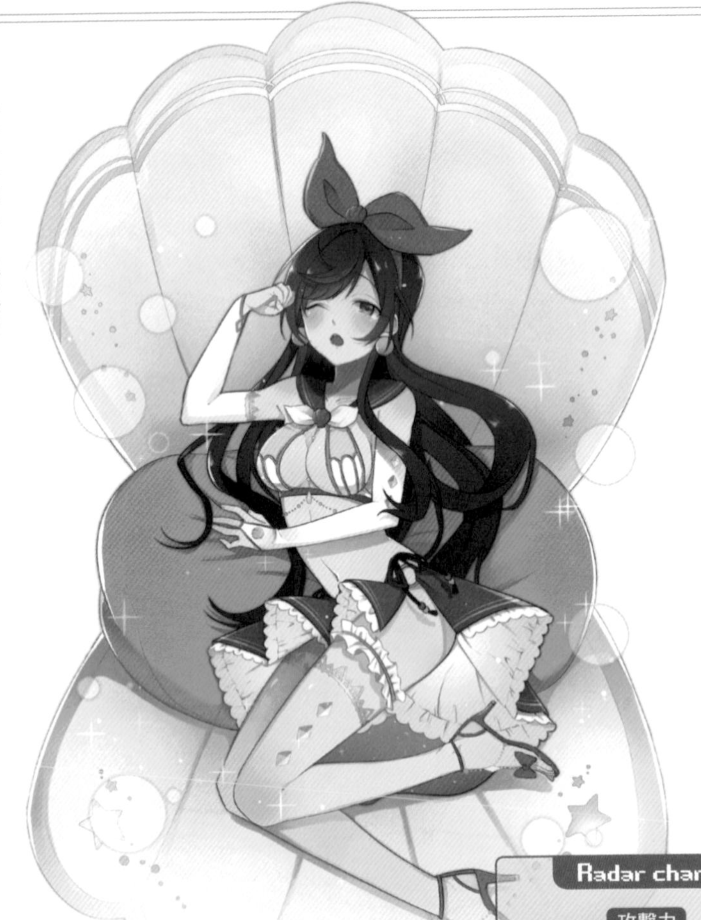

雙殼貝類

她存在於牡蠣等貝殼類中。於生食已被污染的貝類後造成感染。

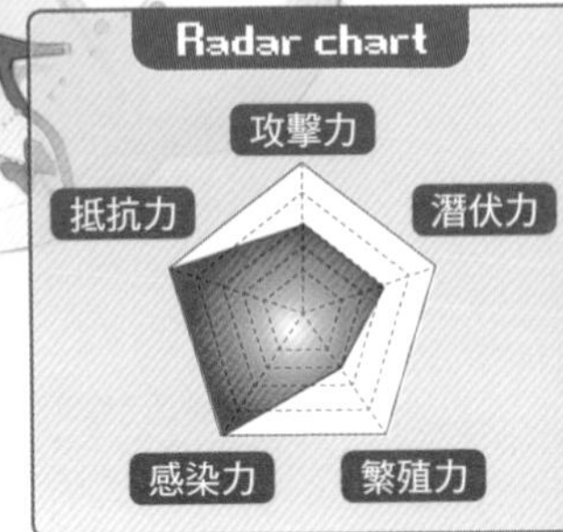

DATA

食物中毒原因病毒No.1

她是種主要對成人**引起食物中毒的病毒，好發於秋季至初春期間**。一般認為僅感染人類，不會造成動物感染。

主要出現腹瀉及嘔吐等急性腸胃炎症狀，但嬰幼兒及高齡人士，以及體力較弱等族群病情惡化時，可能引起脫水及窒息等症狀。

大多於食用已被污染的食品，及接觸感染者的排泄物後造成經口感染，**其中以生食牡蠣等雙殼貝類後遭受感染的案例最多**。不過也有些經由飛沫感染及空氣感染所導致的案例。

留意排泄物造成的二次感染

大致上都能夠自然痊癒，主要以服用整腸劑及解熱鎮痛劑緩和症狀作為治療方式。但止瀉藥會使病毒排出體外的速度降低，因此不予使用。雖然她對酒精極具耐性但不耐熱，在85度下只需1分鐘就會失去活性，因此需將食品徹底加熱料理，並以氯系消毒劑對料理器具使用消毒。

要特別留意由家中**其他感染者造成的二次感染**。症狀恢復後病毒仍會在體內存留3~7天，並隨排泄物等排出。

分 類	病毒	感染途徑	經口感染（生食雙殼貝類、接觸感染者的糞便及嘔吐物）
大 小	約 38 nm	治 療	對症治療（靜養、攝取水份）
症 狀	嘔吐、腹痛、腹瀉、發燒等		

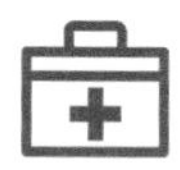

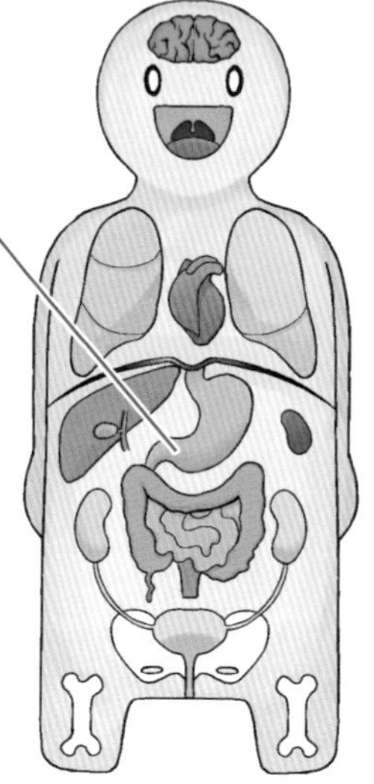

急性腸胃炎

經過1～2天潛伏期後，引起食物中毒。以排行第一的病毒性食物中毒致病原而為人所知。

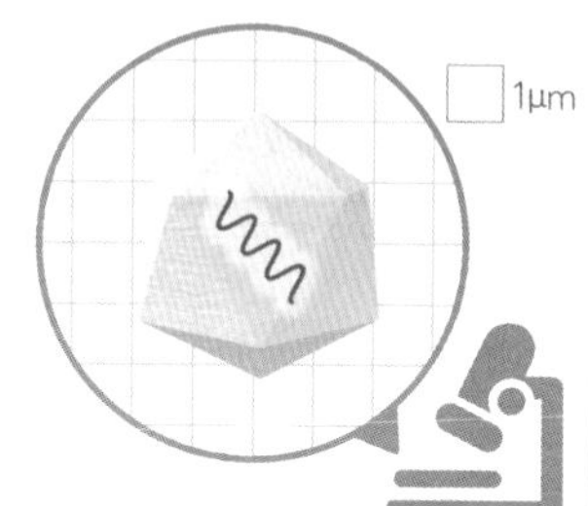

令人擔憂的細菌增殖

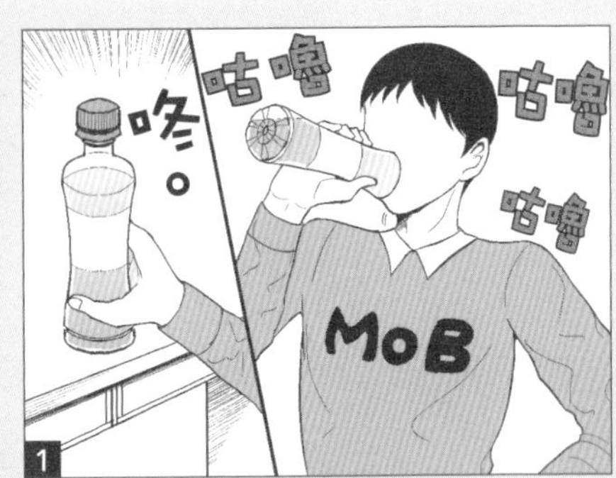

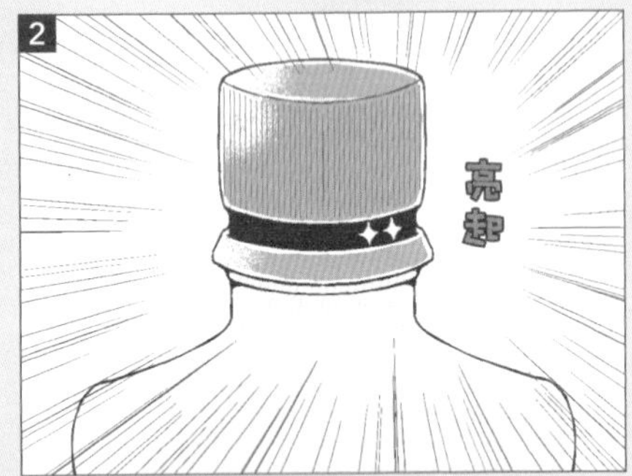

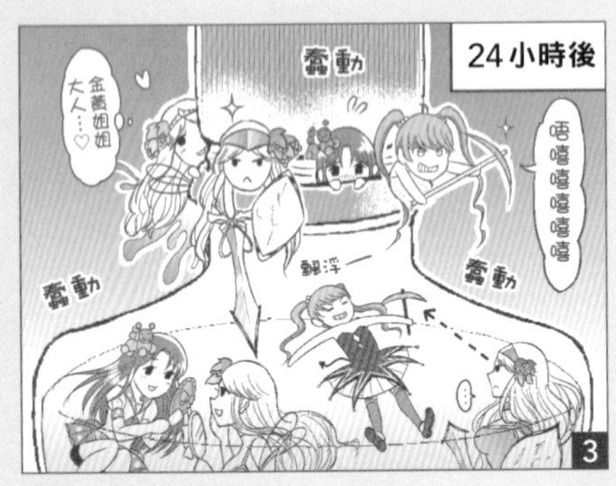

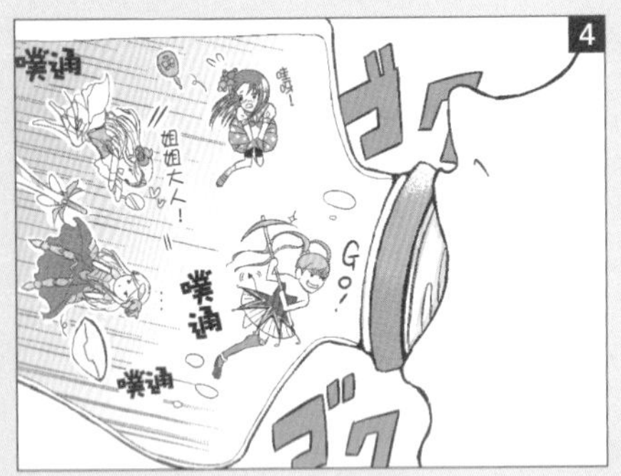

使細菌增加的三種要素

感染症主要經由細菌滋生所引起，那為什麼細菌會變多呢？

雖然條件會隨細菌種類而有差別，但一般在滿足溫度、養份、水份等三種條件後細菌就會開始增殖。

對細菌來說，最適宜存活的環境溫度為20～40度，在35度左右最容易增殖，也因此夏季時常會見到食物中毒的新聞報導。飲料、食物中含有養份，舉例來說含有大量糖份的果汁及咖啡等飲料容易滋生細菌，相較之下不含養份的礦泉水等飲料就比較難以使細菌增長。

在食物中毒原因菌中，增殖速度最快的腸炎弧菌（➡P.64）約10分鐘能分裂一次，只要兩個小時就能達到約4000隻左右。

只要構築不適合細菌生長的環境，即可避免細菌滋生。將飲料食物全部吃完，或進行冷藏、冷凍保存，時常清洗烹飪器具並充分乾燥。當然洗手也是很重要的。

眼睛看不到的微小細菌們，現在或許仍在某處繼續增長呢。

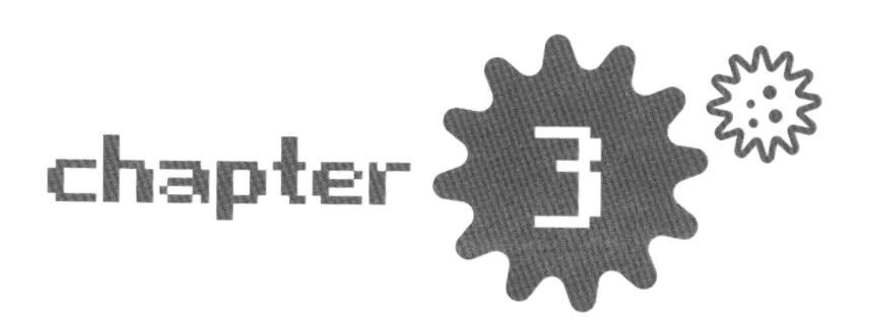

[常駐菌]

即使肉眼看不見，但這些菌娘常駐於皮膚及黏膜等部位。雖然她們基本上沒有病原性，但偶爾也會為非作歹。

Staphylococcus epidermidis

Enterococcus faecalis

Clostridium difficile

Micro-girls' Karte #29

表皮葡萄球菌

-Staphylococcus epidermidis

革蘭氏陽性球菌　兼性厭氧菌

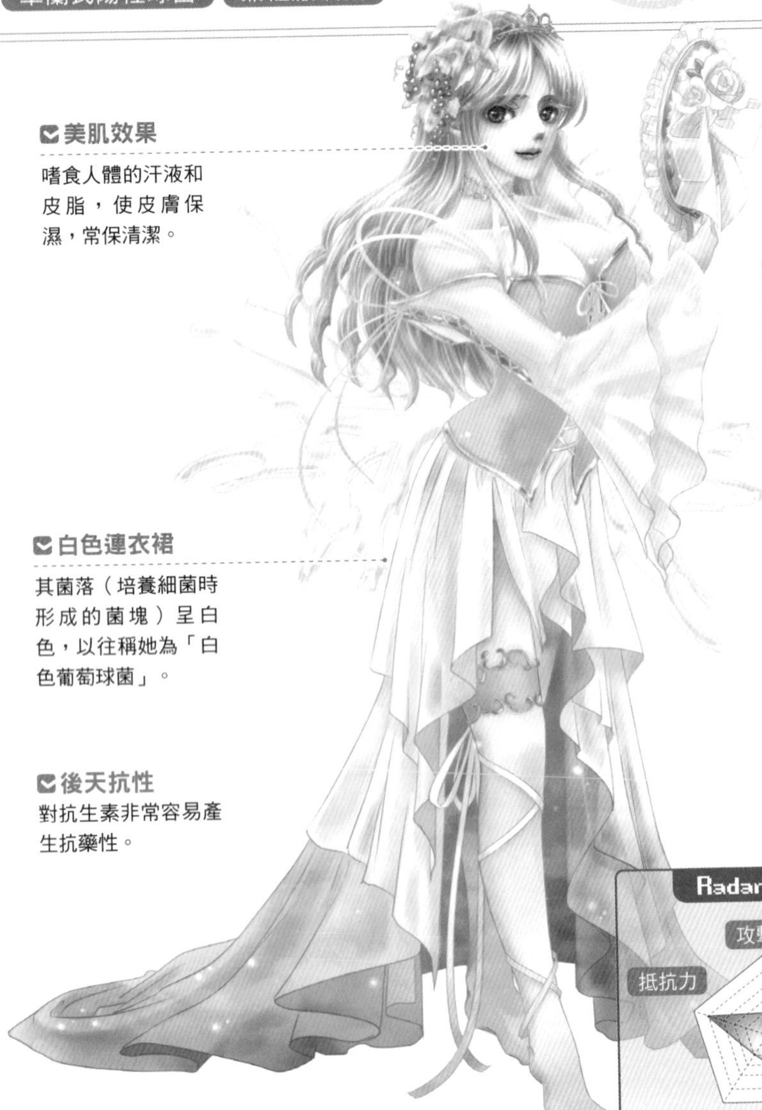

熬夜到這麼晚，

對皮膚不好喔……

美肌效果

嗜食人體的汗液和皮脂，使皮膚保濕，常保清潔。

白色連衣裙

其菌落（培養細菌時形成的菌塊）呈白色，以往稱她為「白色葡萄球菌」。

後天抗性

對抗生素非常容易產生抗藥性。

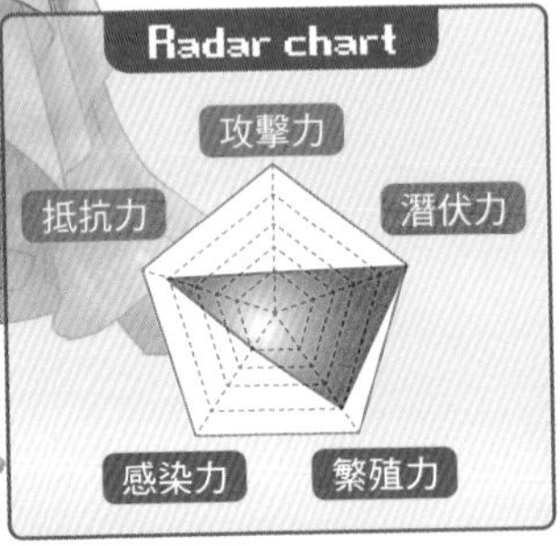

Radar chart

攻擊力
潛伏力
繁殖力
感染力
抵抗力

DATA

使人類皮膚常保清潔的細菌

她和金黃色葡萄球菌（➡P.12）相同，為常駐於人類皮膚及鼻腔黏膜的無數細菌中最具代表性的菌種。她最喜歡位於毛孔及皮膚外層的角質層。雖然人類皮膚上常駐有多種細菌，但菌叢的平衡會影響皮膚狀態，表皮葡萄球菌在維持均衡上擁有非常重要的地位。

她嗜食人類的汗液及皮脂，此外能夠製造出使肌膚保持弱酸性，以及起到防護外部刺激保護功能的甘油和脂肪酸，**是種能保持肌膚清潔的細菌**。

美肌的秘訣是？

維持表皮葡萄球菌數量不減可說是常保皮膚狀態良好的訣竅。美肌的秘訣就是**避免去除帶有表皮葡萄球菌的角質層**。請盡量避免長時間入浴，過度洗臉、洗淨等。在冬季乾燥時期，表皮葡萄球菌的數量會有減少傾向，需要更為注意。

話雖如此，由於它同時也是種伺機性病原體，因此也可能發揮病原性。她容易附著在醫療使用的導管等人工物表面，**通過住院患者等的傷口及手術痕跡造成感染，有引起敗血症等症狀的危險性**。

分 類	細菌界
大 小	1μm
症 狀	伺機性感染
感染途徑	接觸感染
治 療	抗生素（萬古黴素等）

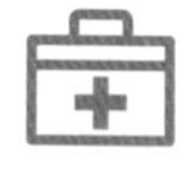

伺機性感染

基本上缺乏病原性。僅對較不具細菌抵抗力的人造成感染。

敗血症

細菌環繞全身，引起全身性發炎反應。有可能因損害內臟而致死。

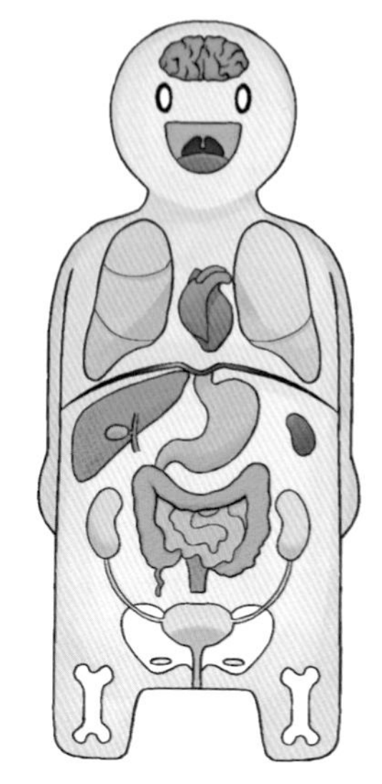

導管感染

由留置於血管內的導管造成相關感染。使細菌隨血液流動，此種狀態被稱為菌血症。

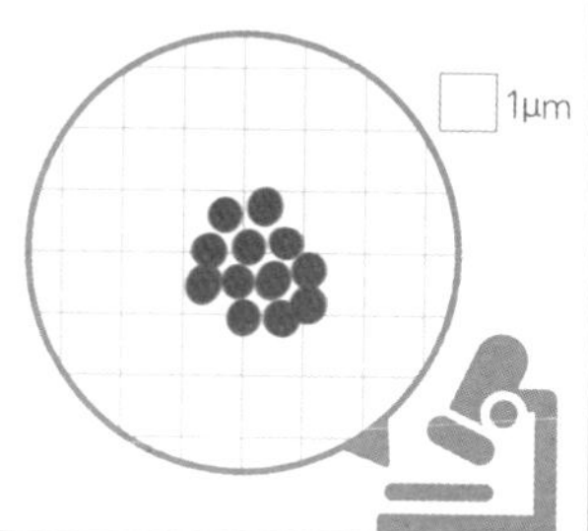

Micro-girls' Karte #30

腐生葡萄球菌

–Staphylococcus saprophyticus

革蘭氏陽性球菌　兼性厭氧菌

我是腐生型的葡萄球菌

……就是俗稱的腐女啦！

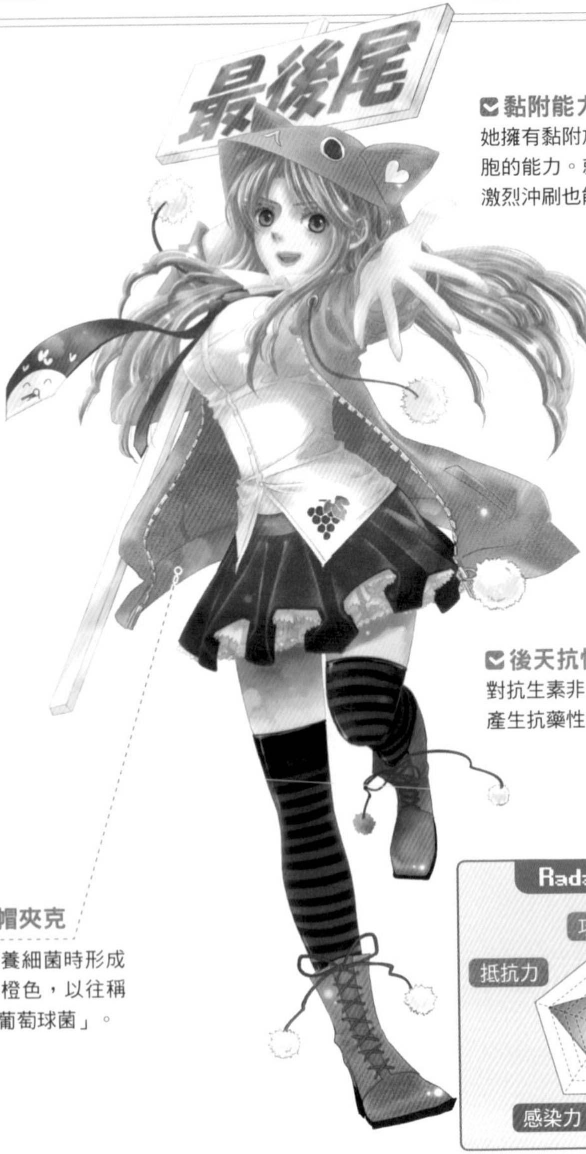

黏附能力

她擁有黏附於尿道上皮細胞的能力。就算受到尿液激烈沖刷也能不動如山。

後天抗性

對抗生素非常容易產生抗藥性。

橙色連帽夾克

其菌落（培養細菌時形成的菌塊）呈橙色，以往稱其為「橙色葡萄球菌」。

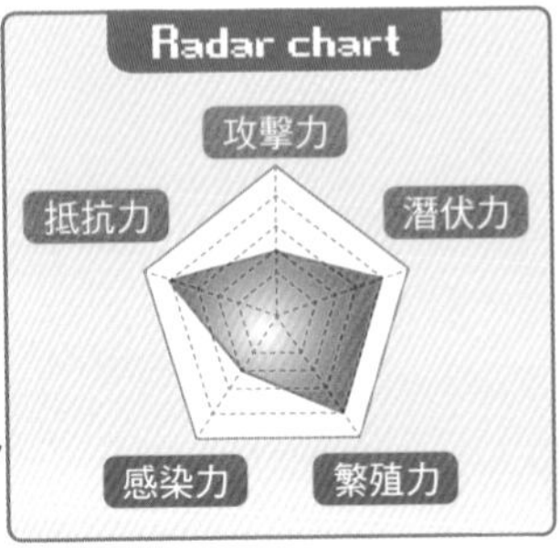

Radar chart

攻擊力　潛伏力　繁殖力　感染力　抵抗力

DATA

泌尿道感染症原因第2位

她是僅次於大腸桿菌（➡P.14），排名第二的尿道感染症病原菌。在人體腸道內，特別是在女性身上約以40%以上的比例常駐，會**經由糞便，從肛門、會陰部通過陰道後，從尿道口侵入尿道**而造成感染。也可能於裝設子宮內避孕器及尿道導管後造成感染。

由於她擁有此種感染途徑特徵，因此對女性造成感染的比例佔壓倒性多數。她也能通過性行為造成感染，故而男性偶爾也會受到感染，但大多仍以年輕女性族群為主。

主要症狀為頻尿、血尿、殘尿感、排尿時疼痛等。當細菌大量增殖後，也有可能引起腎臟等內臟發炎。

排便時也能做好預防

發病時主要使用抗生素以逐漸改善病況，不過也能夠在日常生活中自行預防。

舉例來說在排便後**清潔肛門時注意方向，避免往身體正面方向擦拭，即為預防感染的方式之一**。

此外當免疫機能降低及女性荷爾蒙平衡異常時也可能導致發症，需要十分留意。

分 類	細菌界	感染途徑	接觸感染
大 小	1μm	治 療	抗生素（撲菌特、新型喹諾酮類等）
症 狀	發燒、排尿時疼痛、頻尿等		

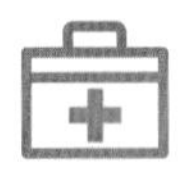

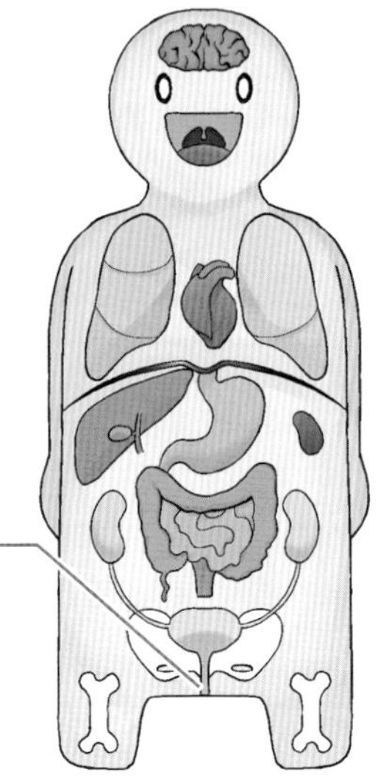

性行為感染症

有可能透過性行為造成感染。雖然較常在年輕女性身上出現，但偶爾也可能在男性身上引起症狀。

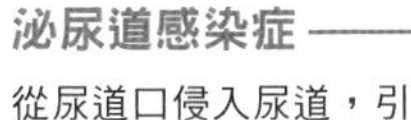

泌尿道感染症

從尿道口侵入尿道，引起頻尿及殘尿感、排尿時疼痛等症狀。

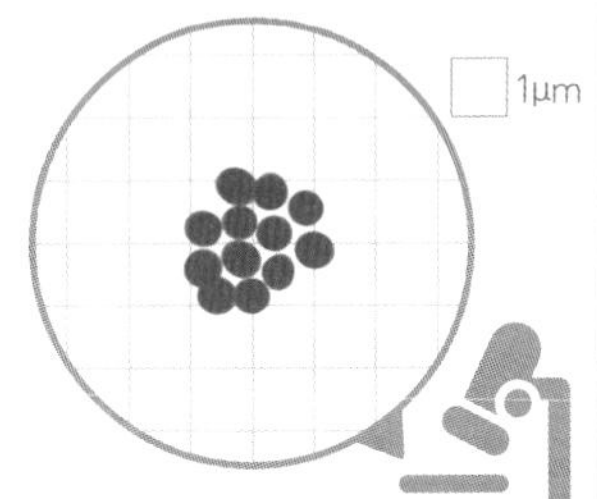

Micro-girls' Karte #31

痤瘡丙酸桿菌

—Propionibacterium acnes

革蘭氏陽性桿菌　兼性厭氧菌

……滿臉青春痘，
是青春的證明……！

青春痘

據說她就是使青春期男女臉上長出青春痘的原因菌。

小狗髮飾

看起來很像貴賓犬的髮飾，由其屬名「Propionibacterium」命名由來的丙酸的結構式做為概念所繪製。

制服

因荷爾蒙平衡失調而造成增殖。於青春期頗為常見。

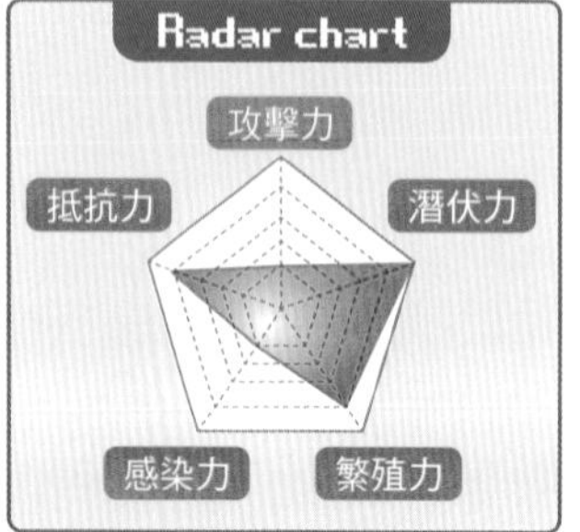

DATA

代表性的皮膚常駐菌

棲息於幾乎所有**人類的皮膚及毛孔中，為代表性的皮膚常駐菌**。除皮膚外，也存在於人類及動物的腸道內。會由於荷爾蒙平衡失調等因素而增殖，亦因身為青春痘的原因菌而知名。

性喜脂質，大量存在於皮脂分泌量較多的臉部及背部皮膚上。據說每1㎠的數量可高達10萬～100萬個。

她除了**能產生使皮膚保持弱酸性健康狀態**的丙酸、脂肪酸外，據稱還有防止壞菌定居於皮膚上的功效。

生成青春痘的原因？

她會在皮脂過度分泌，導致環境氧氣量較低時開始增殖，之後產生對皮膚有害的脂肪分解酵素。雖然詳細機制目前仍不清楚，**一般認為該酵素及過度增生的細菌即為造成青春痘的主因**。但近年來也有部份說法指稱她並非生成青春痘的病原菌，而是使症狀惡化的細菌。

此外，她也被懷疑是造成某種名為類肉瘤病，於全身長出小肉瘤（肉芽腫）的疾病的原因之一。

分 類	細菌界	感染途徑	接觸感染
大 小	1～5μm	治 療	外用抗生素
症 狀	青春痘		

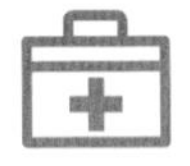

青春痘（尋常性痤瘡）

為發炎性皮膚病之一。一般將青少年臉上冒出的痘痘稱為青春痘，其他則稱為面皰。

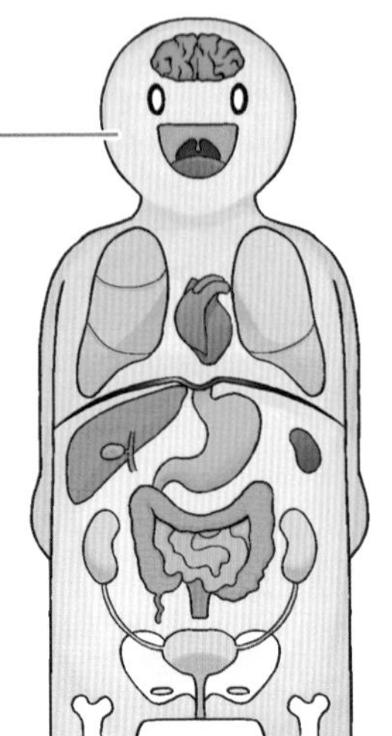

類肉瘤病

一種於全身內臟各處長出肉芽腫（小肉瘤）的疾病。似乎與痤瘡丙酸桿菌有關。

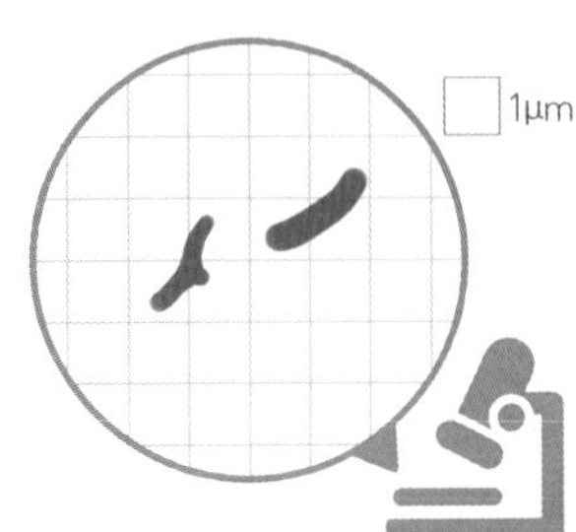

Micro-girls' Karte #32

轉糖鏈球菌

–Streptococcus mutans

革蘭氏陽性球菌　兼性厭氧菌

看我把牙齒全都溶掉！

唔嘻嘻嘻嘻嘻！

麻花瓣

以麻花瓣髮型代表她的鍊狀結構。

黏著

她能從蔗糖轉化出名為葡聚糖的黏性物質，並黏著於牙齒上。

十字鍬

她是眾所皆知的代表性蛀牙病原菌，能夠利用蔗糖產生乳酸，藉酸性物質使牙齒溶解。

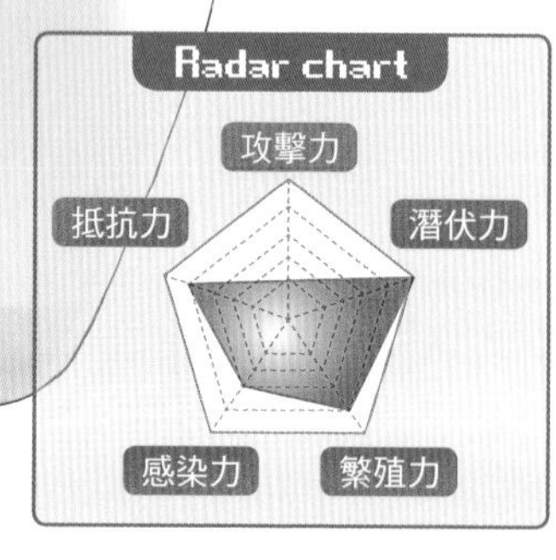

DATA

在造成蛀牙之前

她是種常駐於眾多哺乳類，特別是人類口中的細菌。**一般認為她是蛀牙的病原菌，因此也有人稱她為「蛀牙菌」**。

她能以飲食中的砂糖作為養份，並產生一種難溶於水且具有高度黏著性，名為葡聚糖的物質。大量細菌藉由該物質聚集成長後，就會成為人們所說的牙菌斑（齒垢）。

她會在牙菌斑內不斷重複增殖，並產生乳酸。當乳酸溶解掉牙齒表面的琺瑯質後，就會造成蛀牙了。

剛出生的嬰兒口中並無此菌，主要經由母親等週圍的人群經口感染傳播。

適用於嬰兒的對策方式

其對策為避免細菌進入新生兒口中。**1歲前請避免用嘴巴餵食及共用餐具類**。和嬰兒接觸的大人也要注意口腔清潔。

也要避免過度攝取含有多量砂糖的飲料及食品以減少此菌的養份。飯後仔細刷牙，預防牙菌斑附著。此外，盡量減少食用零食及點心也能夠有效預防。

分 類	細菌界	感染途徑	經口感染
大 小	0.5～1.5μm	治 療	適度刷牙
症 狀	蛀牙		

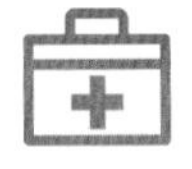

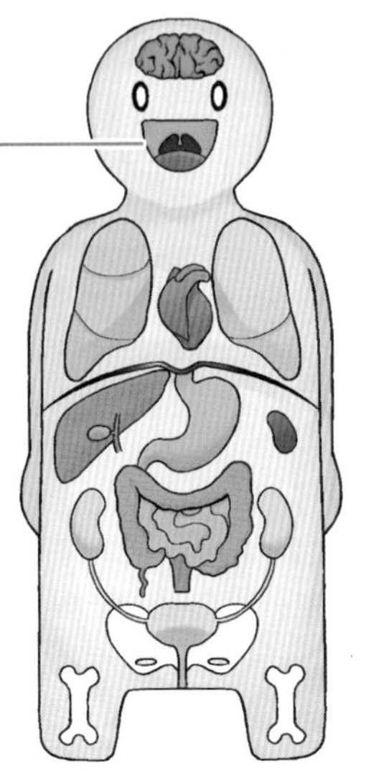

蛀牙

能產生名為葡聚糖的物質並附著在牙齒上，再釋放乳酸溶解牙齒後造成蛀牙。

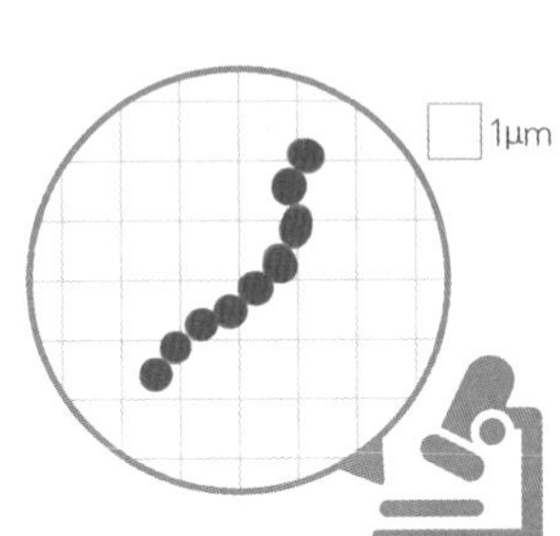

類桿菌

-Bacteroides fragilis

革蘭氏陰性桿菌　專性厭氧菌

哎呀，好漂亮的花海。

……真是令人安心

花

她常駐於人體腸道中。以身為腸道花園（腸道環境）的最大勢力而自豪。

天然抗性

她對某些抗生物質具有先天抗性。會產生能夠分解β-內醯胺類抗生素的β-內醯胺酶。

體型

擁有纖細體型的菌娘，被稱為桿菌。

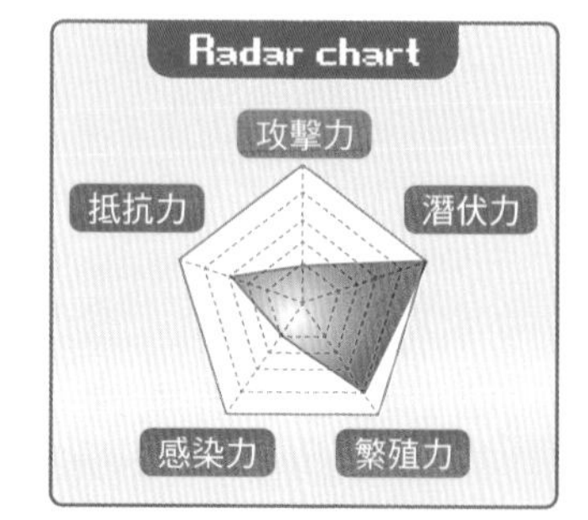

DATA

數量最多的腸道內細菌

類桿菌屬的菌類為所有人體內**數量最多的腸道常駐菌類**。

其中最具代表性而廣為人知的是「脆弱類桿菌」，是種每1公克大便中即帶有有100億個以上的細菌。她能夠調節腸道花園（腸道環境），經由幫助消化，能預防糖尿病及肥胖等文明病的發生。此外，據說她還有維持免疫平衡正常，以防止腹瀉及腸炎等症狀發生的功效。

但是**她會在免疫力降低和腸內環境不好時發揮病原性**，因此也不可輕忽。雖然她基本上缺乏病原性，但在進入腹腔及血液後，有可能引起腹膜炎及敗血症等危及性命的症狀。

順帶一提，約有一成左右的日本人，也就是1000萬人以上為此菌帶原者。

使用抗生素時要特別謹慎

當他發揮病原性時，必需以抗生素進行應對處理。但依照抗藥菌種類不同，**有可能產生使盤尼西林失效的β-內醯胺酶**，因此醫師開立處方時，也需要多加留意。

分類	細菌界	感染途徑	接觸感染
大小	1.6～8μm	治療	抗生素（咪唑尼達等）
症狀	伺機性感染		

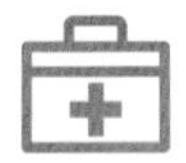

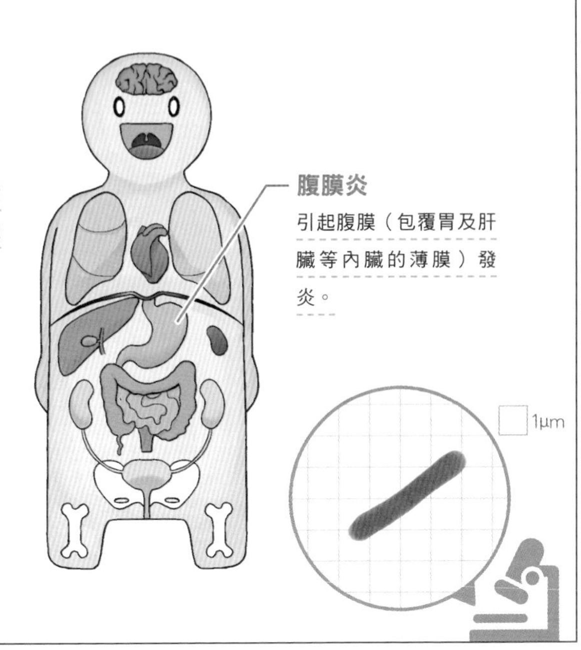

伺機性感染

基本上缺乏病原性。僅對較不具細菌抵抗力的人造成感染。

腹膜炎

引起腹膜（包覆胃及肝臟等內臟的薄膜）發炎。

Micro-girls' Karte #34

困難梭狀桿菌

-Clostridium difficile

革蘭氏陽性桿菌　專性厭氧菌　5類感染症（感染性腸胃炎）

困難梭狀桿菌毒素

她能夠產生使腸道上皮細胞受損並引起發炎反應的兩種毒素。

……我可沒死。只是喜歡待在安靜的地方罷了

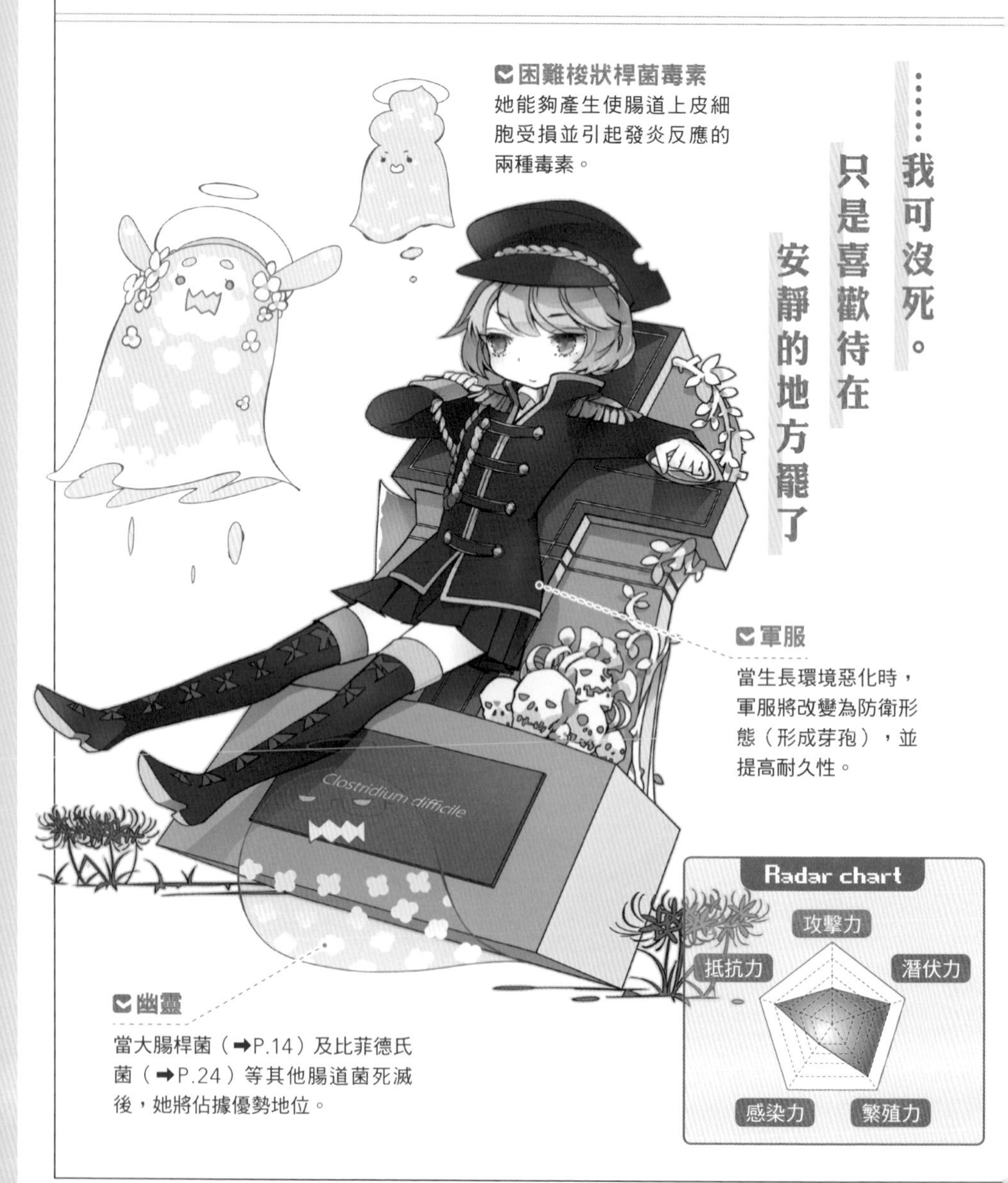

軍服

當生長環境惡化時，軍服將改變為防衛形態（形成芽孢），並提高耐久性。

幽靈

當大腸桿菌（➡P.14）及比菲德氏菌（➡P.24）等其他腸道菌死滅後，她將佔據優勢地位。

Radar chart

攻擊力　潛伏力　繁殖力　感染力　抵抗力

DATA

擁有高度帶原率的細菌

除了人類之外，她還棲息於貓狗、牛、馬等動物腸道及糞便中。在人類身上，會由於年齡增長及身體狀況而使帶原率有很大差距，新生兒約有50%，並隨成長降低至5%以下。然而高齡人士及住院患者的帶原率會再顯著提高，有資料顯示住院4週以上的患者帶原率約為50%以上。

她會在不恰當地服用抗生素，使正常的腸道內細菌平衡（腸道花園）遭受破壞時大量增殖。能**產生困難梭狀桿菌毒素等毒素，並引起感染性大腸炎**。
除了發燒、腹痛、腹瀉外，當病情惡化時會發展出脫水症狀、肛血流血、腸道皺摺無法恢復的毒性巨結腸症，及腸壁破洞的腸穿孔等症狀，甚至可能致死。

小心使用抗生素

當懷疑發生症狀時，**隨意使用抗生素有可能使症狀更加惡化，需要絕對避免**。她能夠產生芽孢，因此**無法利用酒精消毒，請徹底洗手做好預防**。

有種從肛門注入健康人的糞便，以投入正常腸道花園的特殊治療法，實作上也已取得了效果。

分 類	細菌界	感染途徑	經口感染、接觸感染
大 小	2～10μm	治 療	停止使用造成此種狀況的抗生素
症 狀	抗生素相關腸炎、偽膜性腸炎、困難梭狀桿菌相關腹瀉等		

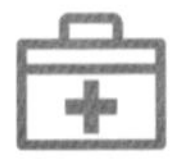

偽膜性腸炎
服用抗生素造成腸道內細菌改變，進而引發此菌增殖，並引起發炎。

抗生素相關腸炎
服用抗生素後引起腸炎。已出現死亡案例，並成為棘手的臨床問題。

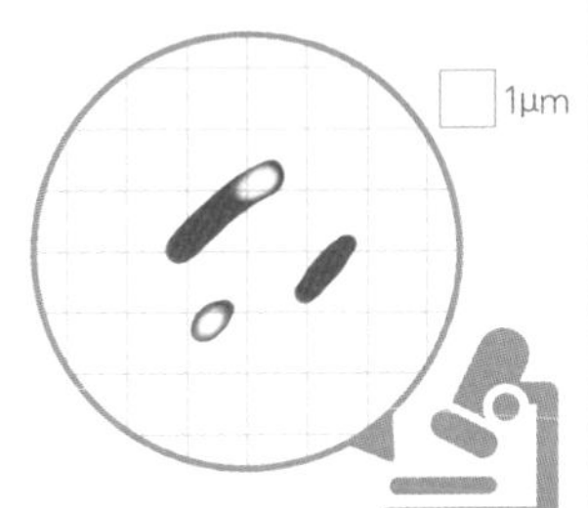

Micro-girls' Karte #35

克雷伯氏肺炎桿菌

-Klebsiella pneumoniae

革蘭氏陰性桿菌　兼性厭氧菌

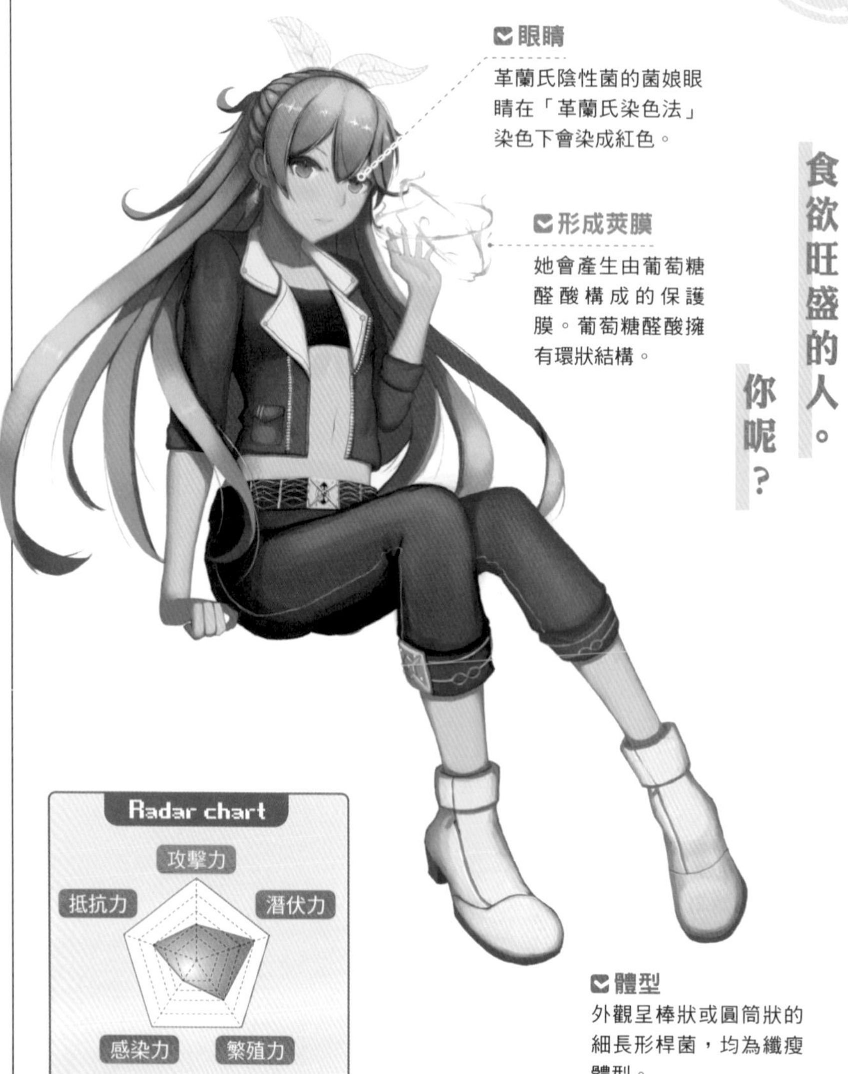

眼睛

革蘭氏陰性菌的菌娘眼睛在「革蘭氏染色法」染色下會染成紅色。

形成莢膜

她會產生由葡萄糖醛酸構成的保護膜。葡萄糖醛酸擁有環狀結構。

我喜歡愛喝酒，食欲旺盛的人。你呢？

體型

外觀呈棒狀或圓筒狀的細長形桿菌，均為纖瘦體型。

DATA

別名「肺炎桿菌」

它是一種存活於人類鼻腔、口腔、腸道中的常駐菌。**肺炎為她主要的引發症狀，因此又將她稱為肺炎桿菌**。

肺部左右大致上可分為5個部位（肺葉），只要其中一個部分受到細菌感染就會被稱為大葉性肺炎，其中許多為克雷伯氏肺炎桿菌感染症所造成。

發作進程很快，會造成發燒、頭痛、呼吸困難等症狀，大致上在經過5～7天之後，會隨大量排汗而退燒，症狀也會逐漸減輕。

除肺部外，她還有可能對尿道及膽道、肝臟等部位造成感染，並於各器官產生症狀，甚至可能引起敗血症。

慎重使用導管

感染途徑分為常駐菌侵入原本所在場所以外，其他組織的內因性感染，或是接觸感染兩種。由於它是一種伺機性病原菌，一般健康人群並不需特別擔心，但她好發於免疫力較低的住院病患等群體，因此需要特別注意院內感染對策 。

她經常透過導管造成感染，可藉由經常對導管進行消毒及避免長時間插入等方式做好預防工作。**當然徹底洗手也很重要**。

分 類	細菌界	感染途徑	接觸感染
大 小	0.6～6μm	治 療	抗生素（第2、3世代頭孢菌素類等）
症 狀	伺機性感染（肺炎、尿道感染症、膽道系感染、肝膿瘍等）		

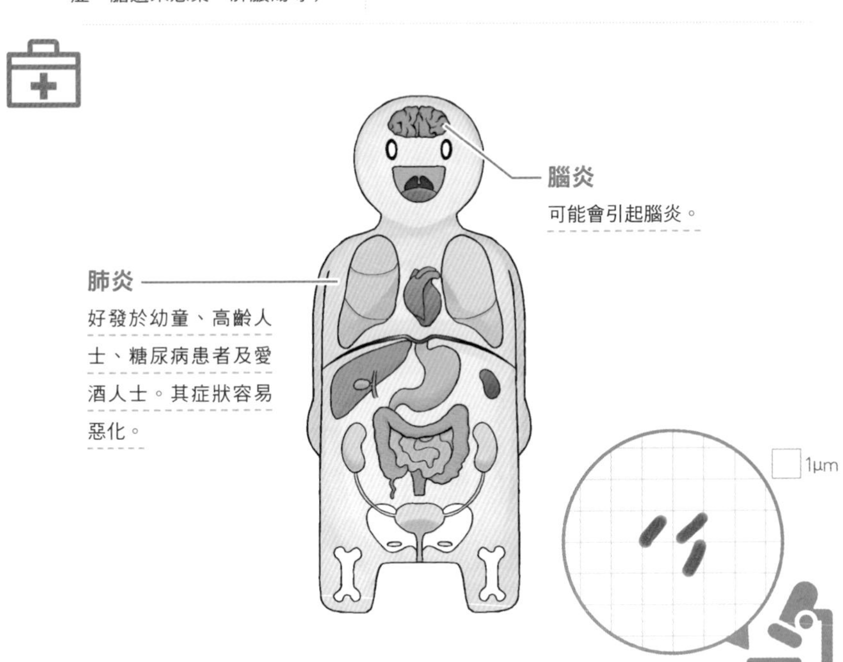

Micro-girls' Karte #36

糞腸球菌

–Enterococcus faecalis

革蘭氏陽性球菌　兼性厭氧菌　5類感染症（耐萬古黴素）

拉肚子的時候
要記得叫我喔……

天然抗性

她對某些抗生物質具有先天抗性。能使頭孢菌素類抗生素及撲菌特失效。

乳酸發酵

她是乳酸菌之一，能用來製造起司及優格等乳製品。

後天抗性

對抗生素非常容易產生抗藥性。

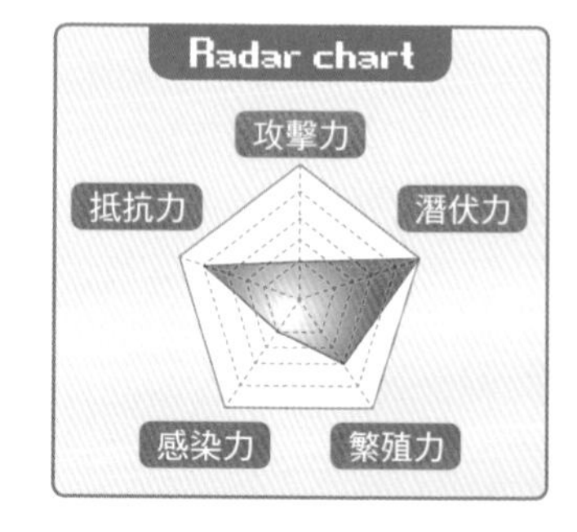

DATA

能用來製作飲料的益生菌

腸球菌是包括人類在內的哺乳類腸道常駐菌中，外型呈球狀的細菌總稱。其中佔了大約8成的糞腸球菌是乳酸菌之一，**平常存在於人體的腸道及女性的性器官中**。而另外兩成則是屎腸球菌（➡P.88）。

由於它是一種對人體有益處的益生菌（註），食品等業者也會利用她生產飲料及營養補充品進行販賣。本菌有許多種類，據稱其中一種名為「EC-12」的菌株對人體的功效最佳。

經由尿道導管感染

她不僅存在於腸道，也存在於糞便中，會經由接觸感染等方式感染。但基本上只有**免疫力低下的人群才會產生症狀**，多見於院內感染。

其中最為常見的是由長時間插入尿道的導管所造成的感染。因此常見症狀為尿道等尿路關聯症狀，會造成腎盂腎炎及膀胱炎、尿道炎等。

她也可能感染腹膜及心內膜，並引起與尿道炎相同的發炎症狀，但健康人士並不需要特別擔心。

分 類	細菌界
大 小	1μm 左右
症 狀	伺機性感染
感染途徑	內因性感染
治 療	抗生素（盤尼西林類，具抗性者則使用萬古黴素等）

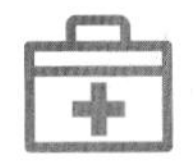

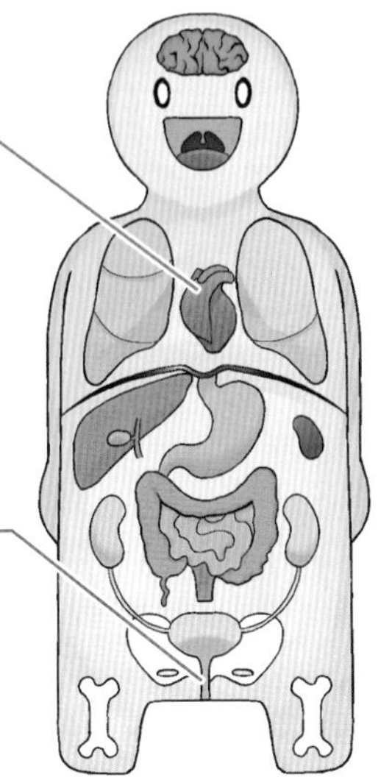

心內膜炎

經由血液擴散到全身後，可能對心臟造成感染。會引起高燒及心臟衰竭等症狀。

泌尿道感染症

從尿道口侵入尿道，引起頻尿及殘尿感、排尿時疼痛等症狀。

伺機性感染

基本上缺乏病原性。僅對較不具細菌抵抗力的人造成感染。

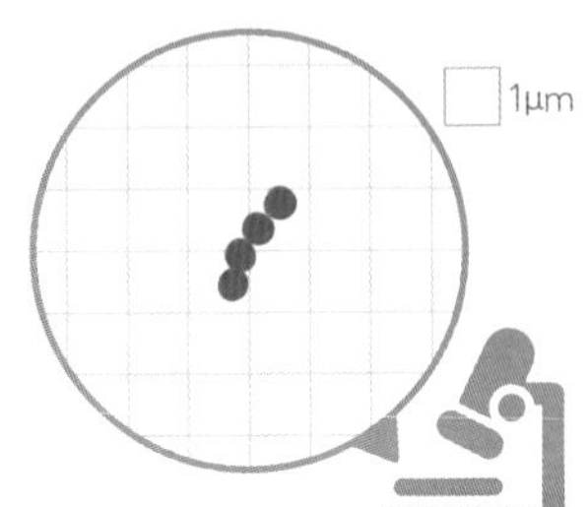

Micro-girls' Karte #37

屎腸球菌

–Enterococcus faecium

革蘭氏陽性球菌 兼性厭氧菌 5類感染症（抗萬古黴素）

大部份抗生素，對我都不起效用哦？

乳酸發酵

她是乳酸菌之一，能用來製作起司及優格等乳製品。

披風

被稱為vanA、vanB的披風。據說是由抗萬古黴素的金黃色葡萄球菌贈送給她的。

後天抗性

對抗生素非常容易產生抗藥性。

天然抗性

她對某些抗生物質具有先天抗性。能使頭孢菌素類抗生素及撲菌特失效。

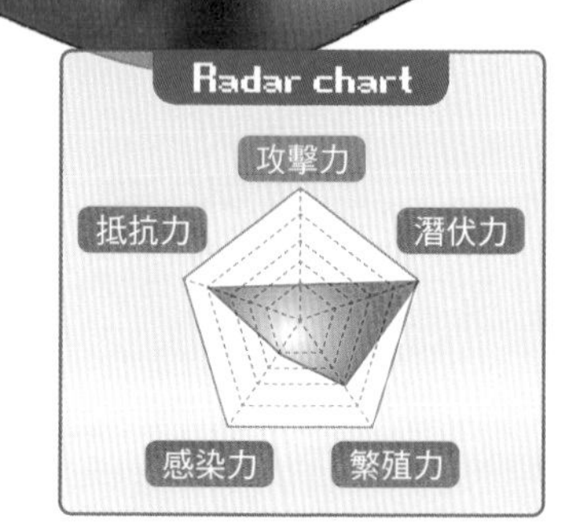

DATA

對抗生素擁有很強的耐性

相對於佔了八成腸球菌比例的糞腸球菌（➡P.86），剩下的兩成就是屎腸球菌了。雖然她們的特徵極為相似，**但屎腸球菌對抗生素的耐性更強**。

這是因為她原本就保有較具耐性的基因，加上對家畜大量使用抗生素後，在家畜腸道內的屎腸球菌也因此得到了更高的耐性。其中也有能抵抗強力抗生素萬古黴菌的腸球菌，她們被稱為抗萬古黴素腸球菌（VRE）。

她雖然是種抗藥菌，但她和糞腸球菌一樣都是乳酸菌，**因此被使用在乳製品及整腸劑生產上**。對健康的人們大多無害，幾乎不會造成任何症狀。

徹底洗手並戴上手套很重要

可能使動過大手術的患者，以及免疫力降低的人群產生症狀。感染途徑和症狀都和糞腸球菌相同，也可能造成敗血症和腦膜炎。

由於帶菌者人數眾多，且經常經由手部接觸感染，因此**勤洗手和穿戴手套可作為預防**措施，在醫療現場需要徹底遵守。

分　類	細菌界
大　小	1μm 左右
症　狀	伺機性感染
感染途徑	內因性感染
治　療	抗生素（盤尼西林類，已有抗藥性時使用萬古黴素等）

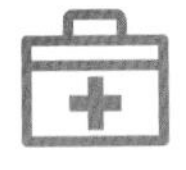

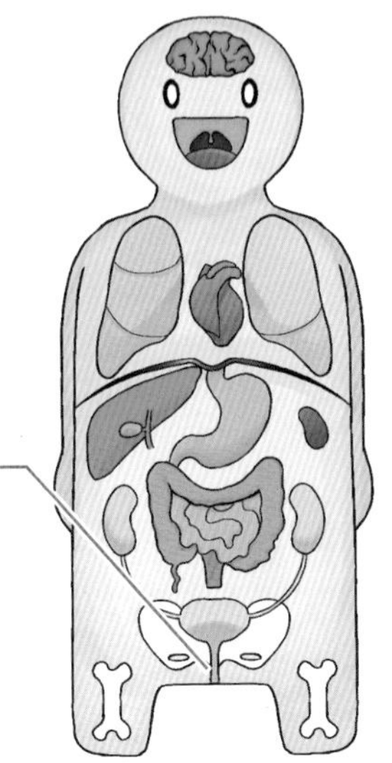

敗血症

細菌環繞全身，引起全身性發炎反應。有可能因損害內臟而致死。

伺機性感染

基本上缺乏病原性。僅對較不具細菌抵抗力的人造成感染。

泌尿道感染症

由尿道口侵入尿路，會引起頻尿及殘尿感，或排尿時疼痛等症狀。

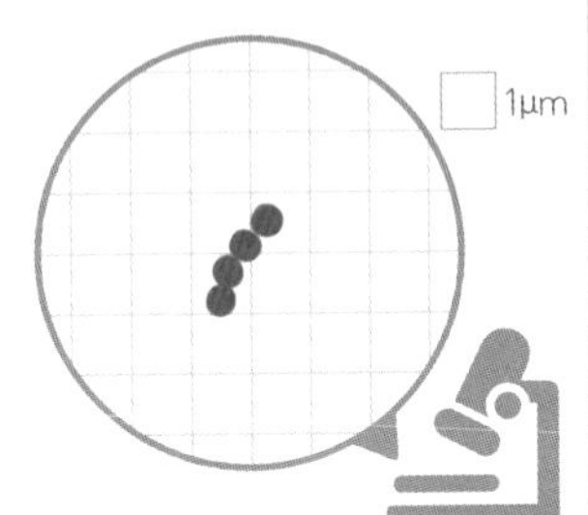

Micro-girls' Karte #38

腦膜炎雙球菌

–Neisseria meningitidis

革蘭氏陰性球菌　偏性好氧菌　5類感染症（腦膜炎）

在歐美曾經發生過大流行哦？

不過日本完全沒這種情況就是了……

雙馬尾

由於她由一對蠶豆外型的球狀細菌所構成，因此被稱為雙球菌。

腰帶

現在在部份海外地區仍持續流行，甚至有被稱為「腦膜炎帶」的地帶存在。

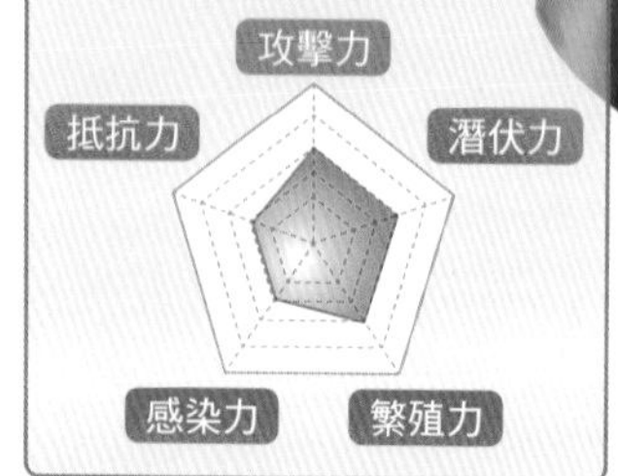

容貌

她和淋病雙球菌（➡P.128）同為奈瑟氏球菌屬，因此容貌與淋病雙球菌非常相近。

3 常駐菌

DATA

症狀快速發展時可能致命

她是一種能使覆蓋於腦部週圍的腦膜或腦部本身發炎，引起腦膜炎的細菌。

初期產生高燒、皮膚及黏膜出現紫斑等症狀，之後會發生頭痛、想吐、精神症狀等腦膜炎特有症狀。

病況有可能急速發展，甚至可能引起由敗血症造成腎上腺出血，導致腎上腺機能低下而使人休克死亡的**瓦特豪斯-弗利德里克森氏症候群（簡稱WFS）**。

好發於幼兒及青年。**她無法在自然界中生存，主要經由飛沫感染散播**。在健康人的鼻腔及喉頭內極少量存在，據說在日本人中約有0.4～0.8%，而全世界中約有5～20%的成人為帶菌者。

雖然致死率高但發病率低

在日本，最近20年間每年的發病數都在30件以下。雖然發病後的致死率很高，但她有疫苗可施打，且發病時可使用抗生素治療，**只要進行適當治療即可在早期階段痊癒**。

而另一方面，在海外仍有部分區域持續流行，甚至有被稱為「腦膜炎帶」的地帶存在，造成許多人死亡。

分 類	細菌界
大 小	0.6～0.8μm
症 狀	肺炎、腦膜炎、急性腎上腺不全等
感染途徑	內因性感染、飛沫感染
治 療	抗生素（盤尼西林類、頭孢曲松等）

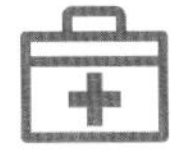

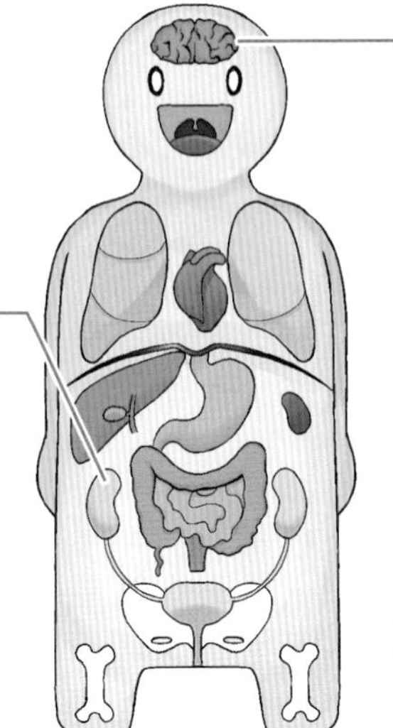

腦膜炎

使腦膜（包裹大腦和脊髓的保護薄膜）發炎。難以早期診斷，患病後容易轉為重症。

瓦特豪斯．弗利德里克森氏症候群

引起能夠製造多種激素的內臟器官—腎上腺出血。是種由於腎上腺急速衰竭而造成的致死性疾病。

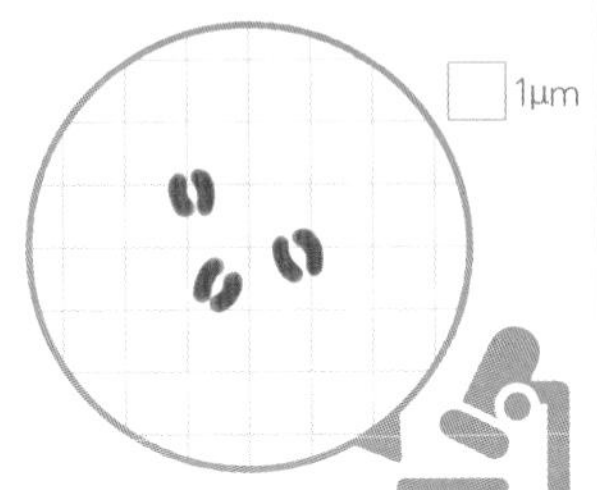

名為盤尼西林的大發現

英國有位細菌學家
日夜努力進行細菌研究

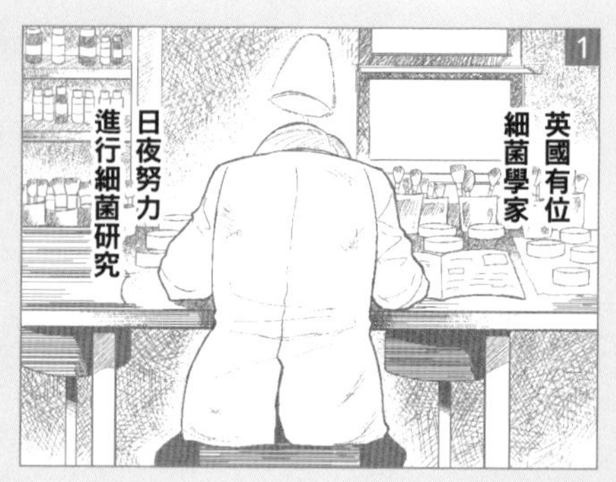

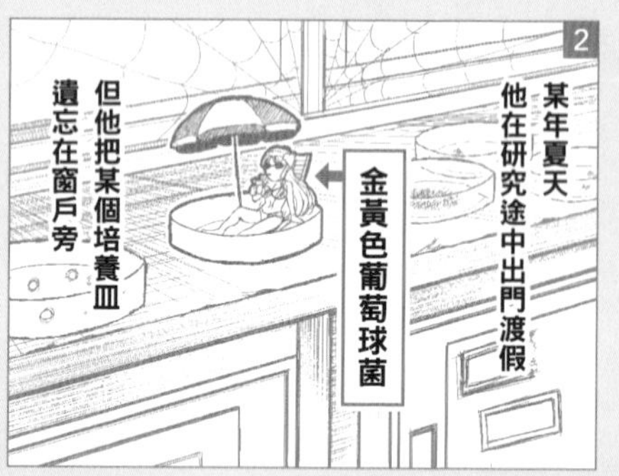

博士渡假回來後才發現
我忘了收培養皿！
嗯？這是怎麼……？

那塊培養皿中居然有世界上最早的抗生素「盤尼西林」！
就這樣他拯救了世界上無數人的生命
亞歷山大・佛萊明
1881～1955

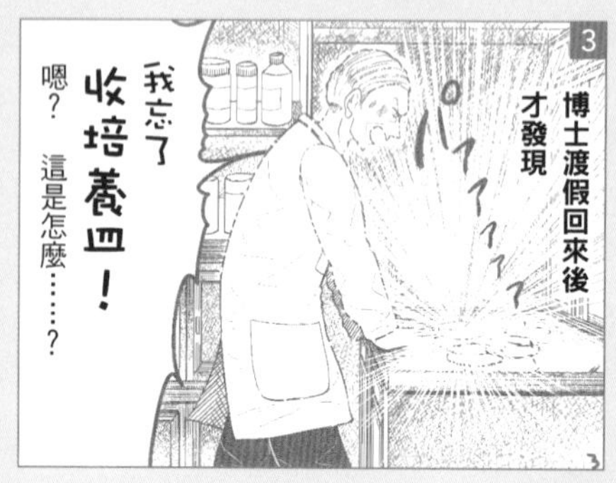

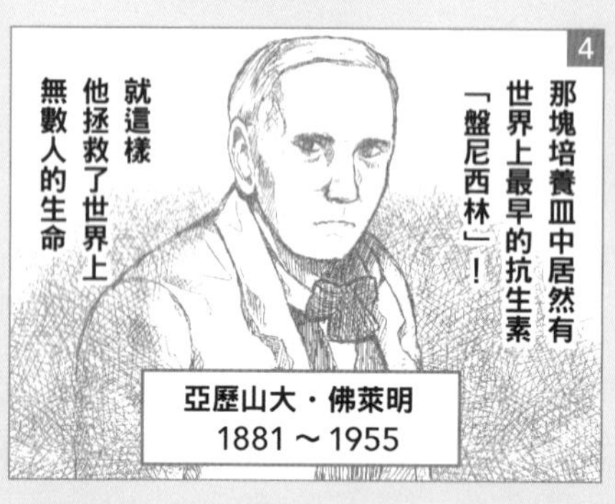

在偶然狀況下產生，拯救了許多人的抗生素

1900年代早期，有許多人由於金黃色葡萄球菌（➡P.12）及肺炎鏈球菌（➡P.22）等感染症而死亡。而「盤尼西林」就是改變此種狀況的抗生素。

1928年，由英國細菌學家亞歷山大・佛萊明所發現的盤尼西林，之後經由數名化學家的協助得以正式成為抗生素。當時正值第二次世界大戰期間，由於這個發現拯救了無數傷患，也使他的功勞得到了相當高的評價，並於1945年獲頒諾貝爾生理學或醫學獎。

盤尼西林擁有妨礙細胞壁合成的效果。細菌在沒有細胞壁的情況下會死亡，而對不具細胞壁的人體無害，至今仍持續對各種細菌發揮效果。

這個對人類來說是一大發現的契機，其實是碰巧得來的。盤尼西林雖然只是青黴的成份之一，但它在佛萊明培養葡萄球菌時偶然經由空氣侵入，並使得細菌死亡殆盡。或許日後也可能在這種偶然發生的狀況下，開發出能夠救命的特效藥也說不定。

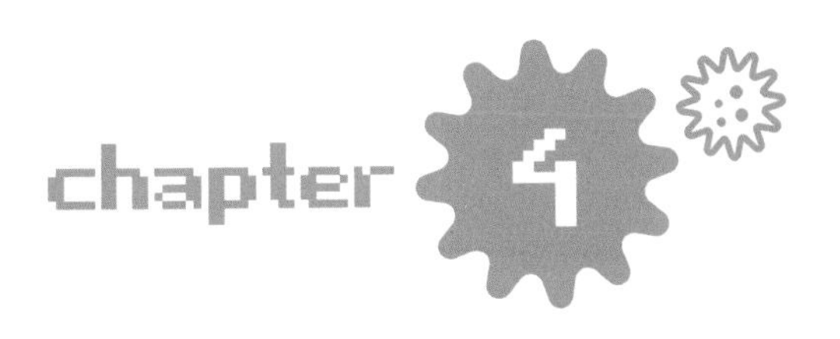

[人畜共通感染症]

她們是能在人類及其他脊椎動物進行寄生或造成感染的菌娘。在不知不覺中，搞不好你已經多飼養了很多小小的寵物呢。

Chlamydophila psittaci

Coxiella burnetii

Borrelia burgdorferi

Micro-girls' Karte #39

恙蟲病立克次體

—Orientia tsutsugamushi

SR

特殊細菌 專性細胞內寄生菌 4類感染症

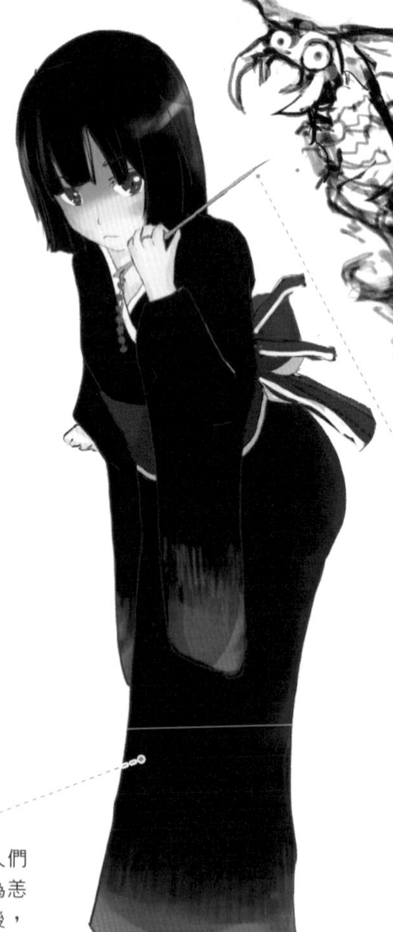

……別來無恙，您過得還好嗎？

手下

她能驅使恙蟲並擴大感染。

針

以手持的長針刺入人體，引起發燒及軀幹等部位發疹。被刺傷的部位會留下稱為「螫口」的特殊傷口。

和服

在江戶時代，人們相信被一種名為恙蟲的妖怪刺傷後，會得到恙蟲病。

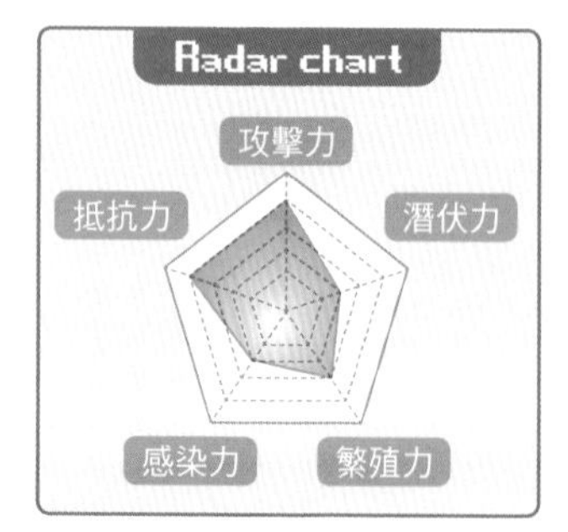

DATA

由立克次體所造成的感染症

她是經由一種名為恙蟲的恙蟎作為媒介，而引起恙蟲病的細菌。立克次體有許多種類，其中也有能引發流行性斑疹傷寒（➡P.148）及日本紅斑熱（➡P.150）等其它種類存在。

雖然其主要症狀為39～40度高燒及全身發疹，其他還有發冷、全身疲倦以及眼部、頭部、肌肉等部位腫脹疼痛等狀況。

其特徵為**被叮咬的傷口中心部位會產生大片黑色的焦痂**，且帶有腫脹疼痛。此外，與日本紅斑熱的傷口相比，她所形成的結痂面積更大。

未治療時致死率30%

雖只需及早診斷、及早治療（使用抗生素）就能確實治癒，據說在未進行治療的情況下，致死率為30%。

她沒有疫苗，且恙蟲棲息在全國各地的山林及河川地，因此難以完全預防。**恙蟲喜愛叮咬人體膝蓋內側等柔軟部位**，盡量避免肌膚外露就能有效預防。

由於被叮咬後並不會立即遭受感染，需在進入人體內後經過6小時以上才會發作，因此從野外回家時請務必注意身上有沒有恙蟲附著。

分類	細菌界
大小	0.5～2.5μm
症狀	發燒、軀幹發疹、出現螫口等
感染途徑	經皮感染（由恙蟲叮咬造成）
治療	抗生素（四環素類、氯黴素等）

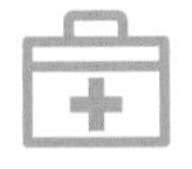

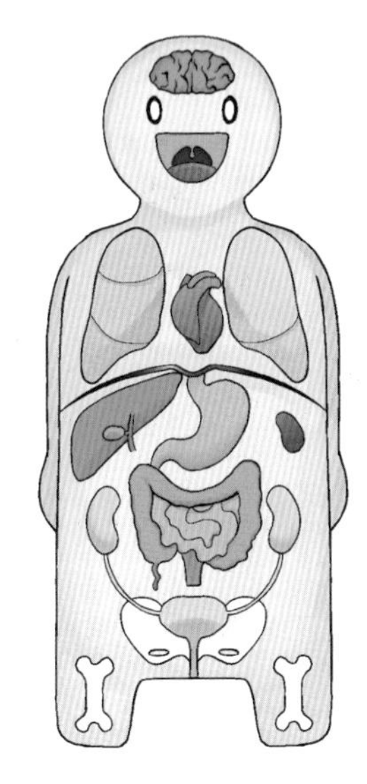

發疹

全身長出米粒大小的紅色斑點。與日本紅斑熱（➡P.150）造成的症狀相比，其特徵為軀幹部發疹較為密集。

螫口

被恙蟲叮咬後，會引起發燒、軀幹發疹、傷口附近的淋巴結腫脹等症狀。

發燒

主要引起39～40度高燒。其他還可能引起怕冷及全身疲倦等症狀。

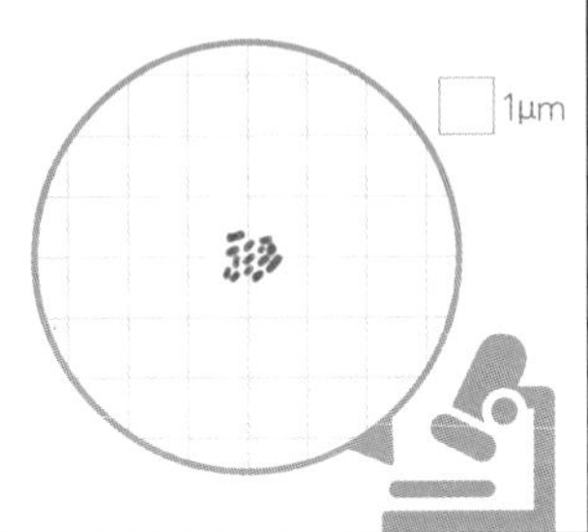

Micro-girls' Karte #40

貝氏考克斯菌 SSR

—Coxiella burnetii

革蘭氏陰性桿菌　偏性好氧菌　4類感染症

雖然常有人說我

很沒有存在感……

隱密

她不會造成特定症狀，也無法經由一般染色法標定。也因此極為難以找出病因。

神秘感

她能引發被稱為不明熱（Query fever）的Q熱。由於其症狀多變缺乏共通點，因而難以診治。

貓

主要透過犬貓等寵物造成感染。與動物的親和性很高。

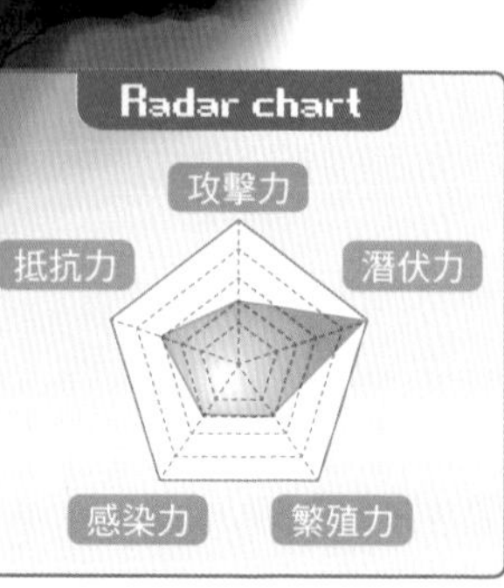

DATA

請多留意家中的寵物犬貓

雖然她以Q熱病原菌此一身份為人所知，但這個特殊的病名是由原因不明的高燒總稱「不明熱（Query fever）」而來的。1935年首次發現時找不出病因，因此得到這個稱呼。也曾被稱為科克斯症。

主要經由遭受污染的**犬貓等寵物傳染給人**。吸入排泄物粉塵和乳汁、體液所形成的霧狀懸浮微粒後造成感染。她特別容易在胎盤內增殖，因此在觀看寵物生產時要多加留意。人類以外的動物僅會帶菌但不易產生症狀，也不會經由人傳人而感染。

避免接近生產中的動物

初期症狀類似感冒及流感，常可自然痊癒。但**感染初期若未確實治癒，容易演變成慢性型**，有可能引發心內膜炎、肺炎等症狀，甚至可能致死。即使恢復後也可能在十餘年間持續引起失眠、關節痛等症狀。也可能被診斷為慢性疲勞症候群。

其對策為**避免接近生產中的動物及寵物**。此外當遭受感染時，需要徹底進行初期治療（服用抗生素）。

分 類	細菌界
大 小	0.4～1μm
症 狀	發燒、乾咳等
感染途徑	經口感染、飛沫感染（經由受感染的體液）
治 療	抗生素（四環素類、新型喹諾酮類等）

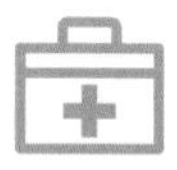

發燒

主要引起類似感冒及流感的症狀。

慢性疲勞症候群

恢復後仍可能長期（一般為6個月以上）感覺全身激烈疲倦。

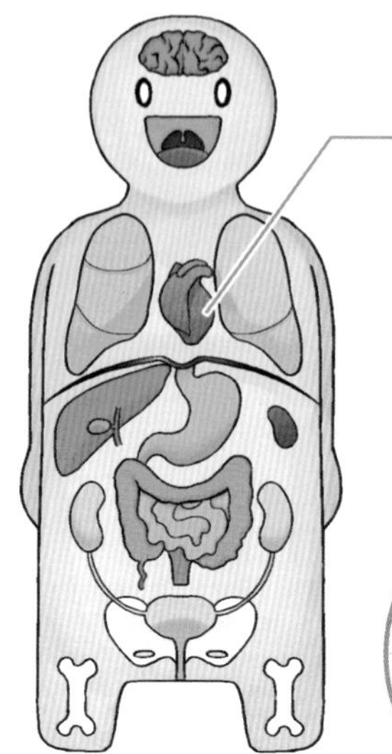

心內膜炎

據說急性型約有2～10%會引起心內膜炎等症狀，並演變成慢性型。若不進行適當治療，其致死率也會相對提升。

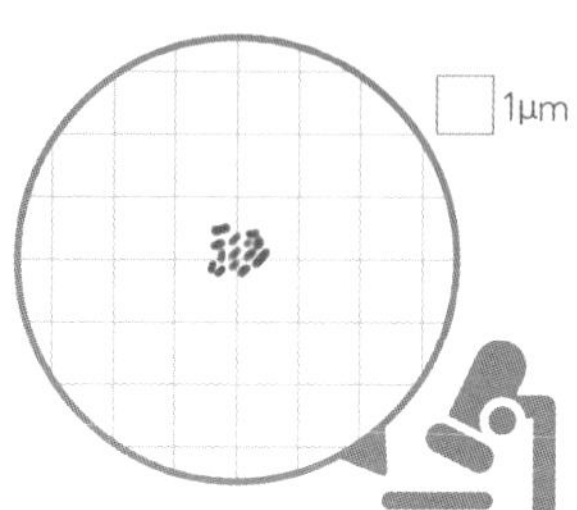

Micro-girls' Karte #41

鸚鵡熱披衣菌

SSR

★★★★

—Chlamydophila psittaci

特殊細菌　專性細胞內寄生菌　4類感染症

找、找我有什麼事嗎!?
居家派
專性細胞內寄生菌（在細胞外無法存活）類的菌娘，個性大多為內向的居家派。
鸚鵡腳
據說由鸚鵡引起的感染高達六成。
容貌
由於她和披衣菌（➡P.130）同屬，因此容貌極為相似。
Radar chart
攻擊力
潛伏力
繁殖力
感染力
抵抗力

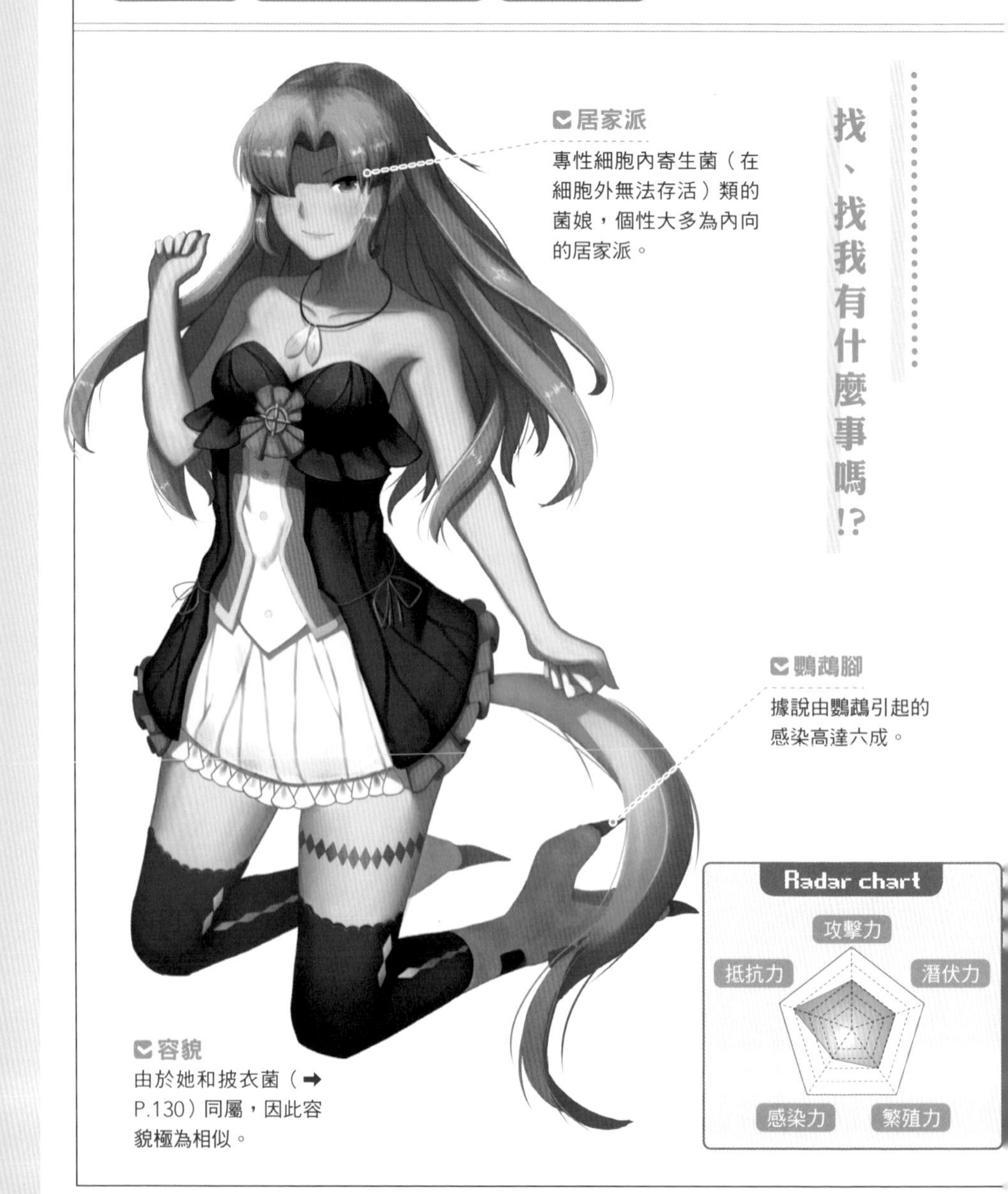

DATA

由寵物鸚鵡、鸚哥所引起

她是一種通常經由鸚鵡造成感染，引起鸚鵡熱的細菌。雖然除了鳥類外也可能經由犬貓等寵物造成感染，但經由鸚鵡及鸚哥造成的感染約佔60%，據說其中約有三成左右由虎皮鸚鵡所造成。

主要經由口鼻吸入夾帶於寵物鳥排泄物內的細菌後，因而造成飛沫感染，被鳥類咬傷後也可能造成感染。好發於30～60歲的成人，在兒童身上極少出現。

主要引起急遽高燒、咳嗽、頭痛、關節痛等症狀。嚴重時會發生肺炎、腦膜炎、筋膜炎、心肌炎等，也可能引起多重器官衰竭等症狀，其病況變化繁多。

要注意精神不佳的鳥類

她的初期症狀類似流感，因此可能延誤治療。然而受感染後，嚴重時有致死的危險，因此若家中有飼養鳥類請務必告知醫師。此外，**當鳥類身體衰弱時較易對人造成感染**，在親鳥養育雛鳥等時期要特別注意。**請帶牠們到寵物醫院進行診療，及餵食添加專用抗生素的飼料以為對策**。

分 類	細菌界
大 小	0.4～1μm
症 狀	發燒、乾咳等
感染途徑	經口感染、飛沫感染（由受感染體液造成）
治 療	抗生素（四環素類等）

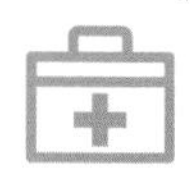

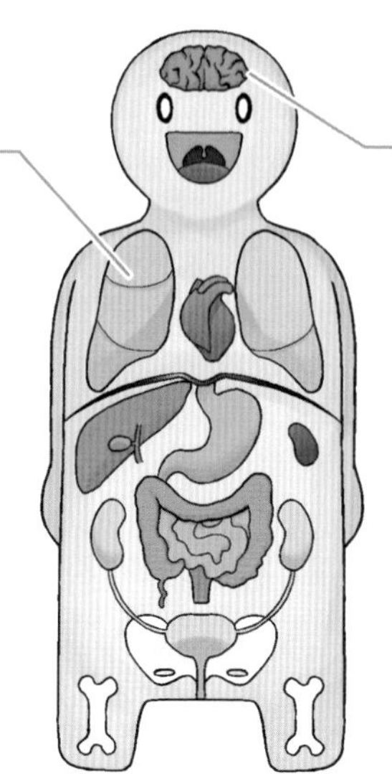

非典型肺炎

引起類似感冒的症狀，發高燒並持續乾咳數小時。好發於健康的青年族群。

腦膜炎

惡化時引起腦膜炎及多重器官障礙，呈現休克等症狀，甚至會致死。

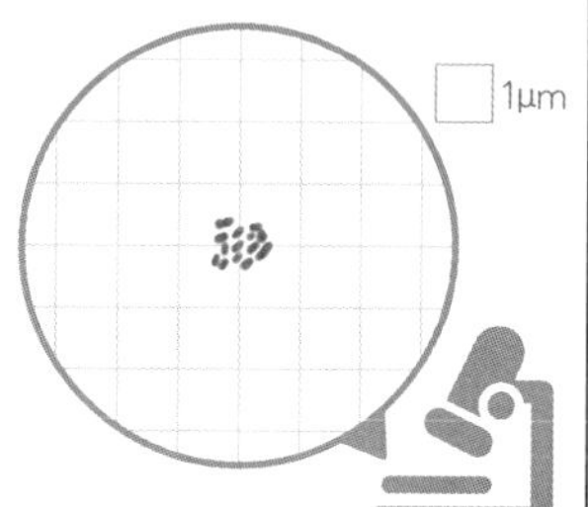

Micro-girls' Karte #42

鉤端螺旋體

SSR

–Leptospira spp.

革蘭氏陰性螺旋菌　微好氧菌　4類感染症

秋季的天空就跟女人心一樣……

所謂的秋疫，指的就是我哦。

螺旋捲髮

她和梅毒螺旋桿菌（➡P.126）相同，都是呈螺旋狀的螺旋體。擁有名為軸絲的鞭毛。

沖繩風服裝

沖繩縣有多起感染報告，約佔總發生數的50%。

鉤狀

螺旋體的兩端或其中一端會呈現鉤狀彎曲。

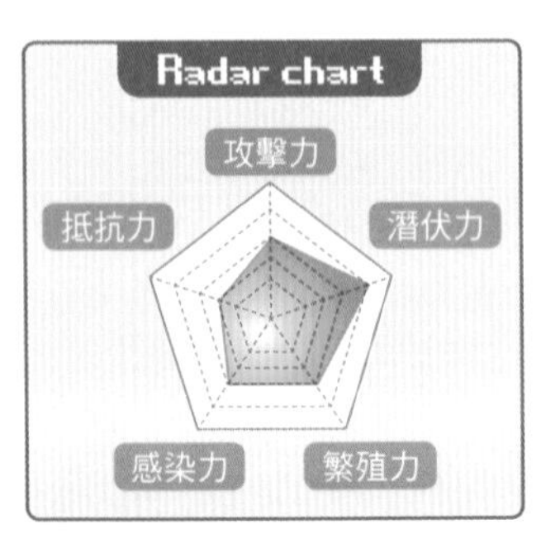

DATA

經由動物尿液造成感染

她被稱為螺旋體，是種能寄生在人體和動物體中的螺旋狀細菌，能引起鉤端螺旋體病。

除了家畜動物外，**她也棲息在犬貓等寵物以及野生動物的腎臟內**，並隨著尿液排放到自然界中。人類進入污染地帶後，會經由皮膚及嘴部造成感染。

主要引起發燒、怕冷、頭痛、腹痛、結膜充血等症狀。雖然可能在引發類似感冒的輕微症狀後即可痊癒，**但隨著病況發展，有可能陷入引起黃疸等症狀的「鉤端螺旋體性黃疸」**。

在流行地區注意水源

好發於沖繩地區，在八重山區域，曾對在休閒產業工作的人們造成複數感染。在水體旁與常下雨的地區需要多加警戒。

在國外目前仍有許多地區會發生此種疾病，在常下豪雨及淹水的國家甚為流行。**當出門旅行時，特別是在雨季等情況下請避免冒然進入水中**。

此外，從海外流行地區進口的寵物也可能帶有此菌，因而需要留意。雖然她有疫苗可使用，但對特異型細菌的效果並不明確。

分 類	細菌界	感染途徑	經皮感染、經口感染（存在於嚙齒類及家畜尿液中）
大 小	6～20μm		
症 狀	感冒症狀、黃疸等	治 療	抗生素（四環素類等）

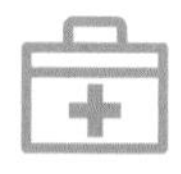

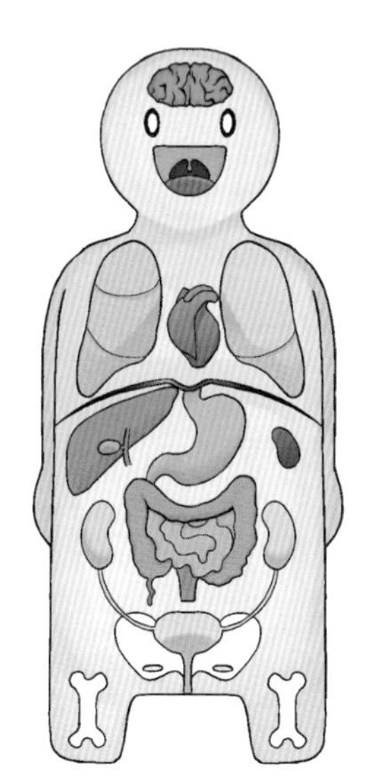

感冒症狀

可能會在引起發燒及怕冷、肌肉疼痛、腹痛、結膜充血等輕微感冒症狀後自行痊癒。

鉤端螺旋體性黃疸

鉤端螺旋體病的病情發展後所造成的疾病。會引起黃疸、腎功能障礙、肝功能障礙等症狀。

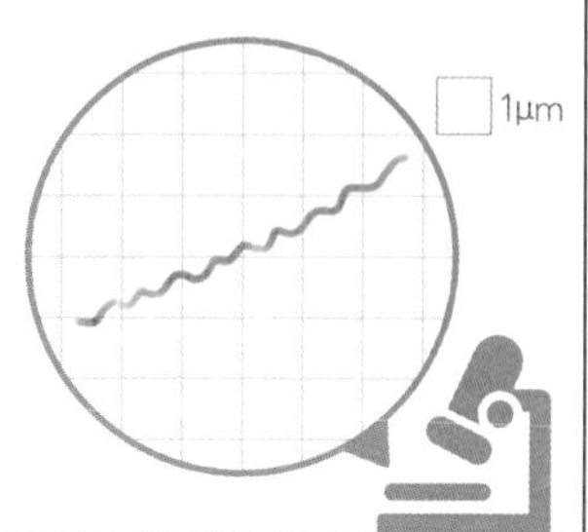

Micro-girls' Karte #43

SSR

伯氏疏螺旋體

–Borrelia burgdorferi

革蘭氏陰性螺旋菌　微好氧菌　4類感染症

石灰在英文裡叫Lime，綠色的水果也是Lime，而我也被稱為萊姆（Lyme）病

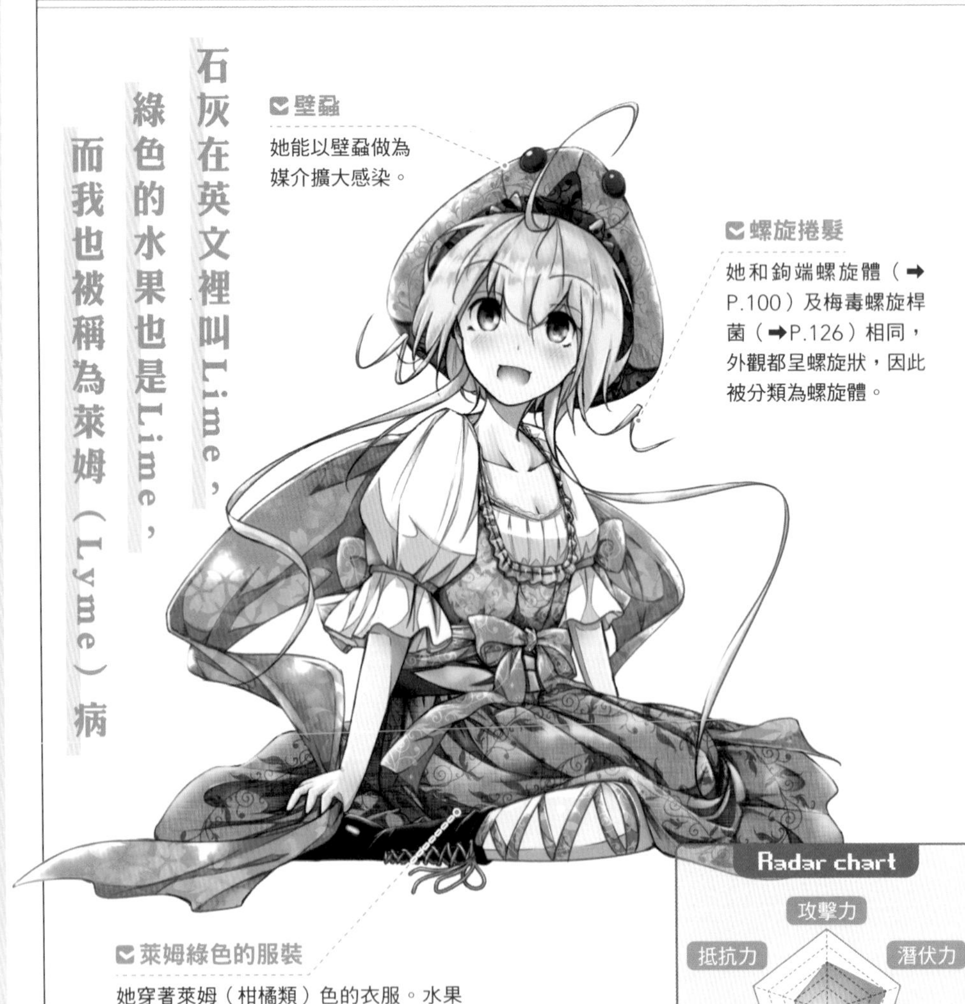

壁蝨

她能以壁蝨做為媒介擴大感染。

螺旋捲髮

她和鉤端螺旋體（➡P.100）及梅毒螺旋桿菌（➡P.126）相同，外觀都呈螺旋狀，因此被分類為螺旋體。

萊姆綠色的服裝

她穿著萊姆（柑橘類）色的衣服。水果名為lime，而萊姆病則是lyme，但發音相同因而容易搞混。

Radar chart

攻擊力　潛伏力　繁殖力　感染力　抵抗力

DATA

以壁蝨為媒介造成感染

她是一種**經由壁蝨叮咬後造成感染，並引起萊姆病的**細菌。

在感染初期（stage I）時，**被叮咬的部位周圍會出現紅色斑點，可發現皮膚紅腫隆起**，名為遊走性紅斑的症狀，之後逐漸演變成播種期（stage II）及慢性期（stage III）。

這種細菌常會擴散到全身各部位，造成各種皮膚病變，並引起神經及心臟、眼部、關節、肌肉、頭部等部位疼痛。此外也可能伴隨發燒、怕冷、疲倦感等類似流感（➡P.136）的症狀出現。

重點為避免被叮咬

由於她在一般家庭中不會出現，**主要由棲息於山林中的壁蝨造成感染**，因此登山健行時請做好避免壁蝨叮咬的對策。

若已遭受叮咬，請避免硬將壁蝨從皮膚上拔出，而需直接就醫再行處理。強行拔出時，壁蝨部分身體有可能殘留在皮膚中，並因此助長感染。

此外這些症狀均可配合相對應的抗生素，有效進行治療。

分 類	細菌界	感染途徑	經皮感染（由壁蝨叮咬造成）
大 小	2～20μm	治 療	抗生素（四環素類、盤尼西林類等）
症 狀	發燒、頭痛、疲倦、遊走性紅斑等		

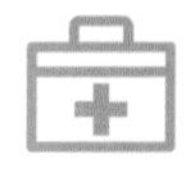

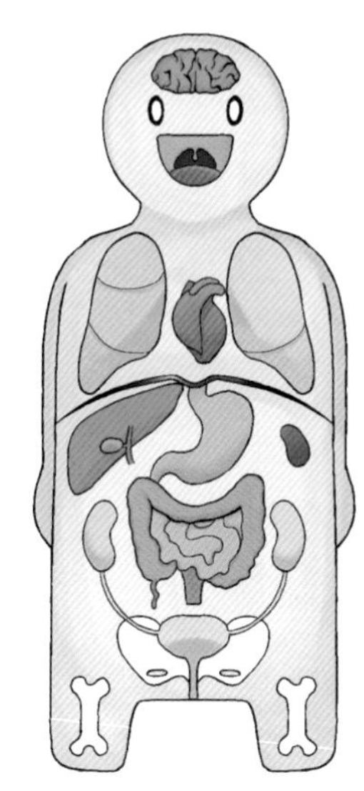

感染初期（stage I）
被壁蝨叮咬的部位中心會呈現特殊的遊走性紅斑。也可能伴隨類似流感的症狀發生。

播種期（stage II）
經由血液擴散到全身，引發皮膚病變、神經系統病變、心臟病變、眼部病變、關節炎、肌肉發炎等多種症狀。

慢性期（stage III）
除前述播種期症狀外，再追加引發皮膚嚴重病變和關節炎等，並導致慢性關節炎和慢性腦膜炎等症狀。

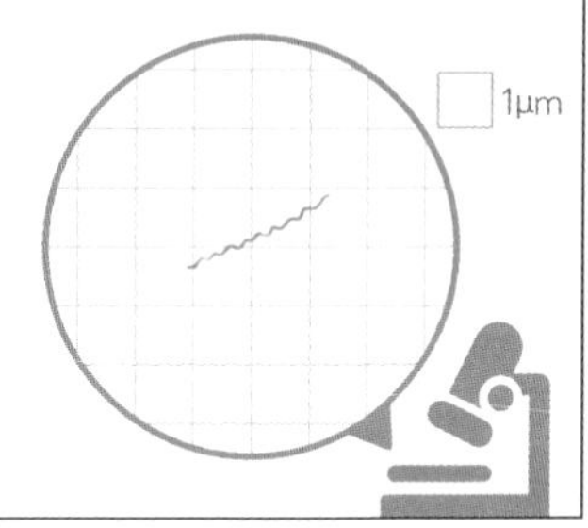

Micro-girls' Karte #44

敗血性巴氏桿菌

R

—Pasteurella multocida

革蘭氏陰性桿菌　兼性厭氧菌

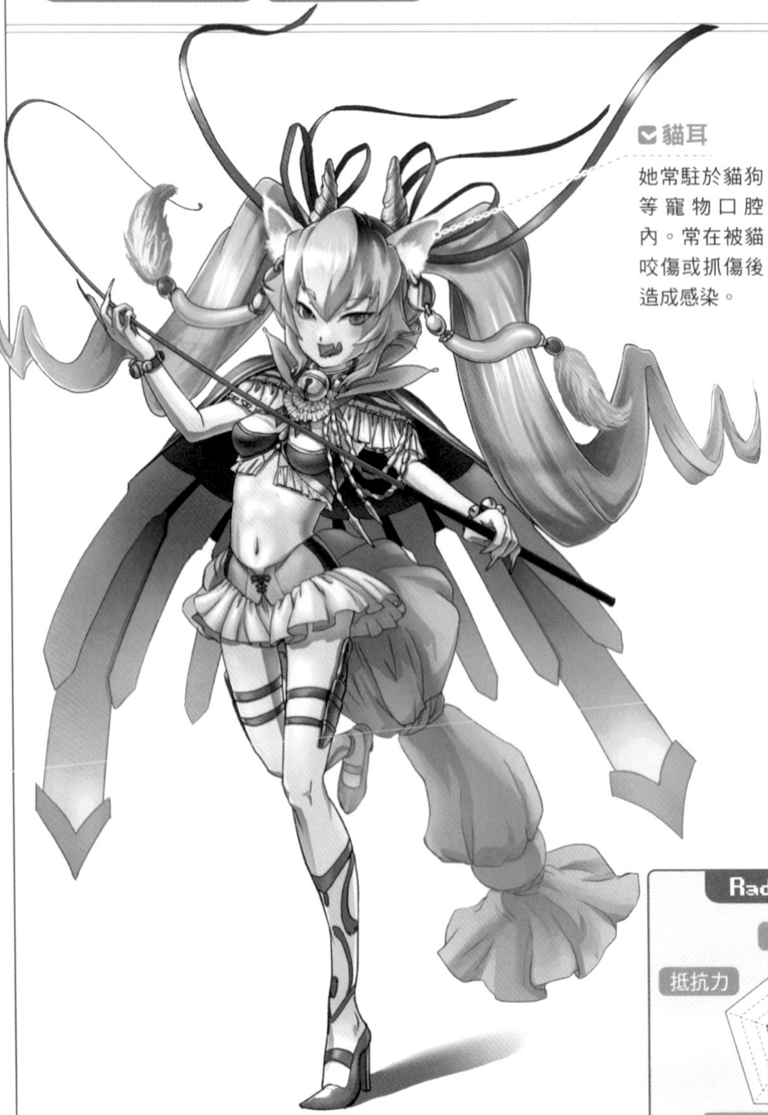

我是敗血性巴氏桿菌喵。
想被我咬嗎喵？還是想被抓喵？

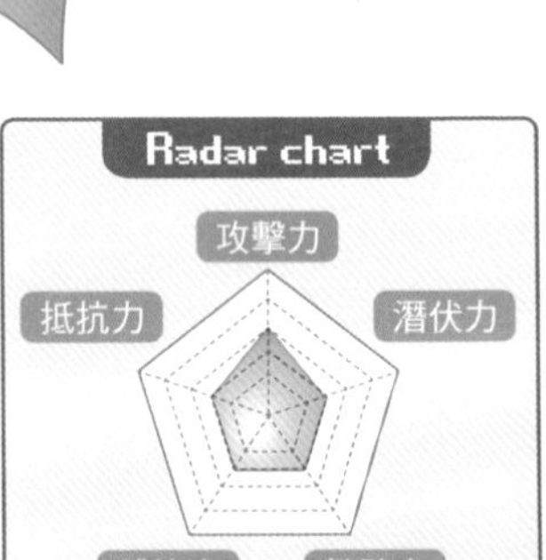

貓耳

她常駐於貓狗等寵物口腔內。常在被貓咬傷或抓傷後造成感染。

Radar chart

攻擊力　潛伏力　繁殖力　感染力　抵抗力

DATA

貓咪的口腔中一定有她存在

她也被稱為巴斯德氏菌屬，能引起出血性敗血症。她長駐於多種哺乳類動物口腔中，由於**在貓的口腔中100%存在，而在狗的口腔中也有75%機率存在**，因此常會透過寵物造成感染。

感染後的症狀大多為鼻腔及肺部等呼吸道系統疾病，輕者類似感冒，重則類似肺炎等重症。據說曾得過氣喘及結核病等疾病的人群，發病率也會隨之提高。

被貓狗**咬傷及抓傷時經由傷口感染**，並引起皮膚病變。最快在受傷30分鐘左右後，傷口就會開始化膿，劇烈疼痛並腫脹。

有可能演變成骨髓炎、腦膜炎、外耳炎、敗血症等嚴重症狀而導致死亡。

疼愛寵物適度就好

盡量**避免和貓狗等寵物有過度的親密接觸**，如被牠們舔臉頰或一起睡覺等行為，**均為重要的預防方式**。

在糖尿病、肝功能不良及免疫不全等患者身上容易發作，需要多加留意。

萬一遭受感染時可利用抗生素確實治癒，請及早進行治療。

分 類	細菌界	感染途徑	被貓狗等動物咬傷
大 小	1～2μm	治 療	抗生素（盤尼西林類等）
症 狀	咬傷部位腫脹等		

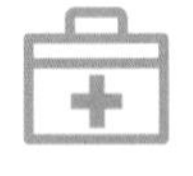

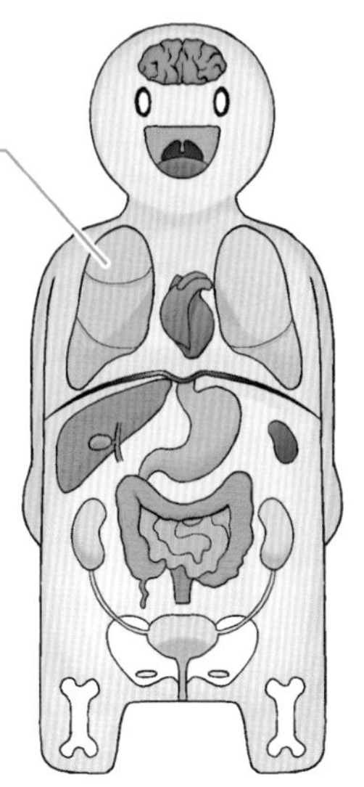

肺炎

可能引起肺炎及腦膜炎、敗血症等嚴重併發症。

蜂窩性組織炎

由咬傷部位引起的皮膚感染症。細菌對真皮層及皮下脂肪組織造成感染，產生發炎症狀。

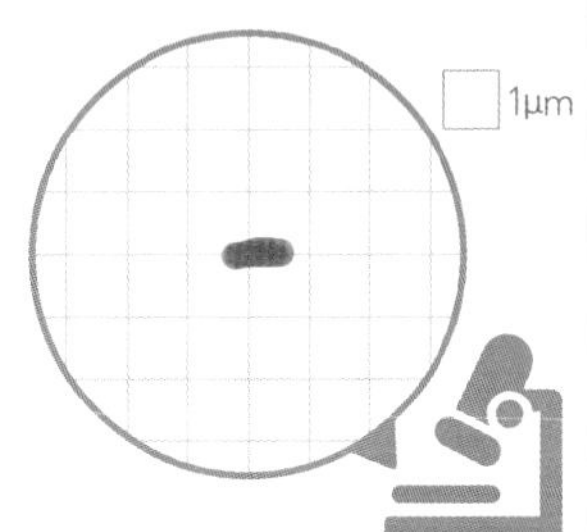

Micro-girls' Karte #45

包生條蟲

–Echinococcus spp.

寄生蟲（蠕蟲） 4類感染症

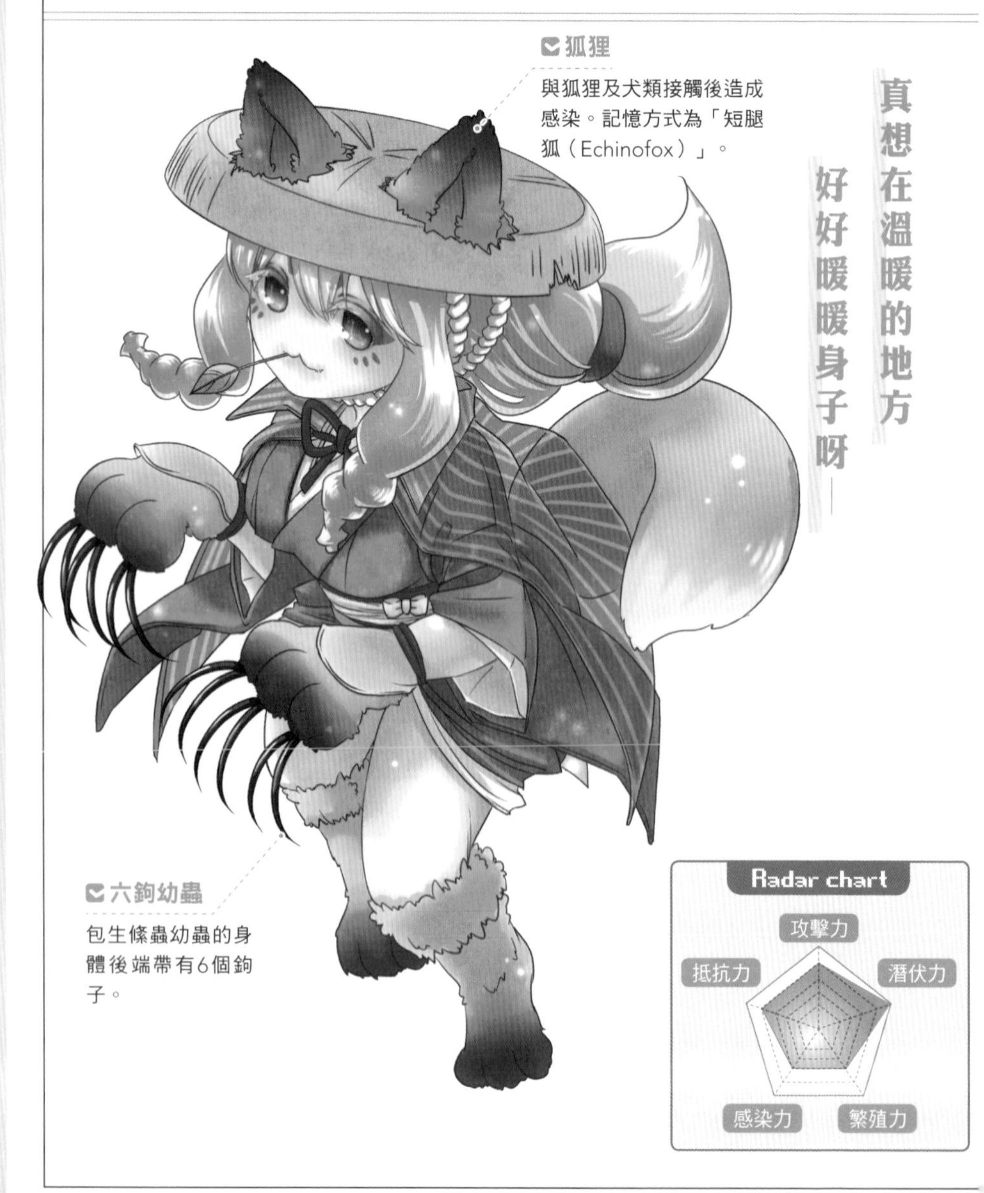

狐狸

與狐狸及犬類接觸後造成感染。記憶方式為「短腿狐（Echinofox）」。

六鉤幼蟲

包生條蟲幼蟲的身體後端帶有6個鉤子。

DATA

由狐狸及犬類傳播的條蟲

條蟲擁有細長的身軀，是統稱為蠕蟲，以蠕動（如蚯蚓般扭曲身體）移動的寄生蟲之一。能引起胞條蟲症。

雖然主要經由狐狸及犬類傳播，但也可能透過老鼠或松鼠等嚙齒類造成感染。

大多由飲水等方式經口感染，由夾帶於感染源糞便中的寄生蟲侵入體內，進而造成感染。蟲體成長需要數年時間，因此並不會立即發病。但在這段期間內會對肝臟及肺部造成傷害，引起上腹部及胸部疼痛、嘔吐、咳嗽、體重減少等類似肝癌的症狀。她也可能寄生於腦部及腎臟，據說在**不進行治療的情況下，致死率高達**90%。

如果看到狐狸……

可用手術及藥物療法等方式進行治療。而預防方式為避免接觸寵物犬及牛隻等家畜，避免露天放養及餵食生肉。此外當造訪病例較多的北海道等地時，即使**看見狐狸也盡量避免與牠們接觸**。萬一發病基本上就沒什麼辦法可想了。

分類	寄生蟲
大小	2～10mm
症狀	肺包蟲病：咳嗽、胸痛、呼吸困難等 肝包蟲病：肝臟腫大、黃疸等
感染途徑	經口感染（蟲卵）
治療	以外科手術切除寄生部位

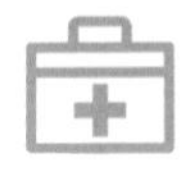

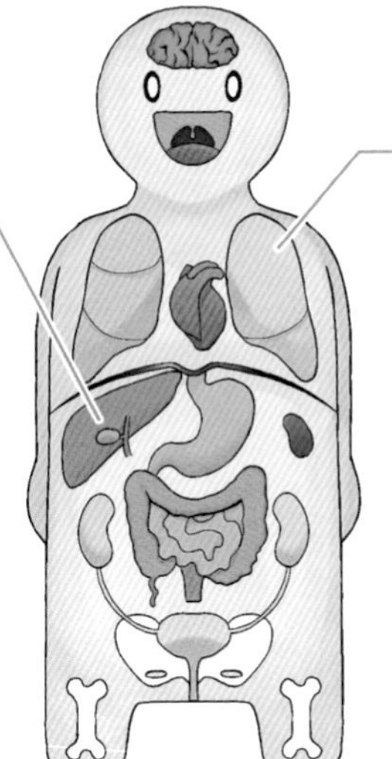

肝包蟲病

一般在肝臟內生長。於肝臟內生成腫瘤後，引起肝功能障礙、肝臟腫大、黃疸等症狀。

肺包蟲病

於肺部內生成腫瘤，引起咳嗽及血痰等呼吸系統症狀。

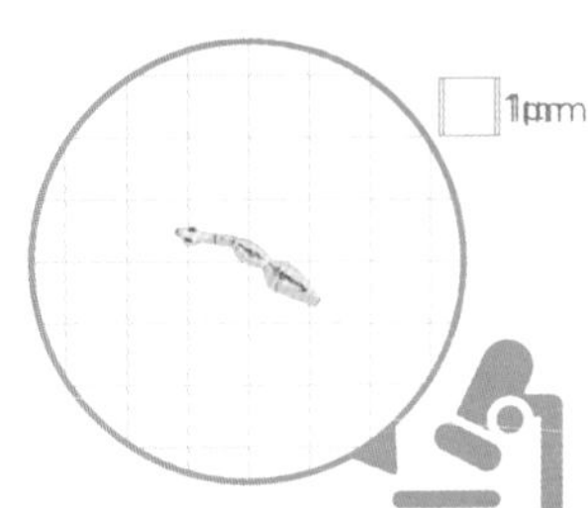

Micro-girls' Karte #46

普力昂蛋白

-prion

蛋白質 5類感染症（庫賈氏病）

……人家不是不好的普利昂蛋白哦？

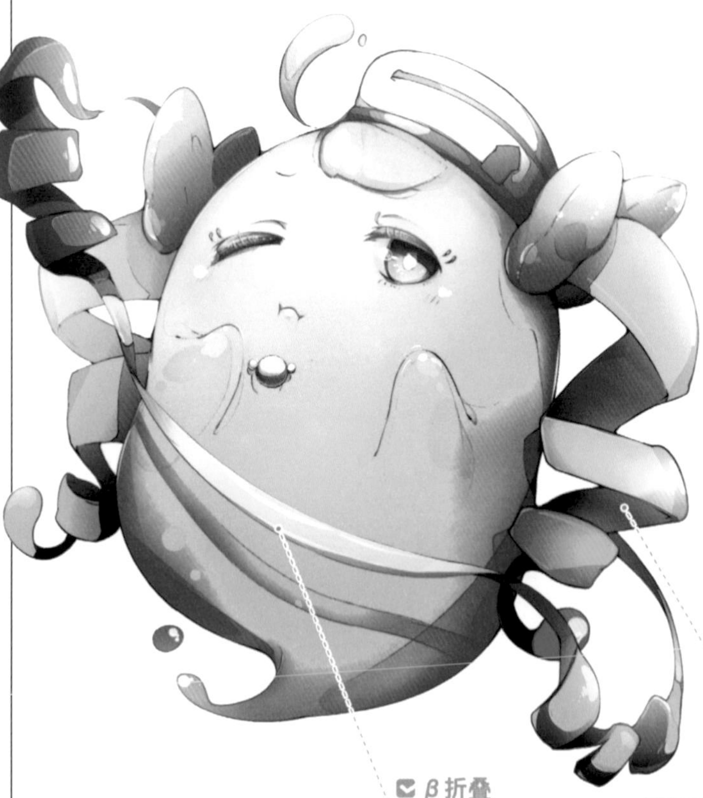

α 螺旋

為代表性的蛋白質二級結構之一，呈類似彈簧的螺旋狀右捲。

β 折疊

另一種代表性的蛋白質二次結構。形成板狀平面。

正常的普利昂

與異常的普利昂蛋白接觸後，會轉變成錯誤結構並變成異常普力昂蛋白，侵蝕神經細胞。

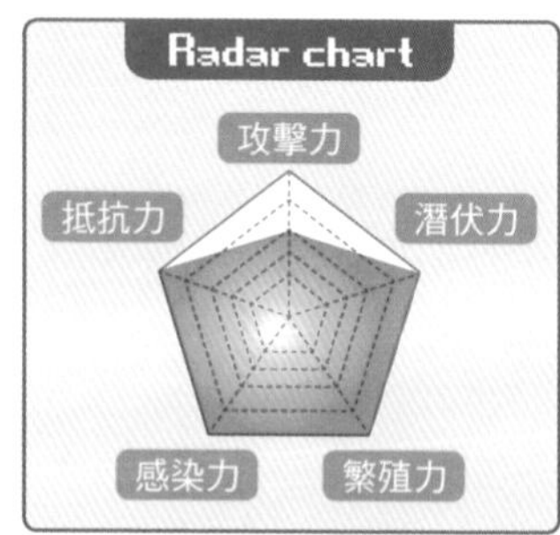

DATA

引起庫賈氏病的蛋白質

蛋白質存在於包括人類在內，所有動物的細胞膜中。它們若是發生某些異常狀況並蓄積於腦部，就會引起統稱為普利昂病的各種疾病。**其中以庫賈氏病最具代表性**。

普利昂異常分為由突變造成的偶發型，及食用遭受污染的動物部位後產生的變異型等兩種。

偶發型好發於60歲以上的人群，發病後主要造成記憶力及判斷力等認知功能下降，以及手指、腳部、臉部、眼瞼等異常運動，**名為肌抽躍的症狀**。病程進展非常快速，在幾個月內就會難以正常行走，半年後陷入無法發出聲音的狀態，之後日漸衰弱，於1～2年後死亡。

而變異型也可能在未成年人身上發作，但其病程進展較為緩慢。除肌抽躍外，還會引起異常行動、感覺障礙等症狀。

目前並無有效治療方式

由於目前並無任何有效的治療方式，主要以對症治療為主。作為變異型感染源的異常普利昂蛋白主要集中於**動物的腦部、脊髓及中樞神經系統**，因此請盡量避免食用這些部位。

分 類	蛋白質	感染途徑	經口感染
大 小	100nm 左右	治 療	無
症 狀	精神障礙、步行障礙、退化性失智症等		

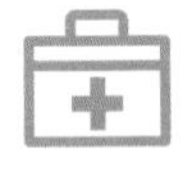

庫賈氏病

侵害中樞神經，從精神症狀及步行障礙開始急速發展成退化性失智症。發病後6個月內演變成不動不語症，大多於發病2年內死亡。

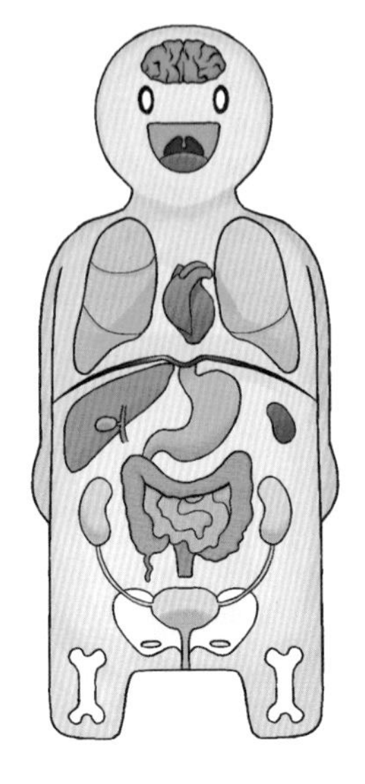

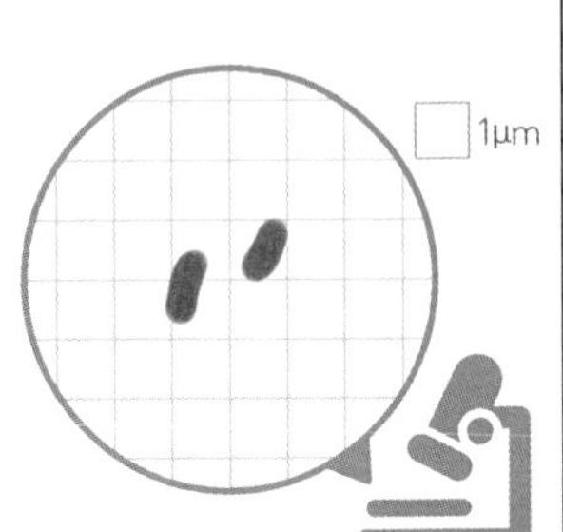

Column 4

學名藥真的有效嗎？

那種叫「學名藥」的藥品，真的能有一樣的藥效嗎……
天知道……
小聲
專利藥
學名藥

我們互相試試看如何？
舉起
!!?
專利藥

住手啊!!
扔
丟
專利藥

好痛～
原來專利藥物和學名藥物的藥效是相同的

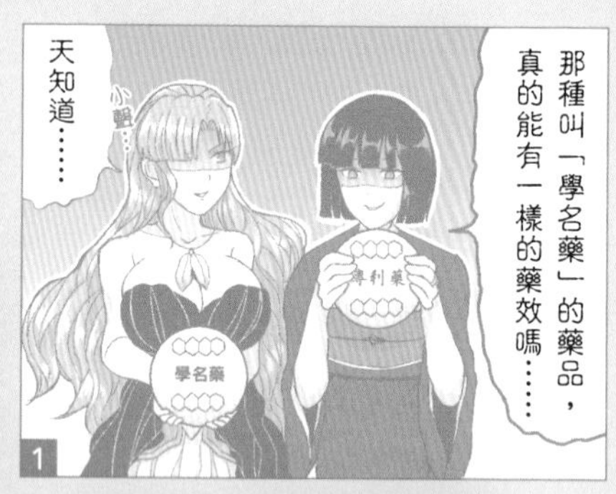

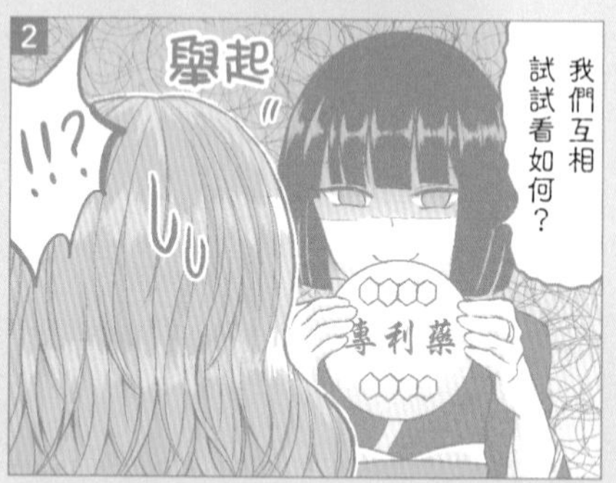

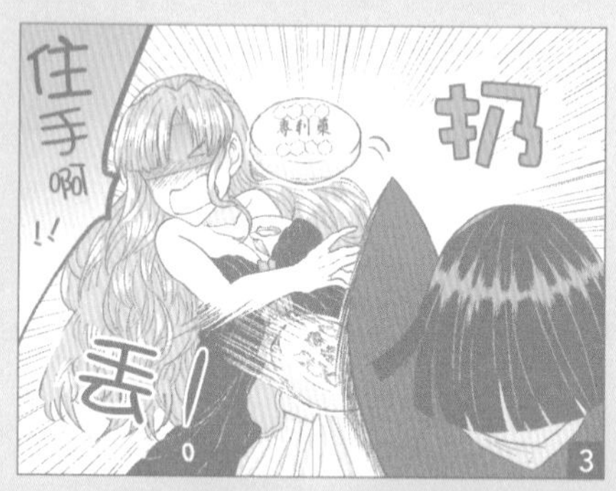

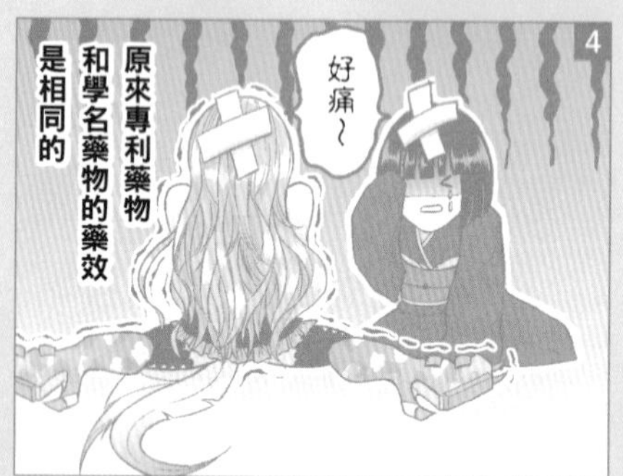

對一般人只有好處

藥物開發需要花費十年以上的漫長歲月，以及數百億日圓以上的高額費用。因此新藥開發完成後會受到專利保護，其它藥廠無法製造、販賣相同藥物，其價格也頗為昂貴。

但專利保護有一定的年限，到期之後原本僅有部份藥廠能夠生產販賣的藥物，也能被其它藥廠合法生產。這類藥物被稱為學名藥物。

由於已有現成的基礎藥品，因此只需準備3～4年即可生產，費用也僅需1億日圓左右，因此能夠降低售價。再加上藥品成份及品質、製造流程都受到法律嚴格監督，藥效並不會因此打折。

在學名藥中也有體積變小、或由錠劑變成果凍狀等，改變藥物形態的產品。這些改變其實都是為了使患者方便吞服，或使藥效更容易發揮而下的苦工。

日本的醫療費用正以每年一兆日幣規模持續增加。為了維持現行的國民健康保險制度，希望學名藥能更為普及並受到廣泛使用。

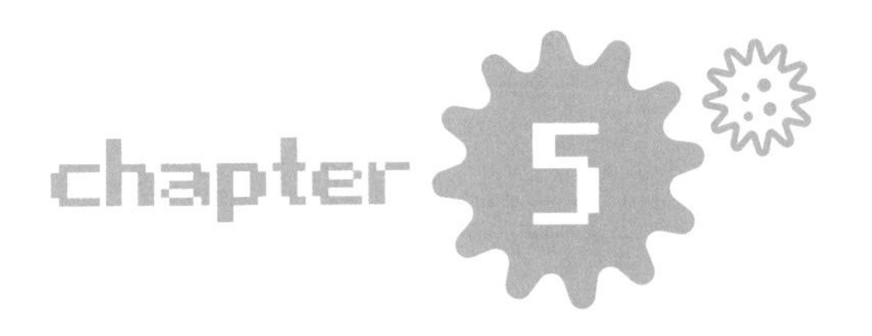

[伺機性病原菌]

對健康人體和動物無法引起感染症的菌娘們，今天也熱切期待著免疫力降低的時刻到來。

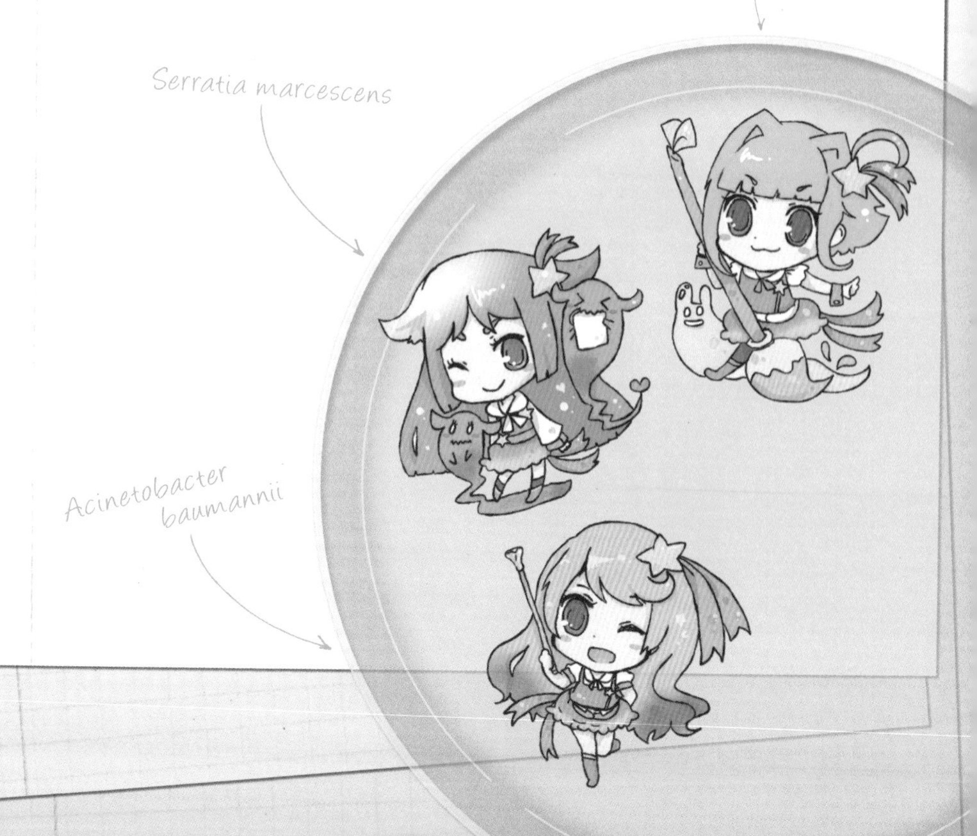

Micro-girls' Karte #47

黏質沙雷氏菌

–Serratia marcescens

革蘭氏陰性　偏性好氧菌

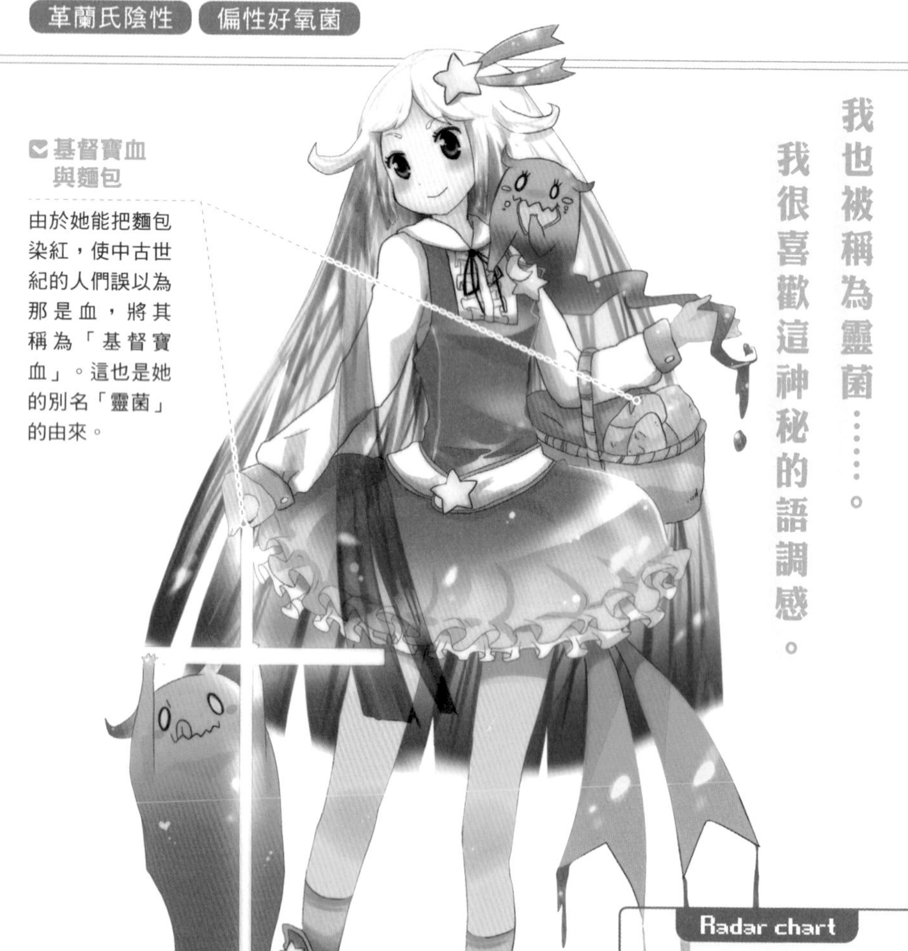

我也被稱為靈菌……。
我很喜歡這神秘的語調感。

基督寶血與麵包

由於她能把麵包染紅，使中古世紀的人們誤以為那是血，將其稱為「基督寶血」。這也是她的別名「靈菌」的由來。

靈菌紅素

黏質沙雷氏菌產生出的紅色色素。能將菌落染紅。

生物薄膜

她會在身體週圍分泌由類黏蛋白（黏液狀物質）構成的保護膜以保護自身。

Radar chart

DATA

她是造成水邊紅色痕跡的原因

在院內感染病原菌SPACE分類中，她是屬於「S」的細菌。性喜潮濕環境，生存在土壤及水邊，於一般家庭大多棲息在洗臉盆及廚房中。由於她常會產生紅色及粉紅色系色素，因此在洗手台等處看到的**紅色痕跡大多是由黏質沙雷氏菌群集形成的生物薄膜所產生的**。

常對抵抗力降低的人造成感染，會從呼吸系統及手術部位等處引起感染。

她能引起肺炎及腦膜炎，若因為血流感染而造成敗血症發作時，甚至可能致死。

在日常生活中不易交集的細菌

她的毒性很弱，只要身體健康就不會發揮病原性，在日常生活中並不需要特地留意。

她幾乎只會引起院內感染，能經由針筒、點滴或是醫師的手部等管道侵入虛弱的病患，並造成多種感染症。只不過在有水的地方幾乎都有她存在，因此難以完全去除。**主要對策為勤洗手及徹底對醫療器具等工具進行消毒**。

分　類	細菌界
大　小	1～2μm
症　狀	伺機性感染
感染途徑	接觸感染、飛沫感染
治　療	抗生素（頭孢菌素類、碳青黴烯類）

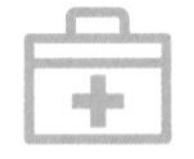

伺機性感染

基本上缺乏病原性。僅對較不具細菌抵抗力的人造成感染。

導管感染

由留置於血管內的導管造成相關感染。使細菌隨血液流動，此種狀態被稱為菌血症。

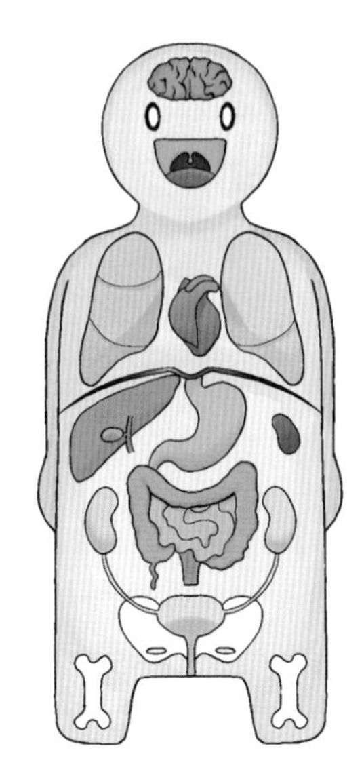

敗血症

細菌環繞全身，引起全身性發炎反應。有可能因損害內臟而致死。

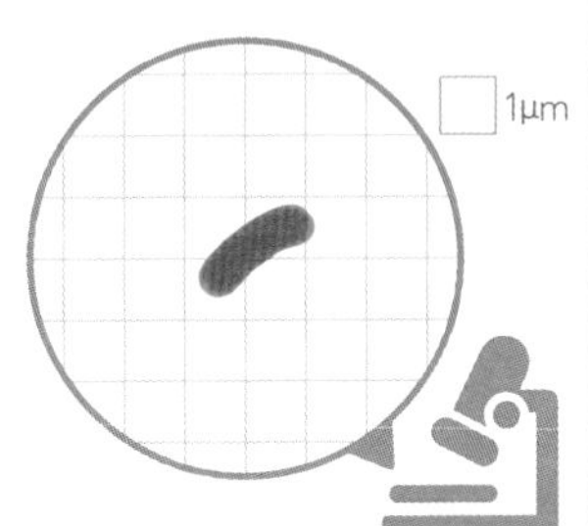

Micro-girls' Karte #48

綠膿桿菌

–Pseudomonas aeruginosa

革蘭氏陰性桿菌　偏性好氧菌　5類感染症（多重抗藥性）

黏糊糊～♪
在這麼美好的下雨天，
是不是該來畫幅畫呢？

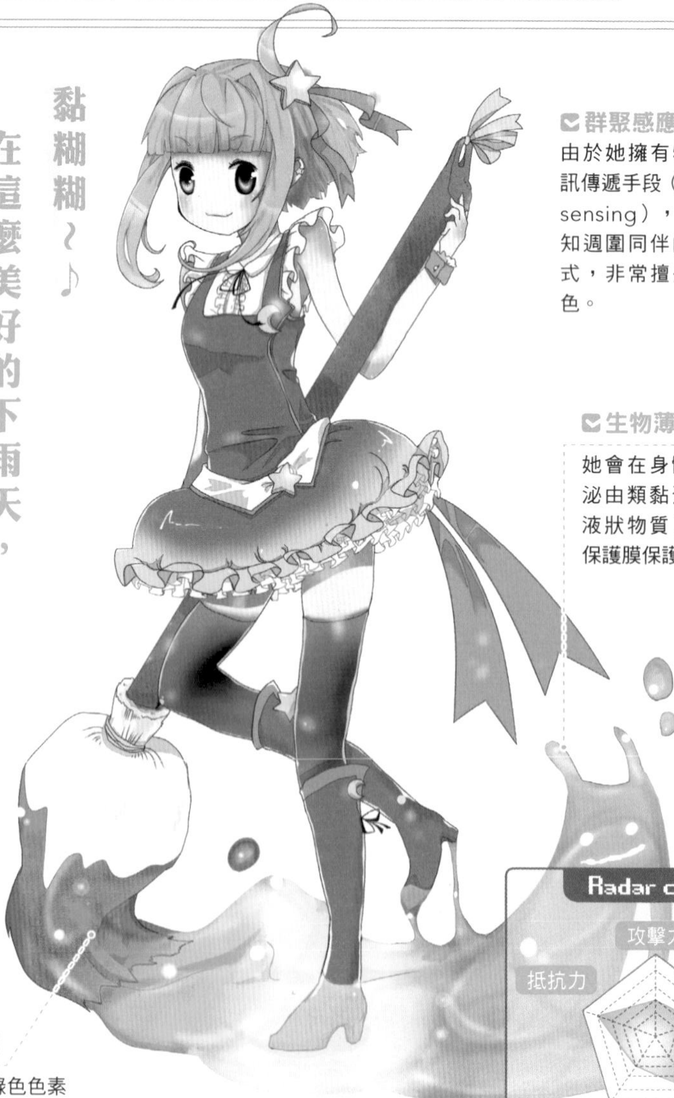

群聚感應

由於她擁有特殊的資訊傳遞手段（quorum sensing），因此能得知週圍同伴的思考方式，非常擅長察言觀色。

生物薄膜

她會在身體週圍分泌由類黏蛋白（黏液狀物質）構成的保護膜保護自身。

綠膿素

她能產生綠色色素以及紅色、黃色色素。

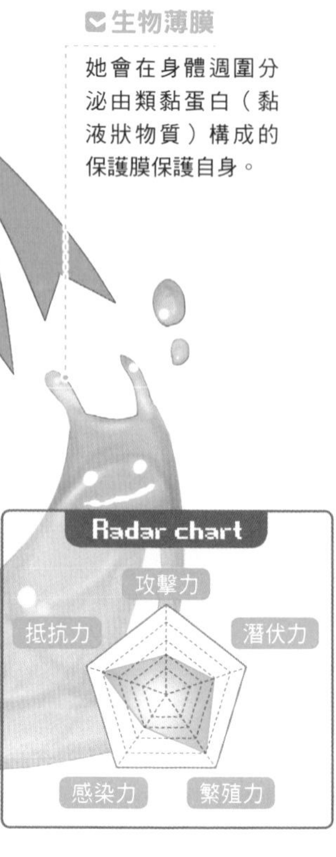
Radar chart
攻擊力
潛伏力
繁殖力
感染力
抵抗力

DATA

伺機性病原菌的代表者

在院內感染病原菌SPACE分類中，她是屬於「P」的細菌。**為自然界廣泛存在的伺機性病原菌代表者，是種對健康人體無害**的弱毒菌。但她會在免疫力降低的住院患者等群體身上發揮病原性，並引起綠膿桿菌感染症。她常和其他病原菌造成混合感染，以院內感染為主。

她能夠引起與呼吸系統有關的肺炎、尿道感染症、腸胃炎、皮膚感染症、外耳炎、角膜炎等，也出現過由敗血症引發多重器官衰竭而致死的案例。

她能夠產生一種名為綠膿素的綠色色素，這也是她的命名由來。

要注意她今後的動向

由於可說只要**有水的地方就有她存在，**因此盡量保持流理台及浴缸等場所清潔乾燥，為重要的對策方式。此外也可使用酒精進行消毒。

她是種對抗生素具有非常廣泛抗性的細菌。由於已發現她與其他菌種交換所造成的菌交代症等狀況，她也是**需要觀察今後動向的多重抗藥性菌種之一**。

分 類	細菌界
大 小	1.3～3×0.5～0.8µm
症 狀	伺機性感染
感染途徑	接觸感染
治 療	抗生素（抗綠膿桿菌盤尼西林類、抗綠膿桿菌頭孢類等）。抗藥菌種類會因為醫療設施而改變，需特別留意。

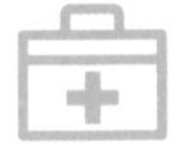

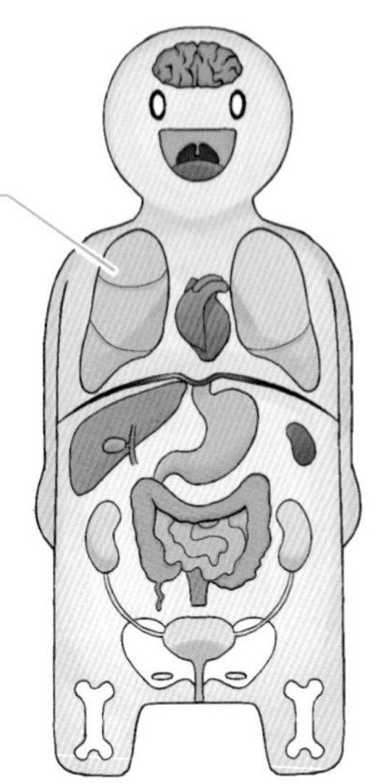

肺炎

在醫院內對免疫力較低的病患造成感染，引起肺炎、尿道感染症、角膜炎等症狀。

敗血症

細菌環繞全身，引起全身性發炎反應。有可能因損害內臟而致死。

伺機性感染

基本上缺乏病原性。僅對較不具細菌抵抗力的人造成感染。

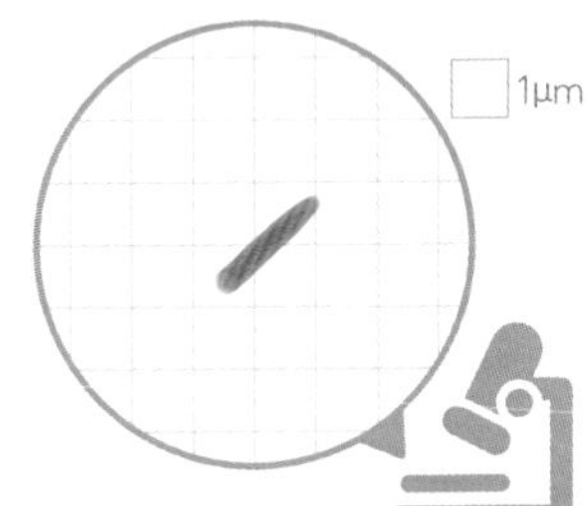

Micro-girls' Karte #49

不動桿菌

—Acinetobacter baumannii

革蘭氏陰性桿菌　偏性好氧菌　5類感染症（多重抗藥性）

我是不動的中心站位成員！請多指教嘍！

棒子

由於她沒有武器，因此缺乏病原性。Bacter在拉丁文中指的是「棒子」。

長靴

她性喜潮濕環境，因此穿著長靴。但這不代表她無法適應乾燥環境。

後天抗性

對抗生素非常容易產生抗藥性。這方面已被認為是世界性的大問題。

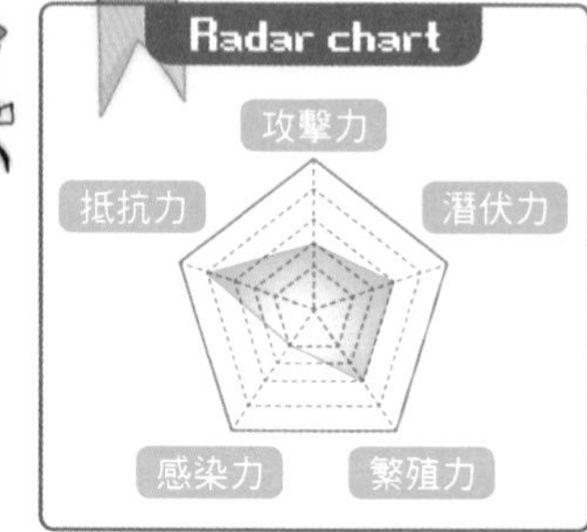

DATA

大多為院內感染

在院內感染病原菌SPACE分類中，她是屬於「A」的細菌。日常生活中健康人幾乎不會發病，**大多出現在住院患者等抵抗力下降的人群身上，引起院內感染**。

雖然她是種包括醫院在內無所不在的細菌，但她性喜高溫環境，因此常附著在人工呼吸器等器材上。有可能經由未充足消毒的醫療器具及注射點滴時的血流等方式造成感染。

雖然遭受感染後大多不會發病，但也有可能引起肺炎等症狀。**發病後，可能在醫療設施內一口氣擴散開來**。

探病時也要注意

一般健康人並不需要預防受到感染及過度擔心，就算得到醫院去也一樣。只不過碰到進醫院探病等情況時，**萬一患者已處於住進加護病房的危急情況，需要注意避免將細菌帶給他們而造成感染**。她經常附著在手部皮膚等部位，因此一定要徹底將手洗乾淨。

雖然治療方式為施以抗生素，但目前尚未找出正確劑量和抗生素選擇方式。此外也已發現能抵抗抗生素的多重抗藥性菌種。

分類	細菌界
大小	1.5～2.5μm
症狀	伺機性感染
感染途徑	接觸感染、飛沫感染
治療	有感受性時使用安比西林／舒巴坦，具多重抗藥性時使用抗菌範圍廣泛（廣譜）的碳青黴烯類抗生素。

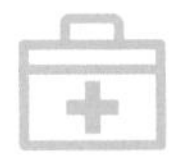

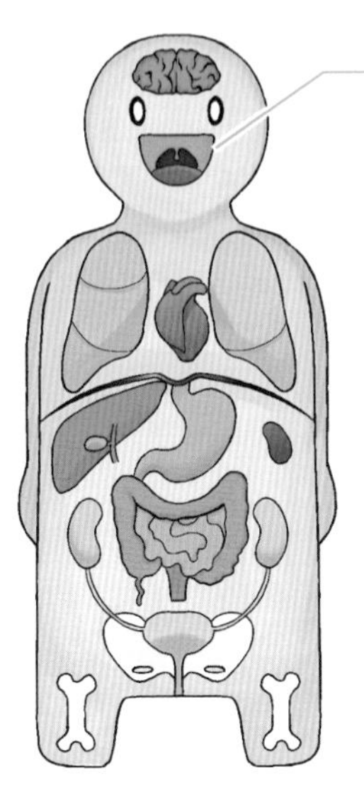

呼吸器相關肺炎

於佩戴人工呼吸器時造成感染，引起肺部發炎。

傷口感染症

對動過手術及外傷的傷口造成感染。引起皮膚發紅、腫脹、灼熱、疼痛等症狀。

伺機性感染

基本上缺乏病原性。僅對較不具細菌抵抗力的人造成感染。

導管感染

由留置於血管內的導管造成相關感染。使細菌隨血液流動，此種狀態被稱為菌血症。

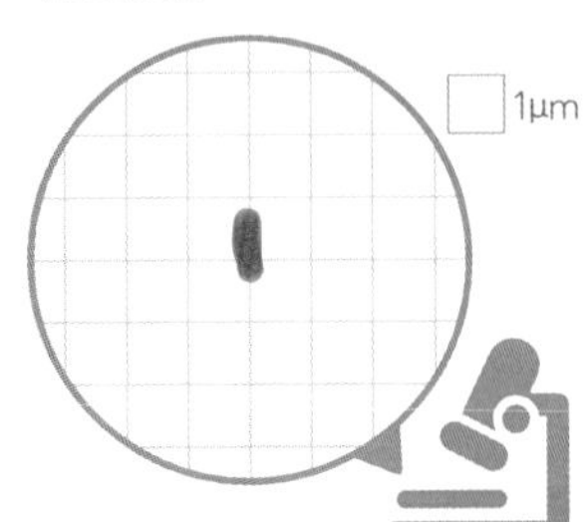

Micro-girls' Karte #50

檸檬酸桿菌

-Citrobacter freundii

革蘭氏陰性桿菌　兼性厭氧菌

不管土壤的氣味，或是檸檬的芳香，我都很喜歡喔

髮色

其學名「citro」來自於檸檬酸（citric acid），語源和柑橘類（citrous）相同。

長靴

她性喜潮濕環境，因此穿著長靴。

鏟子

一般狀況下棲息於土壤中。性喜土壤，狀況允許的話想一直埋在土裡。

Radar chart

攻擊力　潛伏力　繁殖力　感染力　抵抗力

DATA

為高齡人士感染症的來源

在院內感染病原菌SPACE分類中，她是屬於「C」的細菌，為腸道菌之一。由於她和大腸桿菌（➡P.14）相同擁有複數種類存在，因此也被稱為檸檬酸桿菌屬。其細胞種類與大腸桿菌及霍亂弧菌（➡P.156）相同，均屬於革蘭氏陰性菌。

當檸檬酸桿菌位於腸道內時，她和**其他腸道菌相同，是種平常不會為非作歹的伺機性病原菌**。但她離開腸道後就會出現病原性了。以人體皮膚、動物、濕氣較高的場所等做為外部感染途徑。**她也被稱為高齡人士的感染症來源，常可在尿液、痰液、膽汁中檢驗出她的存在**。

抗生素無法生效的多重抗藥菌種

主要常在院內發生的泌尿道感染症中發現。她的種類繁多，幾乎都是對抗生素擁有抗藥性的多重抗藥菌種，其特徵為會隨著醫師不同而改變治療方式及開出的處方藥物。舉例來說盤尼西林能對部份檸檬酸桿菌生效，但也有些是無效的。據說她也會和其他細菌交換而引起菌交代症，特別在是將濫用抗生素視為問題的現代，**今後也對本菌的抗藥化感到憂心忡忡**。

分 類	細菌界
大 小	2～6μm
症 狀	伺機性感染
感染途徑	接觸感染、飛沫感染（多為院內感染）
治 療	抗生素（碳青黴烯類及第三、第四代頭孢菌素類等）

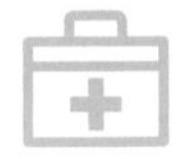

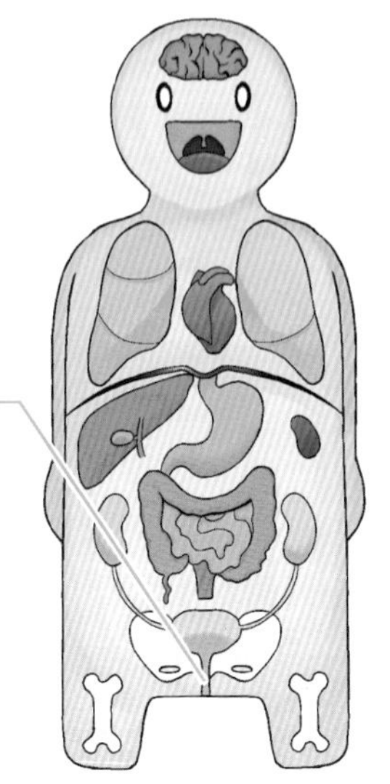

伺機性感染

基本上缺乏病原性。僅對較不具細菌抵抗力的人造成感染。

泌尿道感染症

常對置入了泌尿道導管的病患尿道引起感染。基本上只對免疫力降低的人群造成感染。

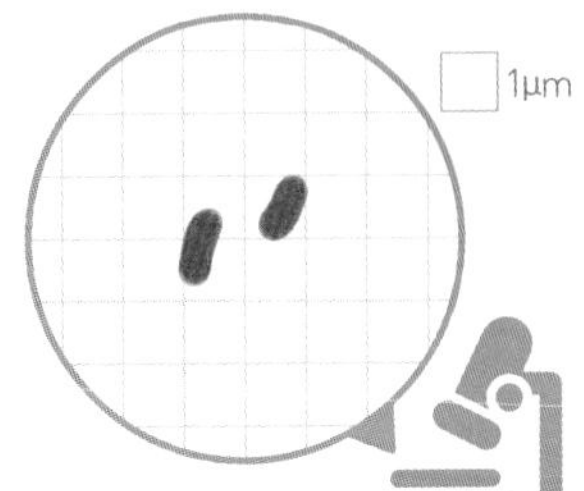

Micro-girls' Karte #51

腸桿菌

-Enterobacter spp.

革蘭氏陰性桿菌　兼性厭氧菌

常有人說我的個性

就和安全別針一樣……這是為什麼呢

安全別針

以革蘭氏染色法將她的兩端確實染色後，外觀與安全別針相似。此外，她基本上是一種安全菌種（無害菌）。

長靴

她性喜潮濕環境，因此穿著長靴。

後天抗性

對抗生素非常容易產生抗藥性。容易產生AmpC類β-內醯胺酶及ESBL（廣效性乙內醯胺酶）。

Radar chart

攻擊力

潛伏力

繁殖力

感染力

抵抗力

DATA

為腸桿菌屬的代表性角色

在院內感染病原菌SPACE分類中，她是屬於「E」的細菌。雖然她常駐於自然界及人體腸道內，但幾乎不曾出現在健康人身上發病的例子。大多只對出生時體重較輕、癌症患者、以及動過大手術後的患者等**免疫力下降的人群發揮其病原性**。她能夠引起肺炎、壞死性腸炎、腦膜炎、敗血症等症狀，也可能因而致死。

其感染途徑幾乎都位於醫院內。大多經由醫師及護理師的手指、各種導管、點滴與輸液器材、人工呼吸器等醫療器材造成感染。

她的分類和大腸桿菌（➡P.14）、曲狀桿菌（➡P.52）、黏質沙雷氏菌（➡P.112）等相同，亦為革蘭氏陰性桿菌。

抗藥性非常強

其對策為徹底洗手及對使用器具進行消毒。但也因為她的病原性很低，因此健康人並不需要在意及擔心。

然而她對抗生素非常容易取得抗藥性，**擁有每當接觸抗生素時會隨之提高抗藥性的特徵**，因此也是種近年來醫療機關提高關注的細菌。

分　類	細菌界	感染途徑	接觸感染、飛沫感染
大　小	1～3μm	治　療	抗生素（頭孢菌素、碳青黴烯類等）
症　狀	伺機性感染		

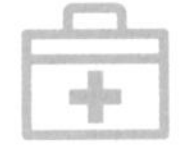

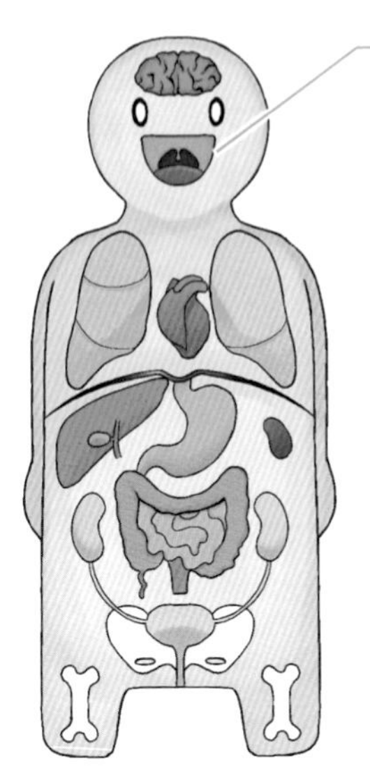

呼吸器相關肺炎

於佩戴人工呼吸器時造成感染，引起肺部發炎。

傷口感染症

對動過手術及外傷的傷口造成感染。引起皮膚發紅、腫脹、灼熱、疼痛等症狀。

伺機性感染

基本上缺乏病原性。僅對較不具細菌抵抗力的人造成感染。

導管感染

由留置於血管內的導管造成相關感染。使細菌隨血液流動，此種狀態被稱為菌血症。

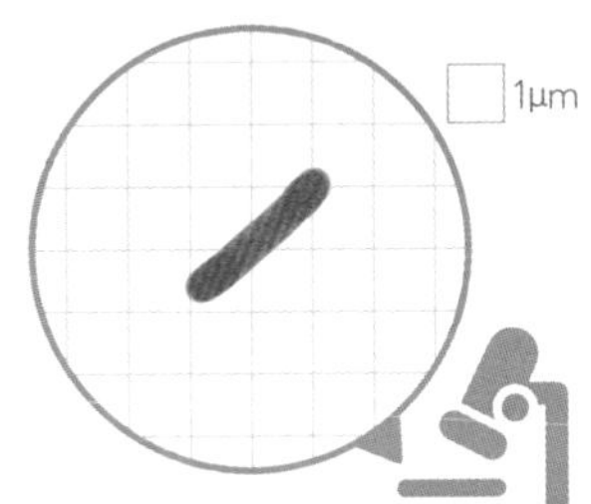

Micro-girls' Karte #52

鳥型結核菌MAC

-Mycobacterium avium complex

抗酸菌　性好氧菌

常被誤認成結核妹，
但我們倆一起被稱為鳥型結核菌

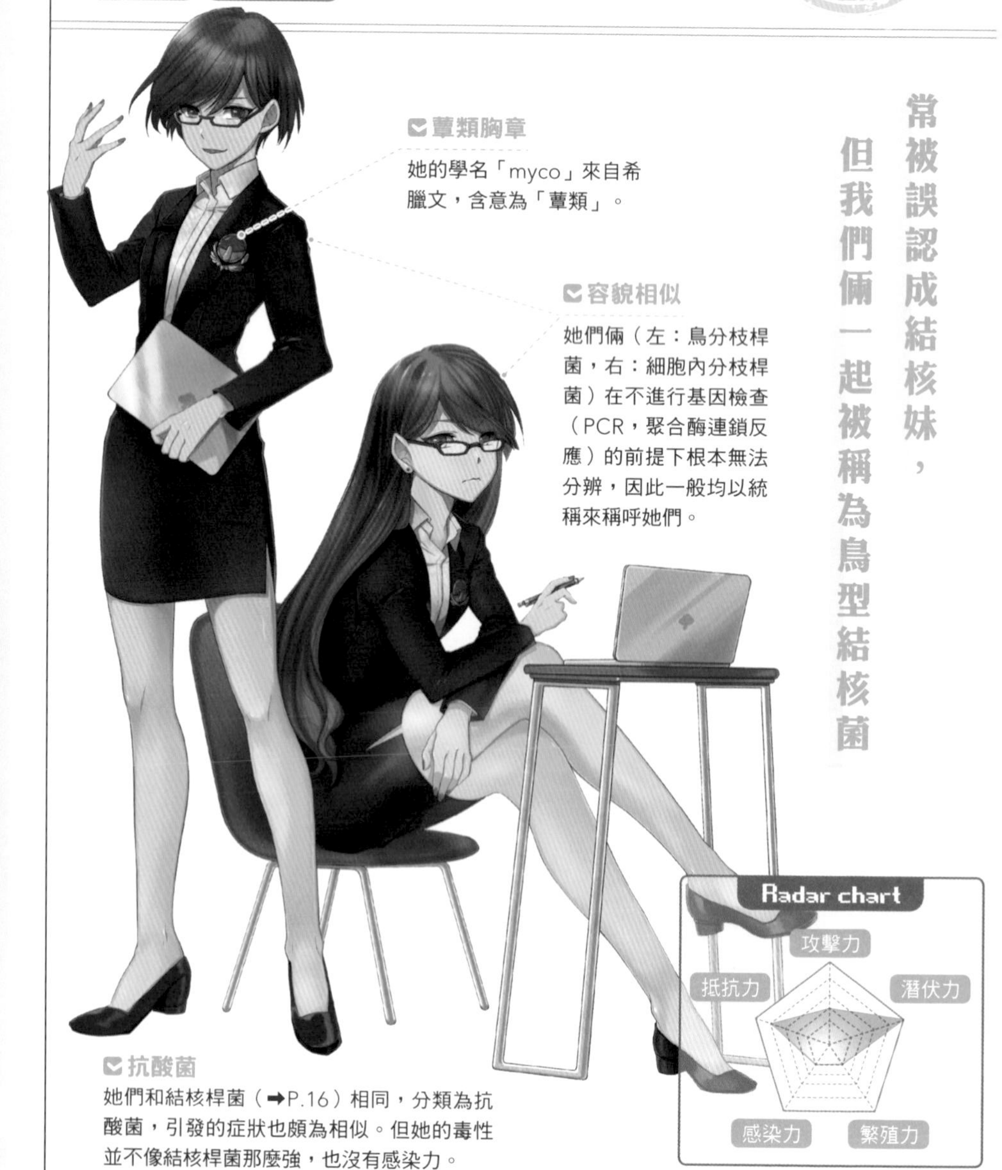

蕈類胸章

她的學名「myco」來自希臘文，含意為「蕈類」。

容貌相似

她們倆（左：鳥分枝桿菌，右：細胞內分枝桿菌）在不進行基因檢查（PCR，聚合酶連鎖反應）的前提下根本無法分辨，因此一般均以統稱來稱呼她們。

抗酸菌

她們和結核桿菌（➡P.16）相同，分類為抗酸菌，引發的症狀也頗為相似。但她的毒性並不像結核桿菌那麼強，也沒有感染力。

DATA

症狀與結核桿菌相同？

除了結桿核菌（➡P.16）之外，還有其他能夠引起類似結核病症狀的細菌，由她們所造成的感染症被稱為非結核性抗酸菌症。目前不斷發現能造成此種症狀的病原菌，現在約有150種左右，但其中比例最高的就是鳥分枝桿菌以及細胞內分枝桿菌了。她們也被統稱為MAC。

她們能夠引起發燒、咳嗽、生痰、疲倦感等症狀，以及以肺部為中心，類似結核病的全身性疾病。她們和**結核菌不同點在於：不會由人感染給其他人，也不會產生結核**。她們能透過土壤或水造成感染，但由於她們是伺機性病原菌，健康人是毋需擔心的。動過手術及HIV（➡P.132）患者等**免疫力較低的族群，較容易受到感染**。

難以根治，因此預防非常重要

雖然可用藥物治療，但需要長期服用2～3年。即使能夠抑制病情發展，卻難以完全根治。也可能需要進行外科手術。

保持身體健康是最佳的預防方式。例如早睡早起、適度進行運動等，請**保持規律的日常生活，盡量避免壓力累積**。事實上有資料指出，神經質的人群較為容易罹患此感染症。

分 類	細菌界
大 小	2～10μm
症 狀	咳嗽、血痰、呼吸困難等
感染途徑	飛沫感染
治 療	3種抗生素併用療法（克拉黴素＋利福平＋乙胺丁醇）

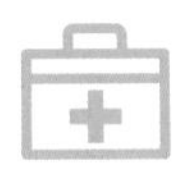

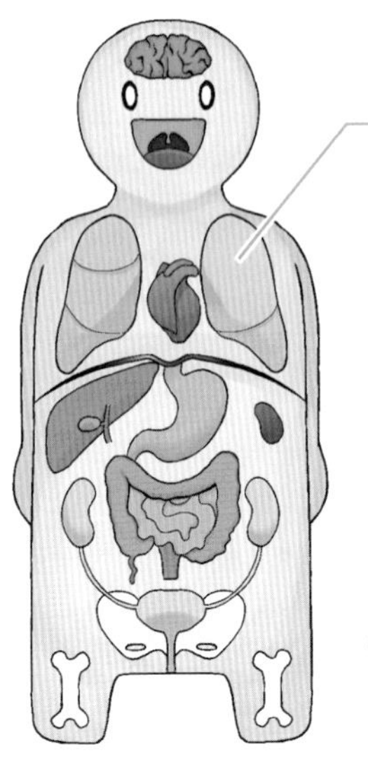

非結核性分枝桿菌肺炎

會對肺部造成感染。缺乏獨特症狀，有可能花費數年至數十年時間引起發燒和咳嗽等類似結核病的全身疾病。

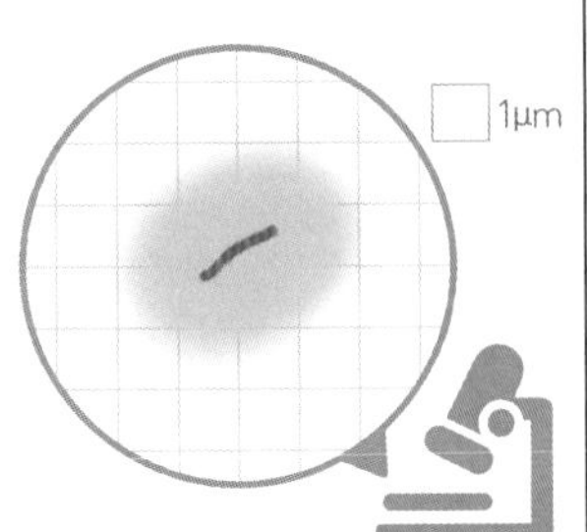

對人體來說，什麼是「好菌」？

1
比菲德氏菌
以乳酸及醋酸等
維持腸道環境的
益生菌

2
表皮葡萄球菌
常駐於皮膚
能調整皮膚環境

3
大腸桿菌
被利用來
插入特定基因
以製造藥物

4
腸球菌➡
我們都是
人類的好伙伴♥

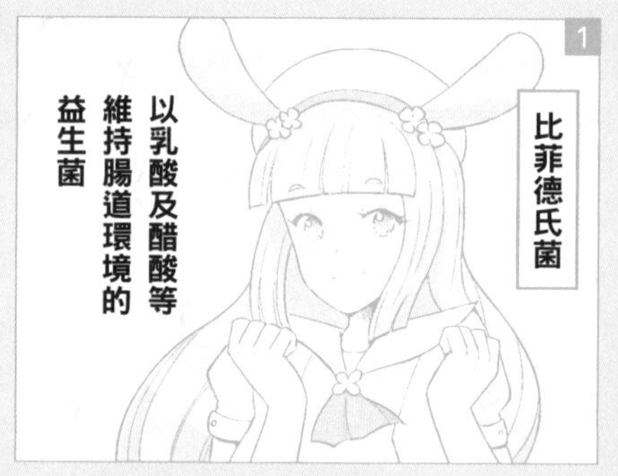

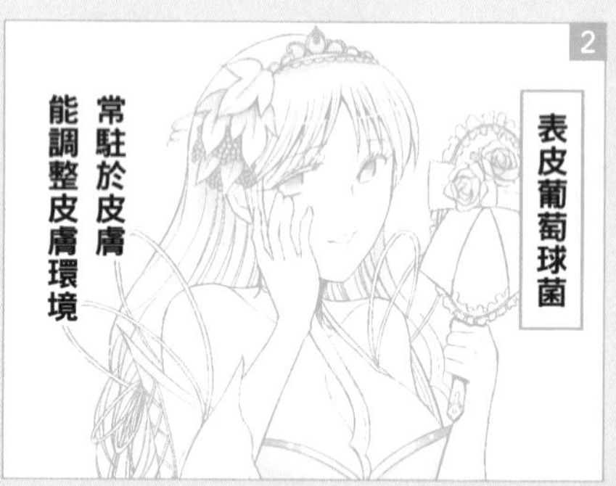

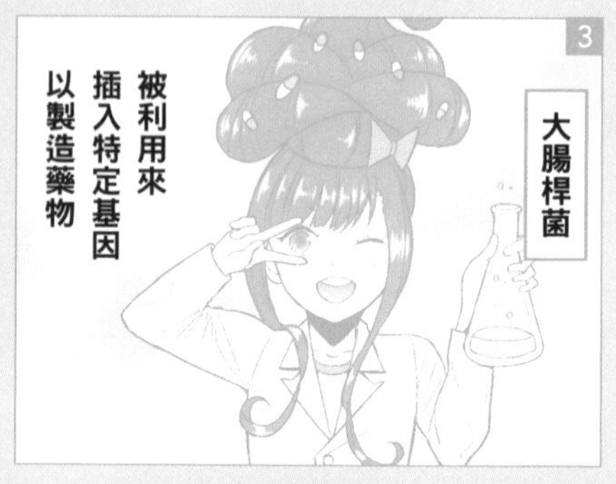

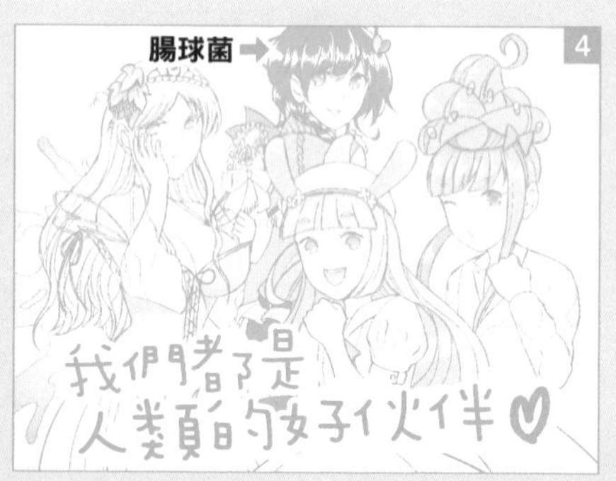

各種益生菌及她們的職責

提到細菌是不是都給人「感染症」、「食物中毒」、「骯髒」等負面印象呢。然而事情並不是絕對的。雖然本書以介紹能引起感染症的細菌為中心，但她們也只不過是無數細菌中的一小部分罷了。有許多細菌是無害的，其中更有多種對人類有益的細菌存在。

舉例來說，像是能夠維持體內環境的常駐菌。其中最具代表性，廣為人知的比菲德氏菌（➡P.24）能夠維持腸道環境，治療便秘並提高免疫力。而表皮葡萄球菌（➡P.72）則有維持皮膚弱酸性的美肌效果。

此外還有能製作出優格及酒、味噌等發酵食品的細菌。如被用來製造優格的糞腸球菌（➡P.86）等乳酸菌。

最後，在製造藥品方面也使用了某些細菌。用以降低血糖的藥物胰島素，是經由插入特殊質體的大腸桿菌（➡P.14）所製造出的。

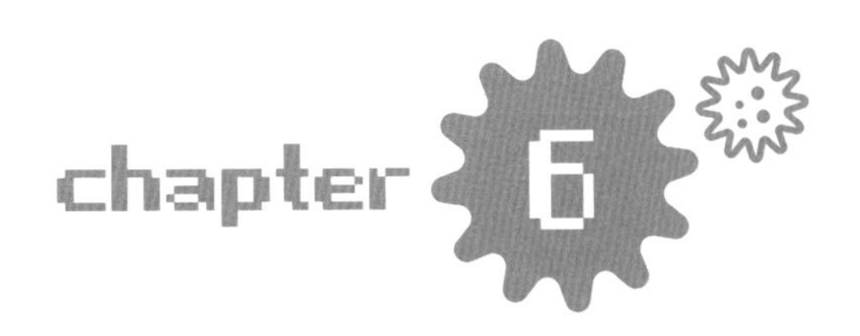

[性行為・血液感染症]

這些主要透過性行為造成感染的菌娘，也可能經由血液傳播。在培養愛情時，請小心別連她們也一起培養了。

Treponema pallidum

Neisseria gonorrhoeae

Chlamydia trachomatis

Micro-girls' Karte #53

梅毒螺旋桿菌

SR ★★★

–Treponema pallidum

革蘭氏陰性螺旋菌　5類感染症

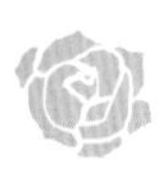

……人家，是宅宅社團的公主嗎……

髮型

她的外型與鉤端螺旋體（➡P.100）及伯氏疏螺旋體（➡P.102）相同呈螺旋狀，因此被分類為螺旋體。

梅花

由於其症狀之一的紅色發疹與楊梅極為相似，也成為其病名的命名來源。

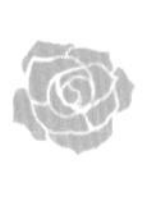

偽裝高手

因為她的症狀多變，因此被稱為偽裝高手（the greater imitator）。

兔子包包

她無法進行試管培養。不知出自何種原因，僅可於兔子的睪丸中進行培養。

Radar chart

攻擊力　潛伏力　繁殖力　感染力　抵抗力

DATA

於十餘年後致死

她是能引起梅毒的病原菌。**雖然大多經由性行為造成感染，但也曾出現過由遭受感染的母親傳播給胎兒的案例**。

梅毒的症狀共分為一到四期。她的初期症狀是男性龜頭及女性陰唇等部位長出豆粒大小的紅色硬塊。同時使鼠蹊部（人體腹部連接腿部的交界處）的淋巴結等部位腫脹發炎，但在幾週後就會痊癒（一期）。

然而梅毒菌已確實在體內增殖，三個月後會引起玫瑰疹、乾癬、丘疹、結節等皮膚疾病，並出現脫毛、疲倦感、輕微發燒等症狀，而淋巴結腫脹則會擴散到全身（二期）。到此為止並不會感到疼痛。

在不進行治療的情況下病況會繼續進行，並造成稱為橡皮腫的皮膚疾病等症狀。（三期）。**感染超過十年以上，將由於神經性梅毒發病而死亡**（四期）。

總之請盡速就醫

治療方式為使用抗生素。在開發出盤尼西林此一特效藥後，重症梅毒患者數量也隨之減少了。**重要應對方式為性交時務必戴上保險套，若懷疑有相關症狀發生，請及早就醫**。

分 類	細菌界	感染途徑	性行為感染、母子感染（黏膜接觸）
大 小	6～20μm	治 療	抗生素（盤尼西林G）
症 狀	症狀多變		

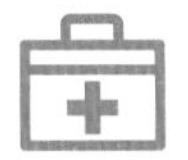

一期（3週～）
部份性器官長出豆粒大小的紅色硬塊。

二期（3個月～）
引起玫瑰疹等皮膚病。

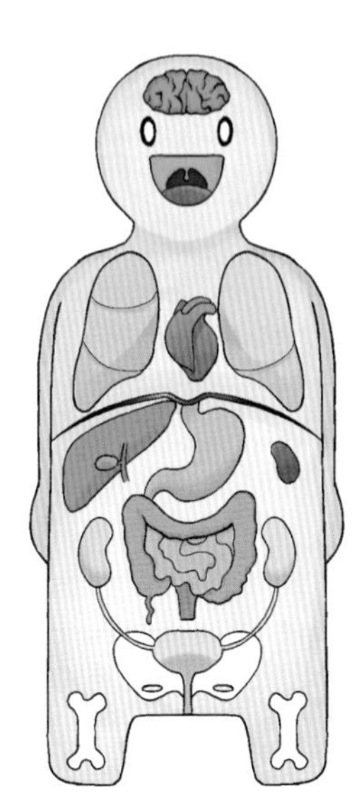

三期（3年～）
長出擁有橡皮般彈性的腫瘍，是種被稱為橡皮腫的皮膚病。

四期（10年～）
因神經性梅毒發作而死亡。

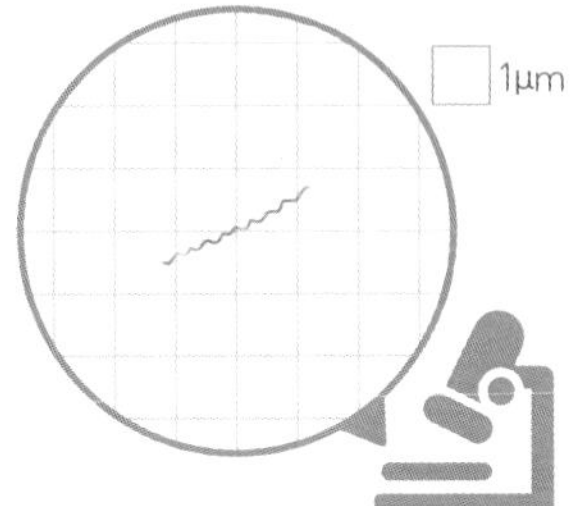

6

性行為・血液感染症

Micro-girls' Karte #54

淋病雙球菌

–Neisseria gonorrhoeae

革蘭氏陰性球菌　偏性好氧菌　5類感染症

嗯哼哼……
來和我做些有趣的事吧

雙馬尾

由於她由一對蠶豆外型的球狀細菌所構成，因此被稱為雙球菌。

後天抗性

對抗生素非常容易產生抗藥性。

名稱由來

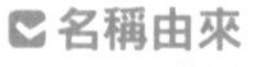

gono是「精液的」，而rrhea則是「流出」的意思。往昔認為它是種會使精液自然流出的疾病。

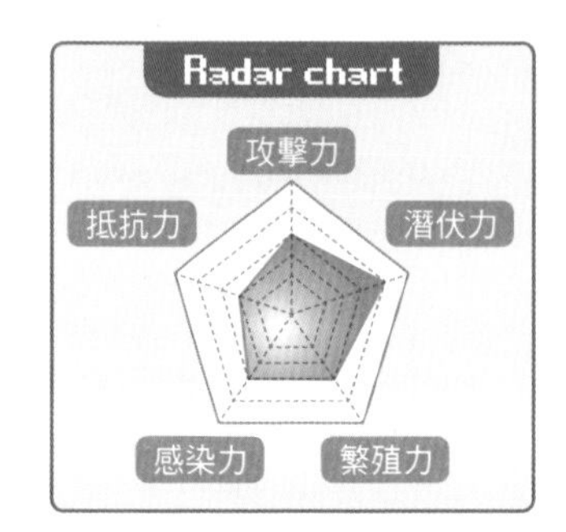

DATA

排行第二的性感染症病原菌

她是能夠引起性感染症之一：淋病的細菌。就性感染症的罹患頻率來說，她僅次於披衣菌（➡P.130），高居第二位。

感染後經過兩天左右，會引起感染部位附近發炎。**使男性引起尿道炎**，能造成尿道不適感、排尿時疼痛，以及自尿道流出膿狀分泌物等症狀，並伴隨相當程度的疼痛。

而對女性則會引起子宮頸炎等症狀，但疼痛感比男性輕微。也因此常被忽視，細菌會趁機侵入子宮底造成發炎，可能會因此發生下腹部疼痛、發燒等症狀，甚至因此導致不孕。

她的感染途徑主要以性交等黏膜直接接觸為主，不過也可能經由口交及肛交造成感染，並引起咽喉炎及直腸炎等症狀。若咽喉部成為感染源，下次口交時有可能會因此將感染擴散出去。

一定要戴上保險套

雖有抗生素可用，但具有抗藥性的細菌正日漸增加中。由於她常和披衣菌一起造成感染，當治療效果不佳時需要更換抗生素進行治療。目前推薦**在口交及肛交時也要戴上保險套以作為預防措施**。

分類	細菌界	感染途徑	性行為感染、母子感染（黏膜接觸）
大小	0.6～1μm	治療	抗生素（頭孢曲松）
症狀	男性：排尿疼痛、尿道流膿 女性：症狀比男性輕微		

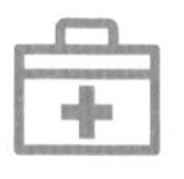

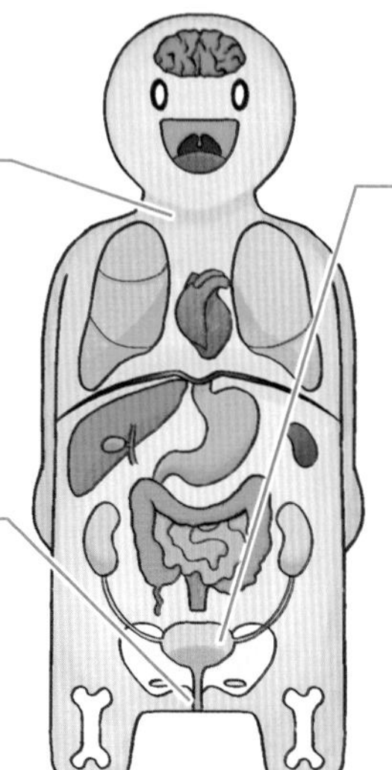

咽喉炎
對咽喉造成感染，引起喉嚨痛等症狀。可能會經由口交傳播感染。

子宮頸炎（女性）
缺乏自覺症狀。能使陰道流出白色膿狀分泌物等，惡化時導致腹膜炎及不孕症發生。

淋菌性尿道炎（男性）
會從尿道口流出膿狀分泌物，引起排尿時疼痛等症狀。

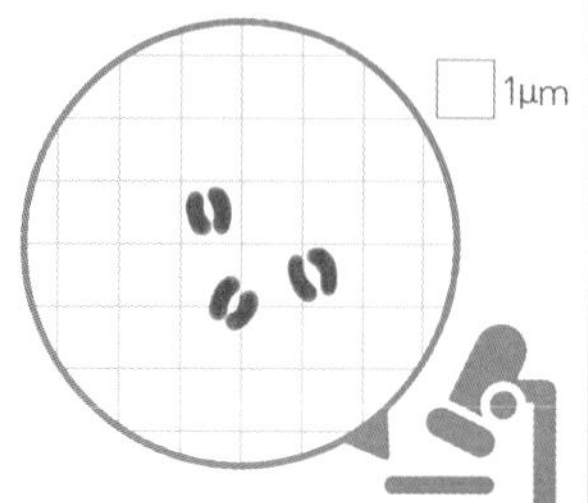

Micro-girls' Karte #55

披衣菌

–Chlamydia trachomatis

特殊細菌　專性細胞內寄生菌　5類感染症

……想摸我嗎？

……那就順從你的本能盡量摸吧！

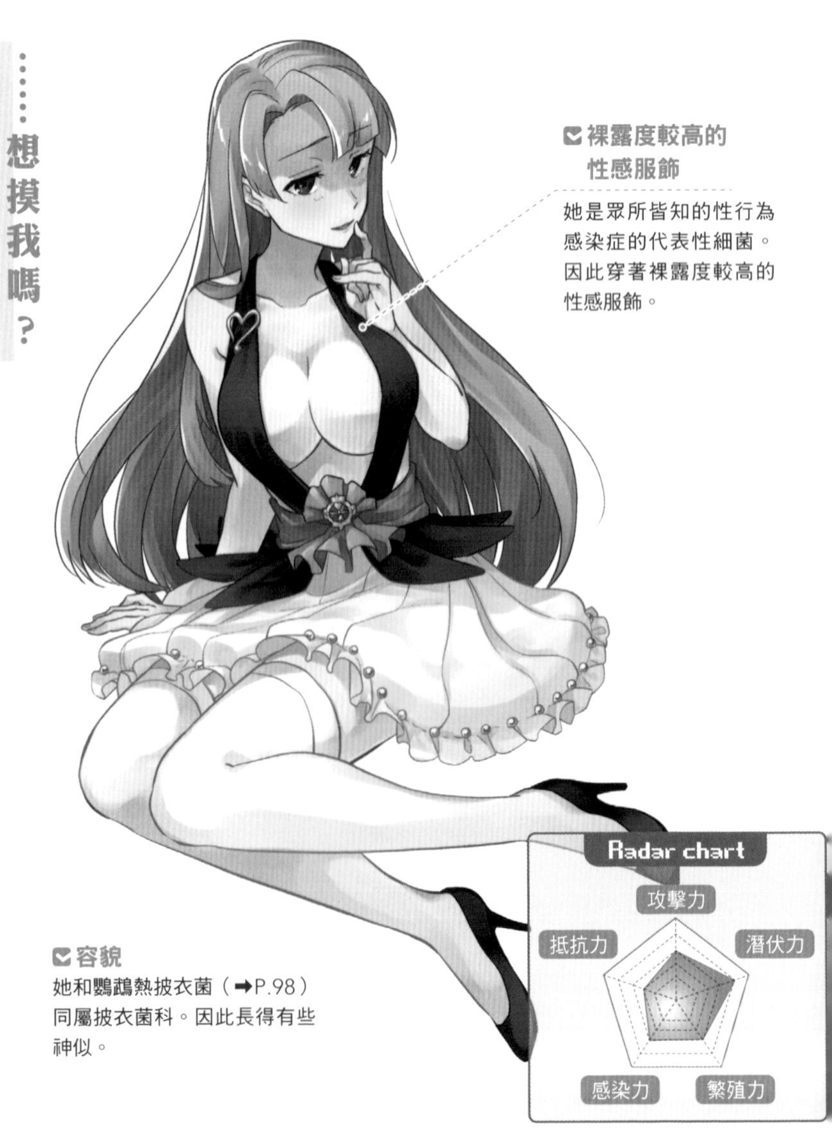

裸露度較高的性感服飾

她是眾所皆知的性行為感染症的代表性細菌。因此穿著裸露度較高的性感服飾。

容貌

她和鸚鵡熱披衣菌（➡P.98）同屬披衣菌科。因此長得有些神似。

DATA

她能導致不孕症？

只能在細胞內增殖的細菌雖有無數種類，但其中能夠引起性感染症（性器官披衣菌感染症）的就只有這種細菌了。

順帶一提，能引起肺炎的肺炎披衣菌，以及造成鸚鵡熱的病原菌，也就是鸚鵡病披衣菌（➡P.98）都是她的同伴。

她引起的症狀與淋病雙球菌（➡P.128）所造成的淋病相似，連發炎部位都幾乎相同。在男性身上引起尿道炎，而在女性身上產生陰道分泌物改變等現象。但**女性在病況進行時經常不會出現任何症狀**，等到察覺異常時早已引起子宮內膜炎及卵巢炎等症狀，**並可能造成不孕症**。

其感染途徑與淋病相同，大多經由性行為傳播。也可能由遭受感染的母親傳播給新生兒，在這種狀況下會引起肺炎、結膜炎、中耳炎等症狀出現。

數量最多的性感染症

在女性身上特別缺乏自覺症狀，常在不知不覺中將感染擴散出去。因此它**也是最常被報告的性感染症，在產檢時能驗出3～5%，且年輕女性的帶菌率也特別高**。性伴侶較多的朋友們請務必每年進行一次檢查。

分類	細菌界	感染途徑	性行為感染
大小	0.2～1µm	治療	抗生素（四環素類、巨環內酯類等） 由於她是細胞內寄生菌，因此β-內醯胺類抗生素無效
症狀	男性：排尿時疼痛等 女性：缺乏自覺症狀		

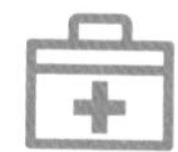

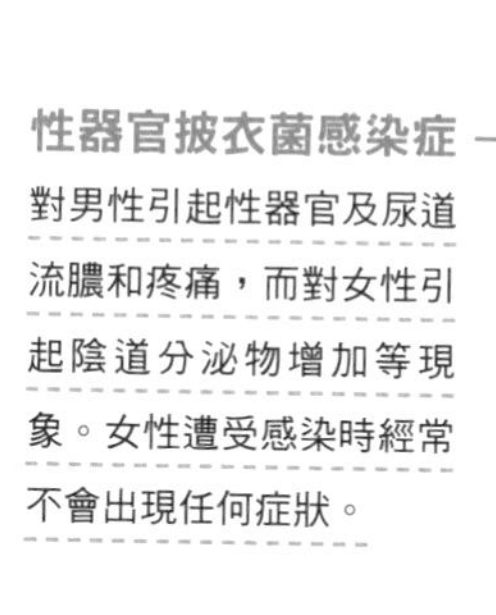

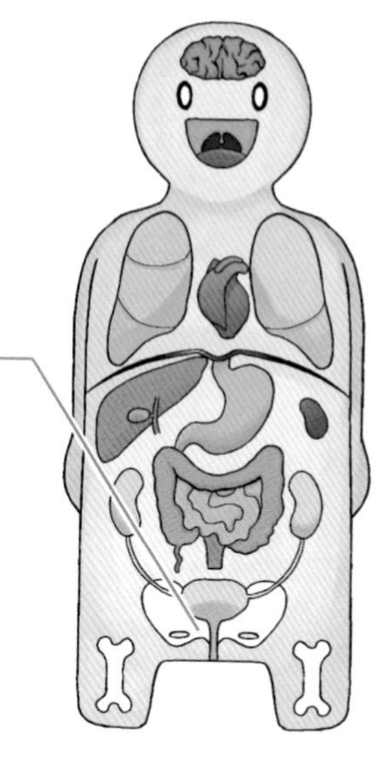

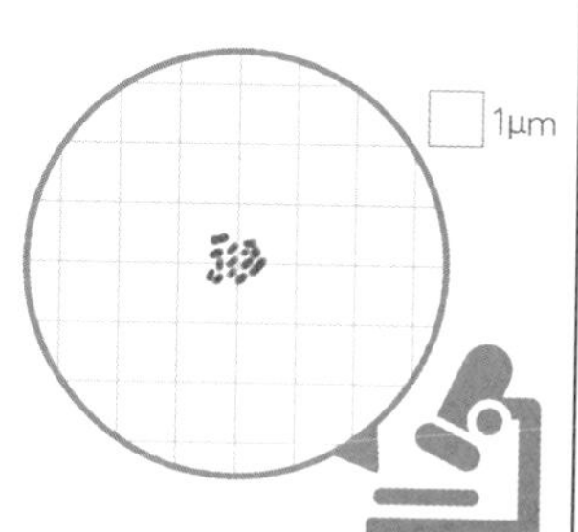

Micro-girls' Karte #56

人類免疫缺乏病毒

–Human Immunodeficiency Virus

RNA病毒　5類感染症

SR ★★★

……我從森林裡進到文明世界，

學到了「做人」的道理，並和人類一同……

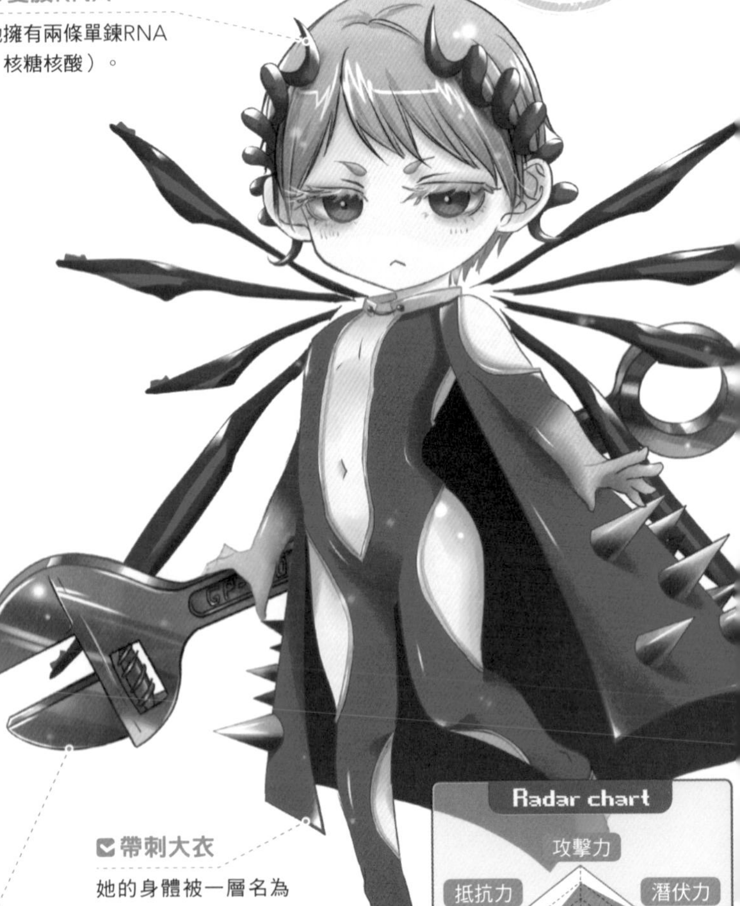

雙股RNA

她擁有兩條單鍊RNA（核糖核酸）。

猴子扳手

她屬於逆轉錄病毒科的慢病毒屬，據說源自食用了猴子（monkey）的黑猩猩。

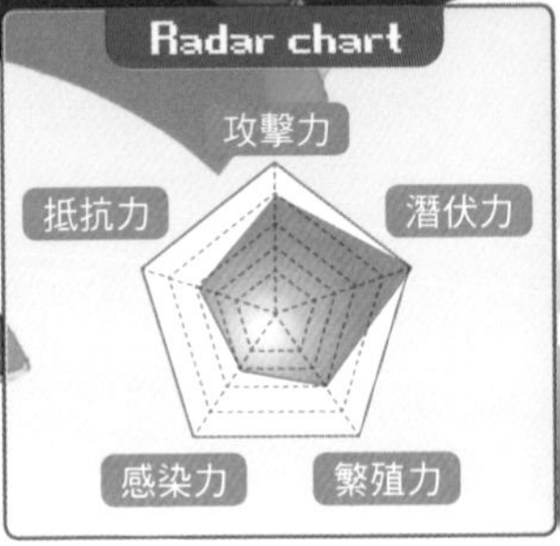

帶刺大衣

她的身體被一層名為套膜（envelop）的薄膜所包覆，其表面帶有由醣蛋白質所構成的釘狀突起物。

Radar chart

攻擊力　潛伏力　繁殖力　感染力　抵抗力

DATA

引起AIDS的病毒

她能破壞人體的免疫機能，統稱為「HIV」。**於病況發展後造成「後天性免疫不全症候群（AIDS）」**。

經由性交及母子間、不當使用針筒等方式，透過血液及陰道分泌物、精液、母乳等途徑造成感染。**HIV會花費數年至十數年時間慢慢破壞人體的免疫機能**。最棘手的是，在這段期間內幾乎不會產生任何自覺症狀。然而病毒會在人體內確實增加，造成免疫力降低並引起伺機性感染症。在日本國內常經由肺囊蟲肺炎而診斷出她的存在。

及早發現非常重要

HIV雖是種恐怖的病毒，但只要在受感染初期持續服用抗HIV藥物，就能維持與未遭受感染者幾乎相同的日常生活。

因此及早發現是最重要的一件事。可於全國各衛生所進行匿名且免費的檢查，當有所疑慮時就去檢查看看吧。

此外，在進行性行為時戴上保險套等也是重要的預防方式。順帶一提，據說每一次進行性行為時，遭受感染的機率為0.1～1%左右。

分 類　病毒

大 小　約100nm

症 狀　無症狀

感染途徑　血液感染、性行為感染

治 療　抗反轉錄病毒藥物組合療法（ART：Anti-Retroviral Therapy）

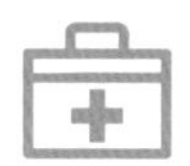

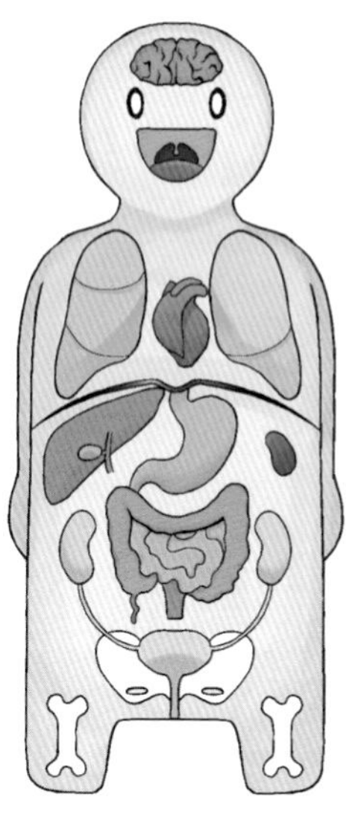

AIDS

她會侵入並破壞CD4陽性T細胞。使人體陷入免疫不全狀態，並引起肺炎及腦膜炎等症狀。若未進行治療，將於發病後兩年左右死亡。

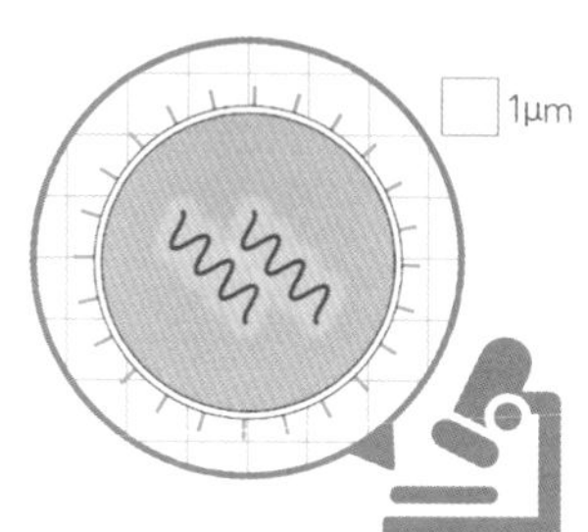

Micro-girls' Karte #57

乳突病毒

-Human papillomavirus

DNA病毒

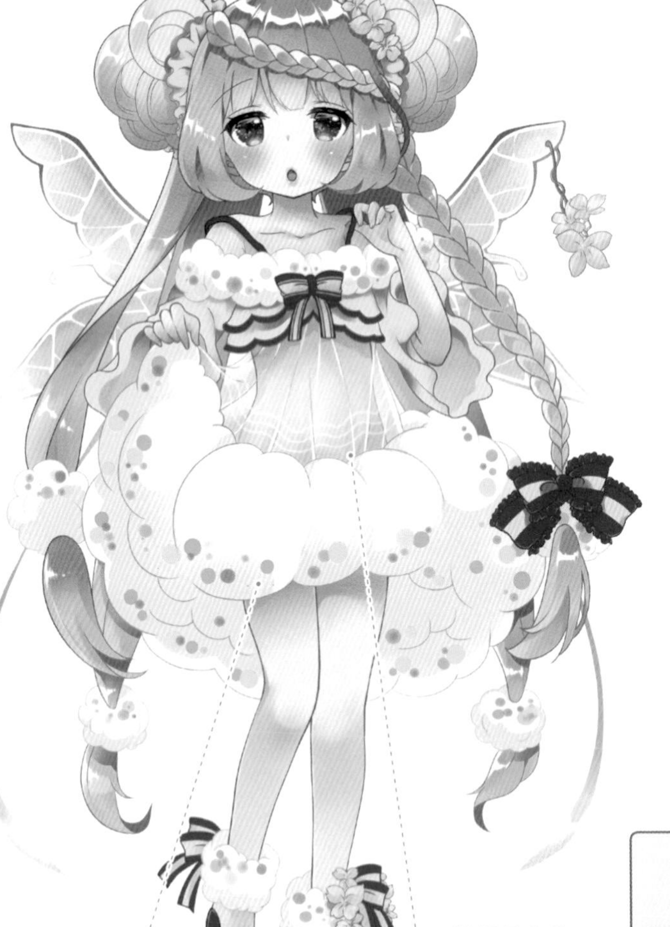

人家能讓皮膚變得膨膨軟軟的哦

膨膨軟軟疙疙瘩瘩長菜花！

花椰菜

她能使陰部長出膨膨軟軟的花椰菜狀疣（尖狀濕疣，俗稱菜花）。

粉紅色衣物

由於她能引起性行為感染症，因此穿著裸露度較高的粉紅色衣物。

Radar chart

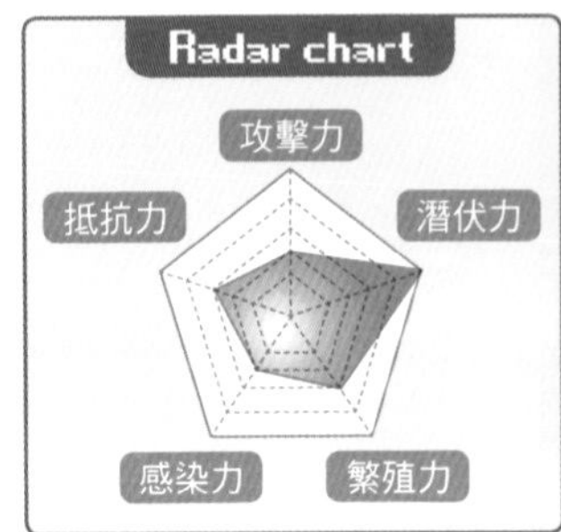

DATA

能使人長出多種不同的疣

正確來說她應該被稱為人類乳突病毒（HPV），能夠細分為不同類型，由不同類型所造成的病狀也各不相同。

然而，她們的**共通症狀是會使人長出疣**。疣的形狀會因為類型而有微妙的差異，舉例來說「6、11」型能使性器官及肛門週邊長出外型像花椰菜的疣。而「2、4」型及「3、10」型長出的疣比較接近一般人的印象，前者在手腳上，而後者則會使臉部及手腕上長出疣。無論哪一種都不癢不痛。據說「16、18」型的風險較高，有引起子宮頸癌的風險存在。

雖然她們大多為良性，但**根據疣的類型不同，也可能演變成子宮頸癌等疾病**。

大多經由性行為造成感染，據說在有過性經驗的女性中，有超過半數的比例在一生中都會受到一次感染。其中大多數會經由免疫系統排除，而剩下的則可能演變成癌症。

以疫苗預防癌症化

目前已經開發出了子宮頸癌（HPV）疫苗，並已實行接種。藉此可**減少90%以上的癌症發生機率**。此外也請記得進行子宮頸癌檢查。

分 類	病毒	感染途徑	性行為感染
大 小	約 55 nm	治 療	子宮頸癌疫苗
症 狀	陰部長疣，且有演變成子宮頸癌的風險		

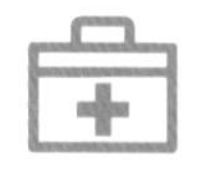

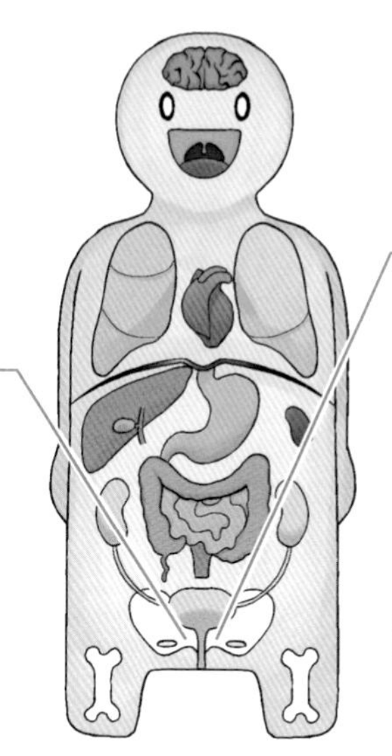

尖狀濕疣

6、11型等病毒能使陰部長出類似花椰菜的疣。

子宮頸癌

雖然16、18型等病毒有造成子宮頸癌的風險，只需接種疫苗就能避免。

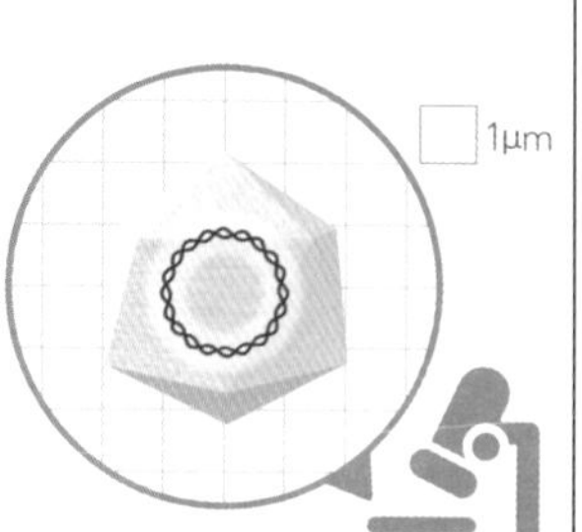

Micro-girls' Karte #58

B型肝炎病毒

–Hepatitis B virus

DNA病毒

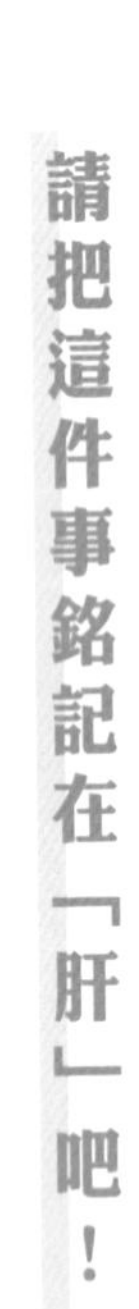

羽翼

外型類似肝臟的羽翼。她能感染並傷害肝細胞，引起肝炎及肝硬化、肝細胞癌等疾病。

針筒

她能經由血液造成感染，需小心別意外受到針札。據說發生針扎事件的感染率為30%左右。

Radar chart

攻擊力
潛伏力
繁殖力
感染力
抵抗力

容貌

雖然她的名稱和症狀都類似C型肝炎病毒（➡P.138），但她們的種類完全不同。

DATA

接吻時也要當心？

她是種對肝臟造成感染，並引起B型肝炎的病毒。能透過母子（垂直感染）、性行為、輸血、針扎事件、吸毒者濫用針筒等方式經由體液及血液造成人傳人感染。

由於她不會經由皮膚感染，也不會在洗澡、游泳池、共用餐具等情況下造成感染，因此在日常生活中受到感染的風險並不高。然而也出現過在**舌吻後受感染**的案例。

其感染大致可分為一次性及持續性等兩種，健康的成年人大多為無症狀的一次性感染，但也有可能引起急性肝炎。會產生疲倦感、食慾不振、發燒、尿液呈紅褐色、黃疸等症狀。不過在1～2個月後能自然排出病毒並痊癒。若未產生任何症狀也一樣會自然痊癒。

而另一方面，據說有**數%感染者會轉變成病毒帶原者**，發病後會經由前述症狀進而引起肝硬化及肝癌等疾病。

以疫苗及保險套進行預防

日本從2016年起實施B型肝炎疫苗定期接種，幾乎所有新生兒都需要接受接種。而**醫療從業人員更應該進行疫苗接種**。

分 類	病毒	感染途徑	血液感染、性行為感染、母子（垂直）感染
大 小	約42nm		
症 狀	急性肝炎、慢性肝炎等（初期缺乏自覺症狀）	治 療	B型肝炎疫苗、核苷類藥物、干擾劑療法

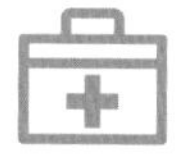

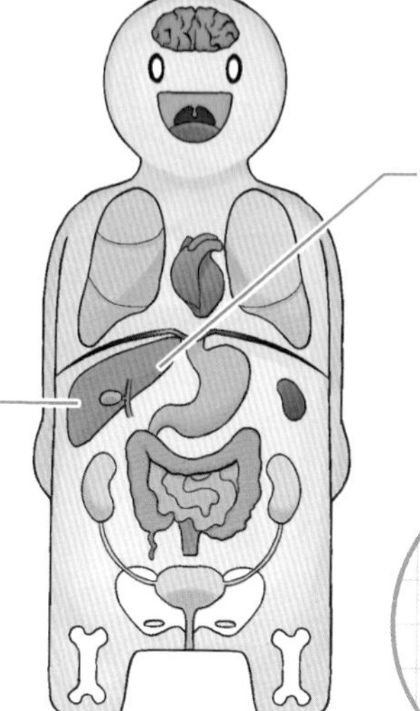

急性肝炎

引起肝臟快速發炎。出現發燒、疲倦、黃疸等症狀。

慢性肝炎

引起肝臟緩慢發炎。有導致肝硬化及肝細胞癌的風險。

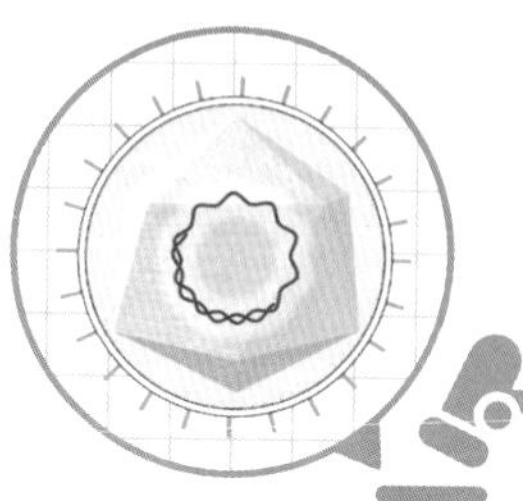

Micro-girls' Karte #59

C型肝炎病毒

–Hepatitis C virus

RNA病毒

請小心針頭，

要將這件事銘記在「肝」哦。

羽翼

外型類似肝臟的羽翼。她能感染並傷害肝細胞，引起肝炎及肝硬化、肝細胞癌等疾病。

針筒

她能經由血液造成感染。據說發生針扎事件時的感染率為1.8%左右。

容貌

雖然她的名稱和症狀都類似B型肝炎病毒（➡P.136），但她們的種類完全不同。

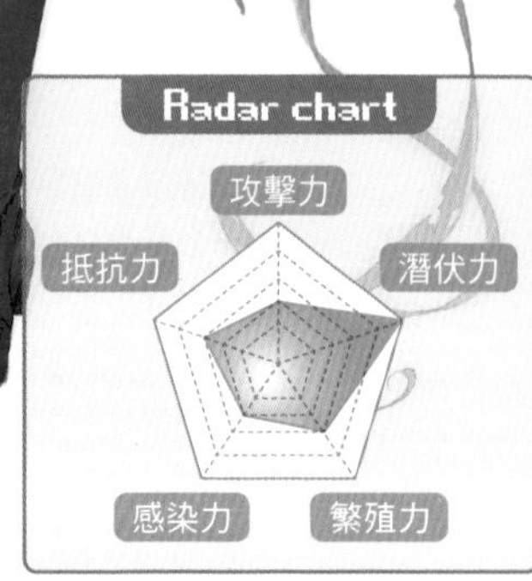

DATA

在不知不覺中得到肝炎……

她能夠在肝臟內增殖並引起C型肝炎。其感染途徑和持續性感染能力與B型肝炎病毒（➡P.136）極為相似。

雖然有30%左右的人能在受感染後自然痊癒，然而剩下的70%則會成為C型肝炎慢性患者（帶原者）。由於肝臟是種切除70%左右仍可正常發揮功能的器官，**因此就算成為帶原者，大多在10～15年內肝功能仍是毫無異常的**。然而病毒仍會緩慢侵蝕身體，與B型肝炎相同，放置慢性肝炎不進行治療，有演變成肝硬化及肝細胞癌的風險，因此需要多加留意。

感染者可能高達200萬人

會用到針筒的醫療從業人員，平常就需要做到絕不將保護蓋套回使用過的針頭等預防手段，以避免針扎事件發生。她不易引起症狀，因此有過晚發現的傾向，但她是種及早治療就能治癒的疾病，因此進行肝炎病毒檢查也是很重要的。

在索華迪、夏奉寧等口服藥物於2016年發售後，幾乎能夠100%治癒。**C型肝炎已經是一種能夠治癒的疾病了**。

分類	病毒	感染途徑	血液感染（針扎事件等）
大小	55～65 nm	治療	尚無疫苗。干擾劑療法、新藥（索華迪、夏奉寧）
症狀	急性肝炎、慢性肝炎等（初期缺乏自覺症狀）		

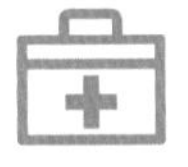

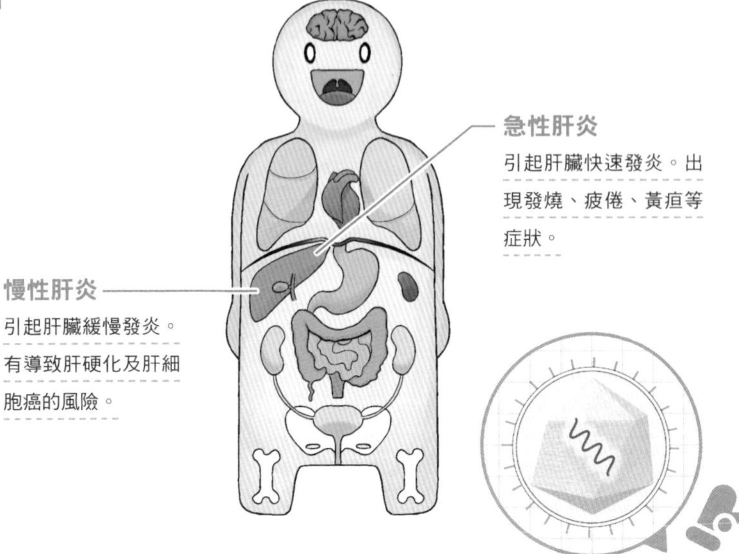

性行為感染症的恐怖

糟糕
小雨衣用完了！
就一次而已不要緊啦？
冒出
※這是香菇
晃動

很好～出發嘍～!!
妳聽說了嗎？聽說要到那邊的世界去！
太棒了～♪
出發！
※這是香菇

等一下！找到了!!
盒底還剩一個！
跳出
妳好！
呃
唔
撕開
哇

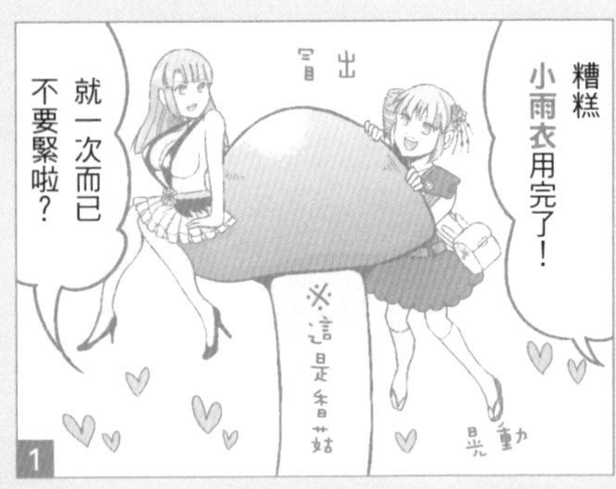

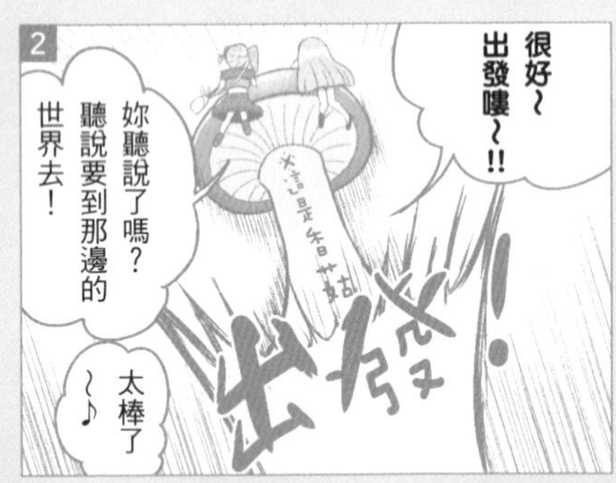

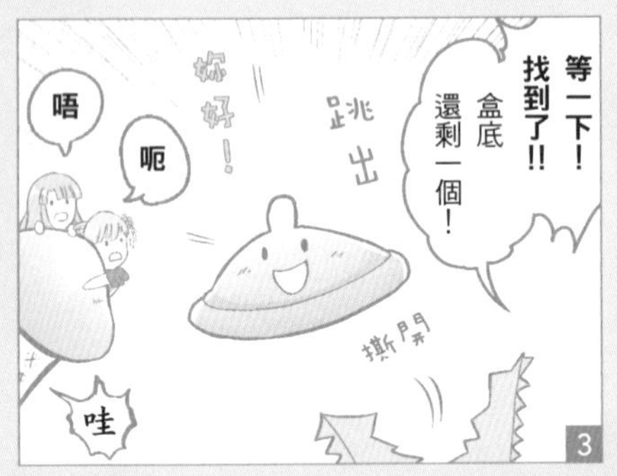

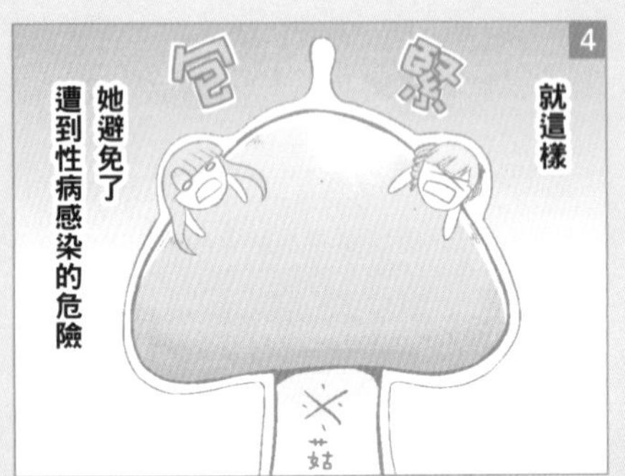

感染在不知不覺中擴散了？

所謂的性行為感染症，是經由性行為造成感染的疾病的統稱。它也被稱為性病、性感染症或STI（Sexually Transmitted Infections，性傳播感染），主要由精液及陰道分泌液，及生存在性器官週圍的細菌所引起。除了由男性器官插入女性器官的行為外，也可能透過口交及肛交等性行為造成感染。

性行為感染症最恐怖的地方是缺乏自覺症狀，有可能在不知不覺的情況下將感染擴散開來。如披衣菌（➡P.130）及淋病雙球菌（➡P.128）等代表性病原菌，她們擁有容易使男性感到排尿時疼痛等症狀，但在女性身上難以產生症狀的特徵。而病況發展後有可能造成不孕症。

在有所疑慮時，就算沒有任何症狀也應該去做檢查。能在衛生所等醫療機關進行免費且匿名的檢查。

此外，用以避孕的保險套也有著預防性感染症的功效。最好在口交和肛交時，也能戴上保險套。

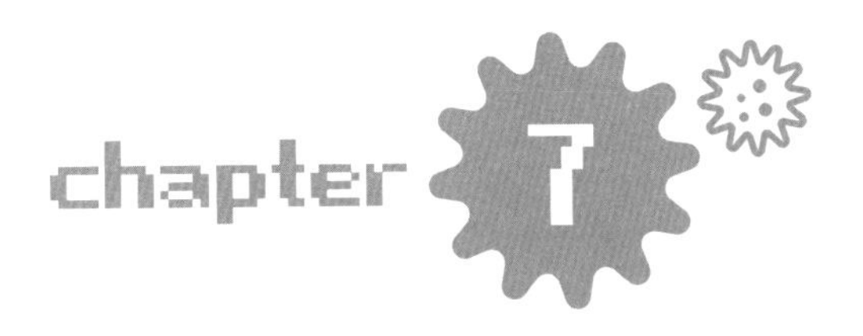

[外來感染症]

即使認為待在國內就沒問題了，也可能有人在國外受到感染後，將這些菌娘帶回國內，並引起各種感染症。

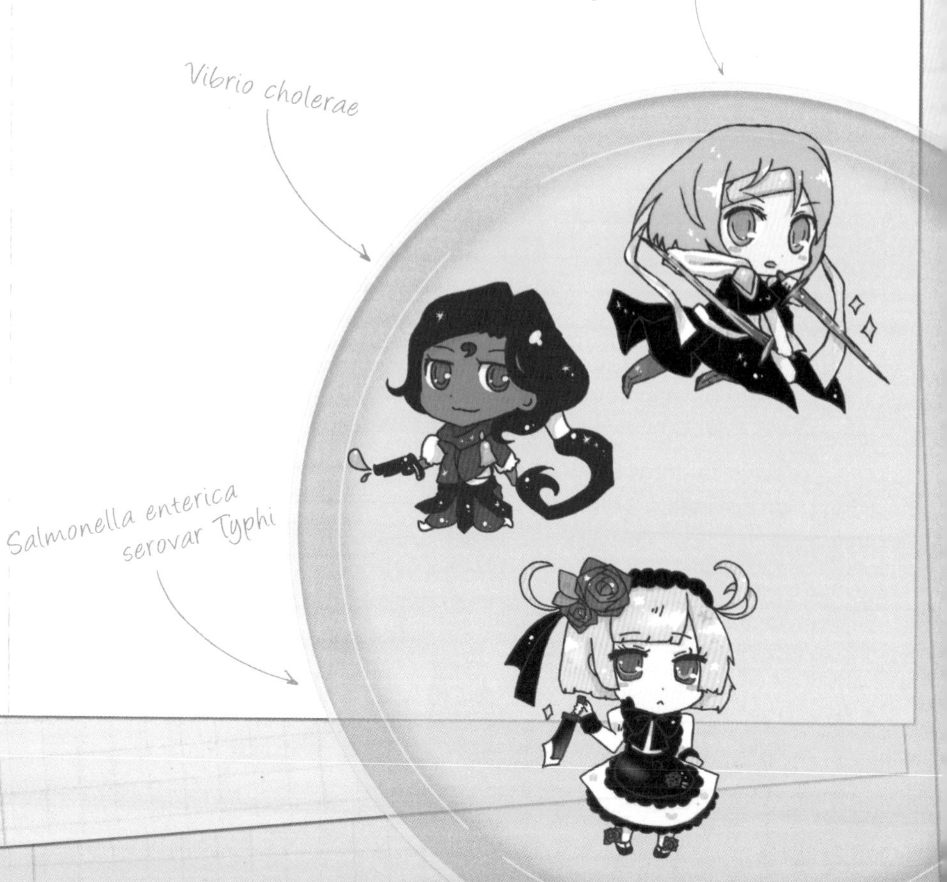

Micro-girls' Karte #60

鼠疫桿菌

SSR

–Yersinia pestis

革蘭氏陰性桿菌　兼性厭氧菌　1類感染症

我曾被稱為人類的天敵……

現在安安靜靜地過著自己的生活就是了。

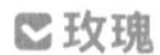

玫瑰

有種廣為流傳的說法，認為童謠『Ring-a-Ring-o' Roses』是首描述鼠疫症狀的歌曲。

服裝

她的穿著來自瘟疫醫師的服裝和面具。往昔認為此面具能保護自身免受瘟疫侵襲。

差使

她能夠驅使老鼠，透過牠們擴散感染。

Radar chart

攻擊力
抵抗力
潛伏力
感染力
繁殖力

DATA

致死率為100%？

她是種能夠引起鼠疫，感染力和致死力都非常高的細菌。據說在中世紀歐洲地區曾造成3000萬人死亡。**當跳蚤叮過受到污染的老鼠後再叮咬人，或由帶菌者的飛沫感染等方式造成感染**。

感染若由跳蚤所造成，會造成叮咬部位附近的淋巴結腫脹及疼痛。之後疼痛將擴散到全身，並引起頭痛、發燒等症狀。接著全身上下所有組織會遭到破壞，使皮膚變黑，引起敗血症等症狀發作而致死。**此種症狀被稱為腺鼠疫，而由於其外觀的緣故，又被叫做黑死病**。

這種細菌也能對肺部造成感染。隨呼吸向外排放出大量細菌，並成為感染給多數人的感染源。其後引起肺炎，並造成呼吸衰竭及循環衰竭等症狀。此類症狀被稱為**肺鼠疫，在未接受治療的情況下致死率高達100%**。

非洲仍在流行中

其對策為盡量避免進入老鼠棲息的地區。在日本雖然已將近100年未發現任何病例，但她仍在非洲持續流行中。雖仍無疫苗但有抗生素可使用，因此在接觸過鼠疫患者後，盡早服用藥物是非常重要的。

分類	細菌界	感染途徑	經皮感染（經由跳蚤）、飛沫感染（經由肺鼠疫患者）
大小	1～3μm		
症狀	淋巴節腫大、發燒、出血斑、呼吸困難等	治療	抗生素（鏈黴素、慶大黴素等）

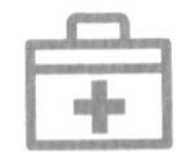

肺鼠疫

由人傳人造成感染，引起肺炎後造成呼吸衰竭及循環衰竭等症狀。未接受治療時致死率高達100%。

腺鼠疫

由叮咬過老鼠的跳蚤造成感染，使皮膚出現血斑，全身佈滿黑色斑點。別名為黑死病。

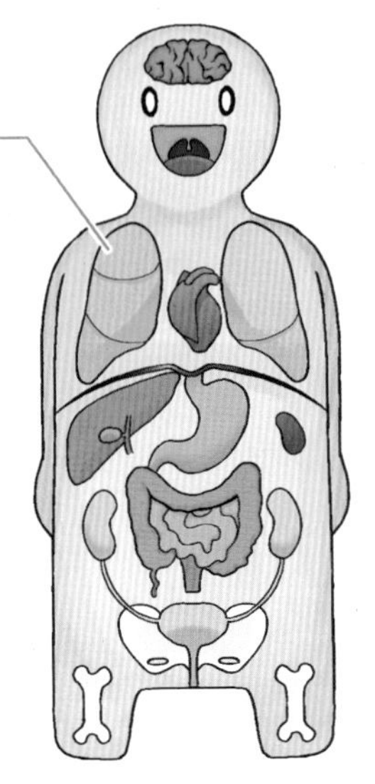

敗血症

細菌環繞全身，引起全身性發炎反應。有可能因損害內臟而致死。

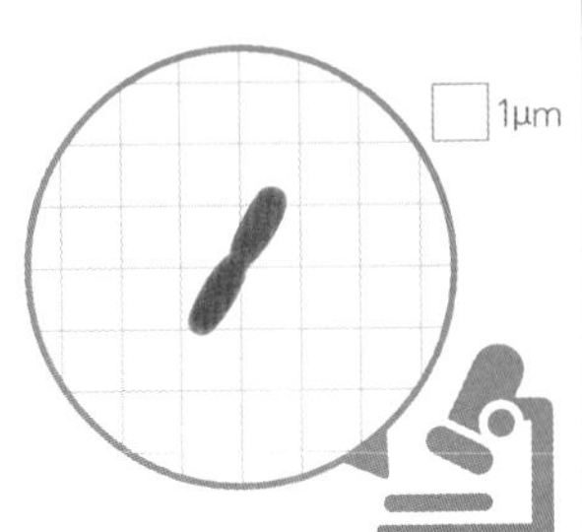

Micro-girls' Karte #61

傷寒桿菌

SSR

—Salmonella enterica serovar Typhi

革蘭氏陰性桿菌　兼性厭氧菌　3類感染症

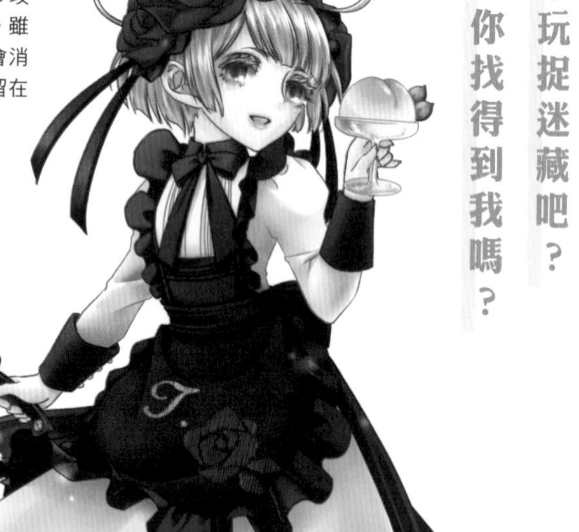

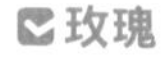

玫瑰

患者身上會長出許多玫瑰色斑（玫瑰疹）。雖然這些疹子很快就會消退，但毒素仍會殘留在體內。

殺傷力

她恐怖的殺傷力，於全世界每年造成超過10萬人死亡。

黑色女僕裝

她能產生硫化氫，因此在培養細菌時會出現黑色色塊。

隱密

她雖然有高度感染力，但不會引起任何症狀因而難以察覺。她輕巧的身軀甚至能直接混入細胞內。

Radar chart

攻擊力　潛伏力　繁殖力　感染力　抵抗力

DATA

每年都造成許多人死亡的細菌

傷寒一般於遭受感染後1～3週左右開始發作。能造成全身疲倦、頭痛、發高燒、便秘、並使皮膚長出類似玫瑰花的紅色斑點，俗稱「玫瑰色斑」的多種症狀。病況進行後會使腸道穿孔出血，**據說若不進行適當治療，致死率約為10%左右**。雖然在日本極少出現，但全世界各地有多數人因此死亡，死亡人數每年約為13～16萬人左右。

由於她大多隨著食物和飲料侵入人體，並引起經口感染，因此在衛生管理較為不發達的東南亞及非洲等**開發中國家頗為常見**。

旅行時要特別注意

實際上，日本人幾乎都是在海外旅行時才會遭受感染。雖已有傷寒疫苗可使用，但日本尚未認可該藥物。**其對策為避免生食**。請盡可能食用加熱食品。

在溫暖地區見到令人食指大動的水果時，請不要購買已經分切好的水果，請改買完整的新鮮水果，自行剝皮食用。萬一受到感染，基本治療方式為長期服用抗生素。

分類	細菌界	感染途徑	經口感染
大小	2～5μm	治療	抗生素（頭孢曲松、阿奇黴素）
症狀	發燒、玫瑰疹、肝脾腫大等		

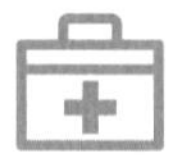

玫瑰色斑

於胸腹部等部位長出許多直徑2～5mm，呈玫瑰色（淡紅色）的斑疹，一般於數日後消退。

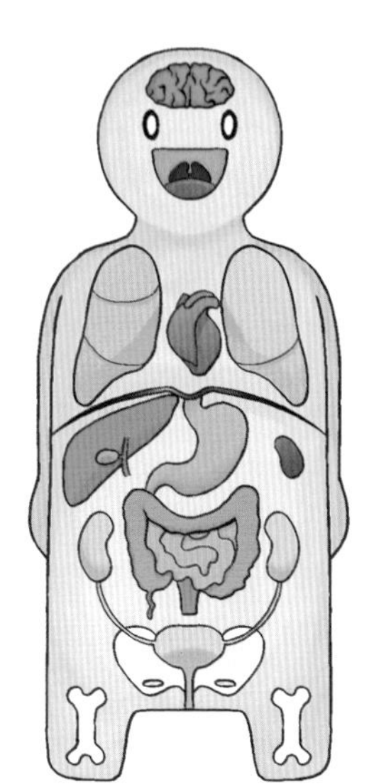

慢性帶原者

雖未出現任何症狀，但仍能四處傳播病原體。健康帶原者有成為感染源的風險。

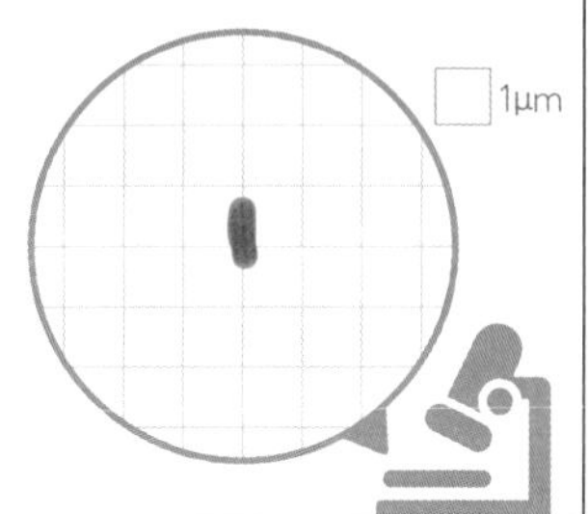

Micro-girls' Karte #62

副傷寒桿菌

SSR

-Salmonella enterica serovar Paratyphi A

革蘭氏陰性桿菌　兼性厭氧菌　3類感染症

傷寒桿菌姐，……妳別鬧得太誇張哦？

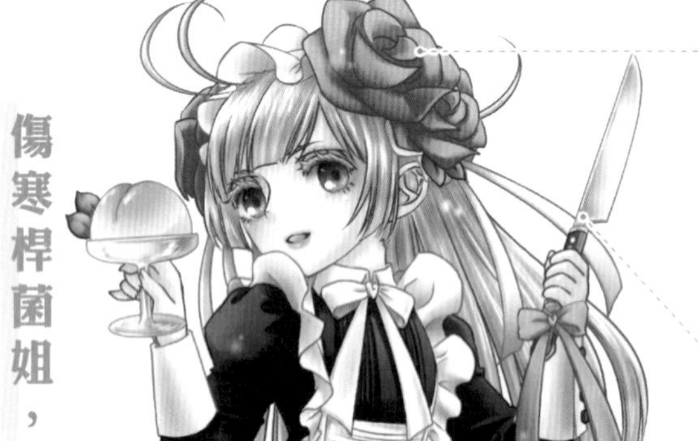

玫瑰

患者身上會長出許多玫瑰色斑（玫瑰疹）。雖然這些疹子很快就會消退，但毒素仍會殘留在體內。

殺傷力

她雖然比不上傷寒桿菌（➡P.144），但仍有不錯的殺傷力，於全世界致人於死。

白色女僕裝

她不會產生硫化氫，在培養細菌時不會變黑。

隱密

她雖然有高度感染力，但不會引起任何症狀因而難以察覺。她輕巧的身軀甚至能直接混入細胞內。

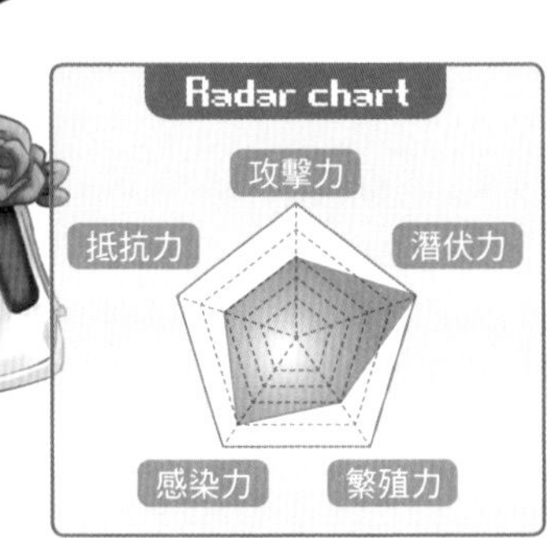

DATA

症狀比傷寒輕微

傷寒桿菌（➡P.144）能引起傷寒，而副傷寒桿菌能夠引起副傷寒發作。她們均為棲息於人類及動物消化管道內的腸內細菌，同為沙門氏菌屬。

她的感染地點、途徑及症狀都和傷寒相同，但擁有在發高燒的情況下並不會使脈搏加速，及成人遭受感染時發生便秘的機率比腹瀉還高等特徵。若膽囊遭受感染，有**可能成為帶有副傷寒桿菌的健康帶原者，並成為感染源**。

她引起的症狀比傷寒桿菌輕微，雖然罹患率、致死率都較低，但據說**每年仍有大約540萬人罹患此疾病**。

在柬埔寨非常流行

雖然傷寒有疫苗可施打，但副傷寒桿菌是沒有疫苗的。因此和預防腸傷寒相同，**到海外旅行時，在熱帶地區的開發中國家請盡量避免食用生肉及生水**。

事實上在2013年，前往柬埔寨旅行的日本人遭受副傷寒桿菌感染的案例開始急速增加。此種傾向並不限於日本人，就連歐洲及紐西蘭等地區也相同，出現了許多從柬埔寨旅行歸國的人們受到副傷寒感染的報告。

分　類	細菌界	感染途徑	經口感染
大　小	2～5μm	治　療	抗生素（頭孢曲松、阿奇黴素等）
症　狀	發燒、玫瑰疹、肝脾腫大等		

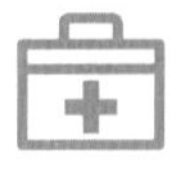

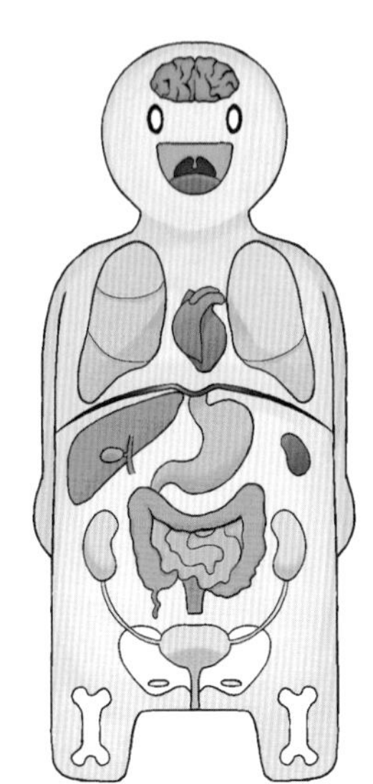

玫瑰色斑

於胸腹部等部位長出許多直徑2～5mm，呈玫瑰色（淡紅色）的斑疹，一般於數日後消退。

慢性帶原者

雖未出現任何症狀，但仍能四處傳播病原體。健康帶原者有成為感染源的風險。

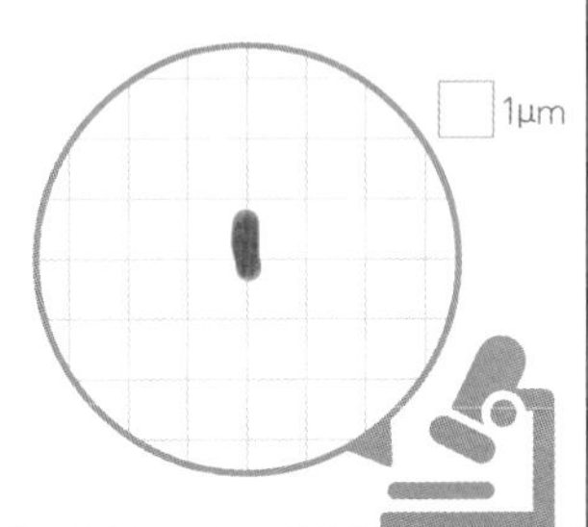

Micro-girls' Karte #63

流行性斑疹傷寒 SSR

–Rickettsia prowazekii

特殊細菌　專性細胞內寄生菌　4類感染症

在如此整潔的世界中，
已經沒有我
登場的餘地了。

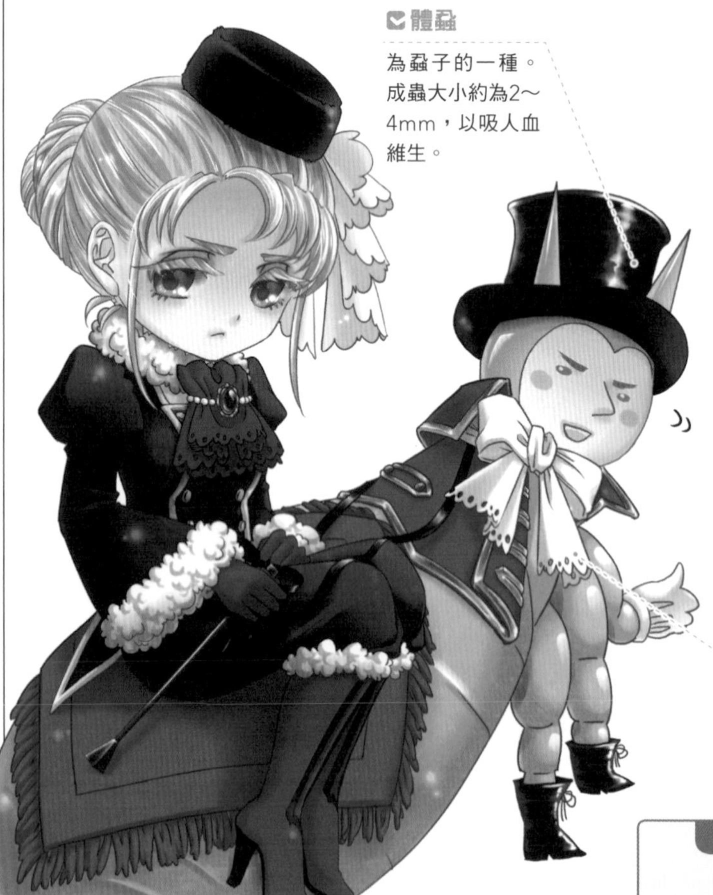

體蝨

為蝨子的一種。成蟲大小約為2～4mm，以吸人血維生。

蝨子的衣服

體蝨會在人類的衣服上寄生並增殖。愛漂亮，追求時髦穿著。

容貌

由於她能引起類似傷寒的症狀，以往曾認為她也是同類型的感染症。她的容貌和傷寒桿菌（➡P.144）似乎有幾分神似……？

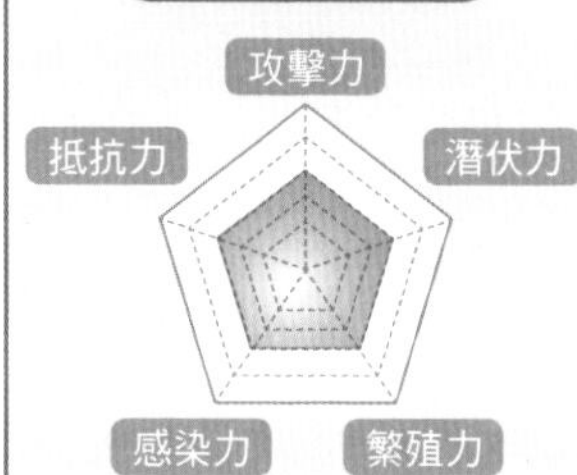

DATA

可能造成精神障礙

她和日本紅斑熱（➡P.150）及恙蟲病（➡P.94）相同，都是經由遭受立克次體感染的昆蟲吸血後而發病，而**人蝨是流行性斑疹傷寒的媒介者**。

受到感染後，人體會突然遭受39～40度高燒、頭痛、怕冷、 嘔吐、手腳疼痛等症狀襲擊。發燒後經過數天，將從軀幹開始發疹並逐漸往全身擴散。一開始用手指壓住即可使疹斑消退，但會逐漸無法使其消退，並轉為暗紫色的點狀出血斑。

此外她還**能使人陷入幻覺及錯覺中，並造成狂躁狀態等精神障礙出現的特徵**。

在日本也很危險？

雖然有機會轉為重症，但對於兒童及有完整免疫力的成年人，有可能在未出現發疹及精神障礙的情況下以輕微症狀帶過。使用抗生素進行治療，未治療致死率雖會隨年齡而有所差異，據稱為10～40%。

人蝨在非洲的監獄內大量繁殖，因此也曾經造成多人罹患此病。然而她畢竟是種經由人蝨所引起的疾病，在衛生管理進步的先進國家難以流行。**以日本來說，於1958年之後就沒有任何病例出現了**。但這不代表人蝨已經不存在了，因此仍不可掉以輕心。

分類	細菌界	感染途徑	經皮感染（經由人蝨）
大小	1.2～3μm	治療	抗生素（四環素類等）
症狀	發燒、發疹		

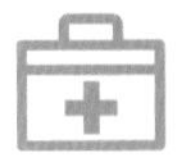

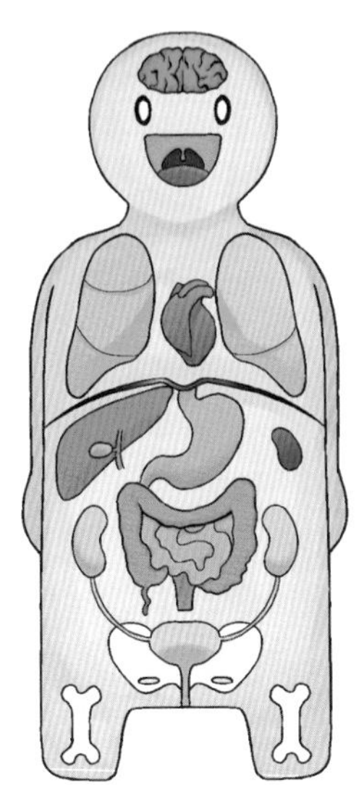

皮疹

皮疹遍生於軀幹部位。常於貧困、饑餓等衛生不良環境流行。

發燒

被人蝨叮咬後突然發病。發燒接近40度左右，並伴隨頭痛及怕冷等症狀發生。

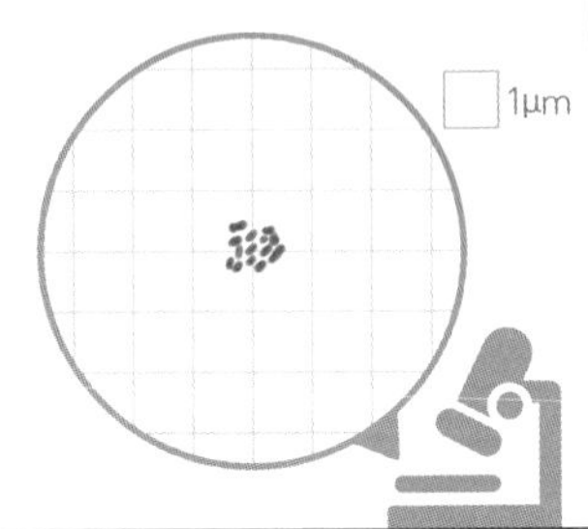

7 外來感染症

Micro-girls' Karte #64

日本紅斑熱立克次體

–Rickettsia japonica

特殊細菌 專性細胞內寄生菌 4類感染症

壁蝨先生，人家……

想到那座山的另一邊去……

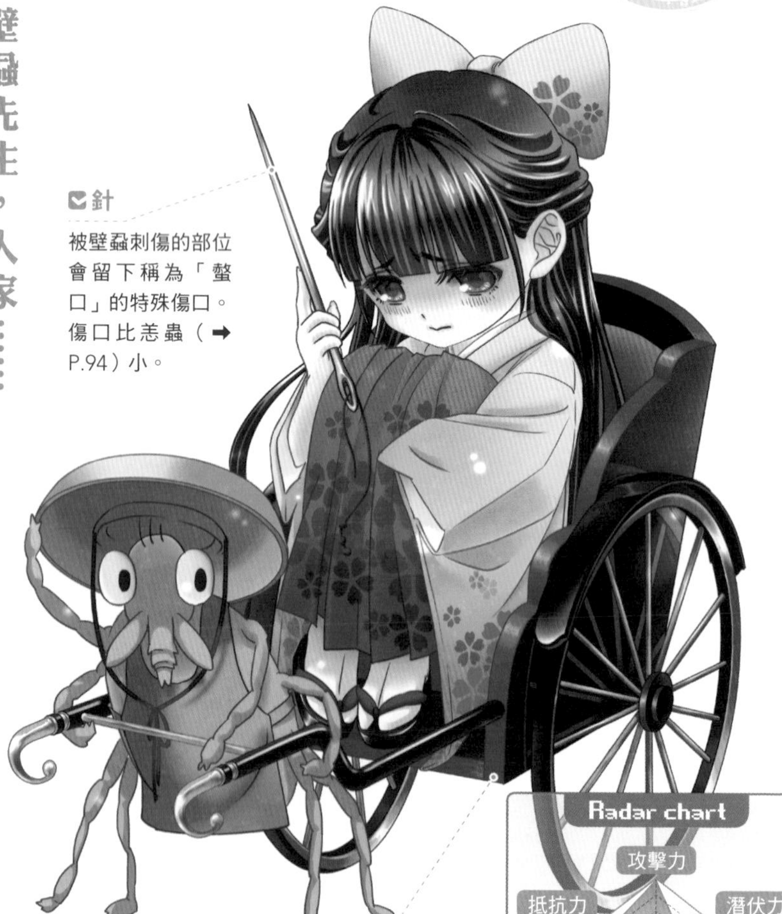

針

被壁蝨刺傷的部位會留下稱為「螫口」的特殊傷口。傷口比恙蟲（➡P.94）小。

壁蝨

為日本紅斑熱病原體的媒介之一。活動時間主要為4～11月。

細胞內寄生

她只能在細胞內活動，是個大家閨秀。

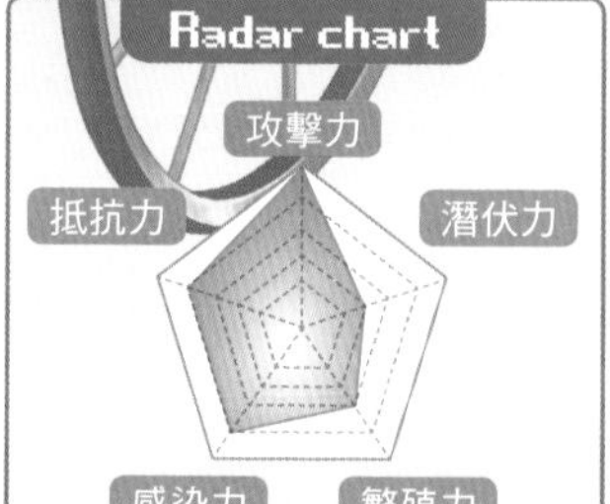

Radar chart

攻擊力

潛伏力

繁殖力

感染力

抵抗力

DATA

能引起非常特別的發疹現象

她是引起流行性斑疹傷寒（➡P148）和恙蟲病（➡P.94）的細菌的同伴。**於受到已被感染的壁蝨螫咬後，造成日本紅斑症發作**。雖然立克次體病在全世界隨處可見，但日本的首例報告是在1984年後才出現，也被稱為日本紅斑熱。

其初期症狀為發燒38～40度、怕冷、頭痛、全身疲倦等。發燒後經過2～3天，會從手腳末端長出紅色的疹斑。罹患恙蟲病時，則會從螫咬處長發疹子並向外擴散，以發疹方式為其不同之處。

發疹狀況為長出米粒大小的紅斑，以掌心疹斑數量最多為特徵。之後轉變成出血性發疹。幾乎不會發腫和發癢，紅斑於兩週左右消失。

請不要硬將壁蝨拔下來

她沒有疫苗，發病時以抗生素進行應對。重要的預防方式為穿著肌膚裸露較少的服裝，及塗抹能使壁蝨忌避的藥品等，以避免遭受壁蝨螫咬。此外，**發現壁蝨時請不要並將牠們拔除或掐死，請用鑷子等工具夾住壁蝨頭部後再去除**。如果難以做到，請盡速就醫。

分 類	細菌界	感染途徑	經皮感染（經由壁蝨）
大 小	1.2～3µm	治 療	抗生素（四環素類等）
症 狀	螯口、發燒、 發疹（四肢特別明顯）		

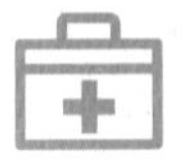

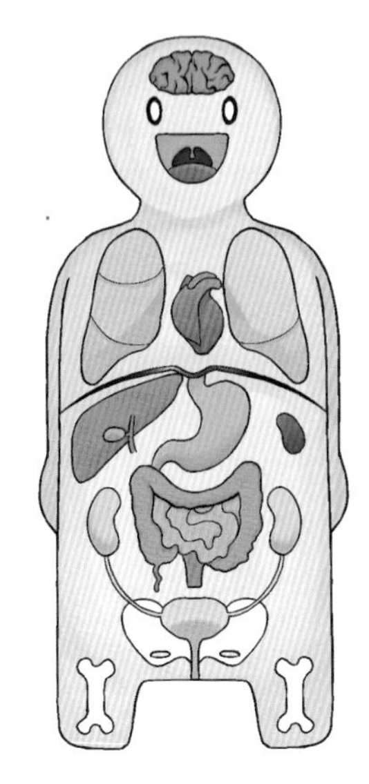

螯口

被壁蝨螫咬的部位會紅腫並長出黑色焦痂。

皮疹

全身長出米粒大小的紅色斑點。與恙蟲病相比，其特徵為斑點多分佈於四肢（掌心及腳底最多）。

發燒

遭受壁蝨螫咬後，將於2～8天後引起症狀。發燒接近40度左右，並伴隨頭痛及怕冷等症狀發生。

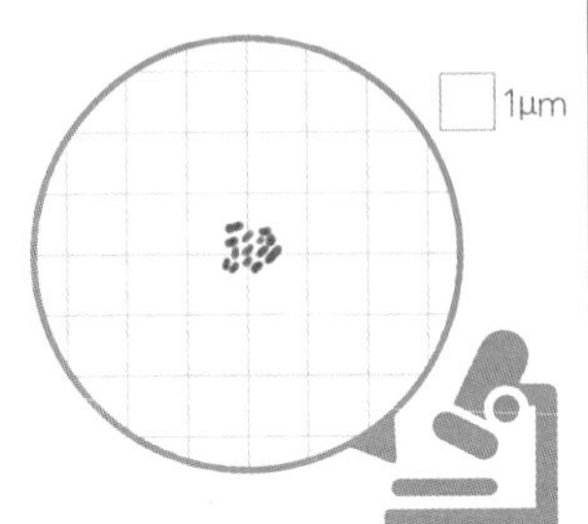

Micro-girls' Karte #65

炭疽桿菌

SSR

—Bacillus anthracis

革蘭氏陽性桿菌　偏性好氧菌　4類感染症

我是身穿黑衣的連續殺人魔。
沒有人能夠阻止我。

三種武器

她能驅使三種病原因子（保護性抗原、水腫因子及致死因子）發揮毒性。

制服

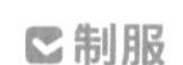

當生長環境惡化時，制服將改變為防衛形態（形成芽孢），使所有傷害無效。但在該狀況下無法移動。

形成莢膜

她會產生由D-麩胺酸聚合成的多肽構成的保護膜，使免疫系統對她造成的傷害減半。

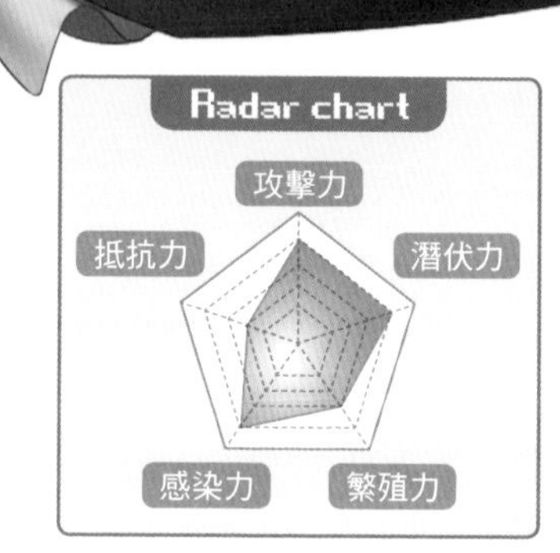

DATA

症狀會由於感染途徑而不同

她是種能引起名為炭疽病的感染症的細菌。她並不會由人傳人造成感染，而是透過受到炭疽菌感染的動物及其屍體造成感染，根據途徑可區分為「皮膚性炭疽病（經皮感染）」「胃腸性炭疽病（經口感染）」和「肺炎性炭疽病（飛沫感染）」。最常出現的是皮膚性炭疽病，比例高達95%以上。單純觸摸動物並不會受到感染，她會**經由傷口等途徑侵入人體，引起發癢、長疣、起水泡等症狀**。

而食用遭受污染的肉類時，則在經過嘔吐感、嘔吐、發燒等初期症狀後，進而演變成腹痛、吐血、排血便等症狀。**若不進行適當治療，無論何種症狀都能致死**。

請不要接近動物及皮革製品

炭疽菌最棘手的地方是，她在動物體外能夠轉變成一種名為芽孢，具有極高耐久性的構造，能夠抵抗高熱、乾燥及消毒藥劑等處理，因而能夠長期存活。

雖然日本在2000年後就再也沒有出現確診病例，但一如前述，他能在芽孢狀態下於自然界中存活，千萬不可以大意。

此外他也曾被**用來進行生物恐怖攻擊**，因此也需要十分留意。

分類	細菌界
大小	3～5 μm
症狀	皮膚症狀、消化器官症狀、呼吸系統症狀
感染途徑	經皮感染、經口感染、飛沫感染
治療	抗生素（環丙沙星、去氧羥四環素等）

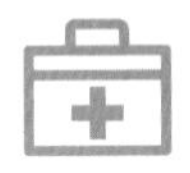

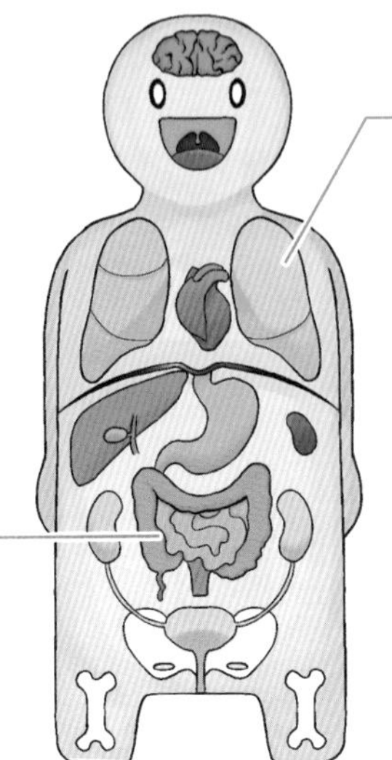

皮膚性炭疽病

由傷口侵入人體造成感染，並於數天後開始發疹。能使淋巴節腫脹，未治療的致死率為10～20%左右。

肺炎性炭疽病

雖然極少出現，能在吸入芽孢後造成感染。引起輕微發燒及帶有積液的縱膈腔增寬等症狀。未治療的致死率高達90%以上。

胃腸性炭疽病

由食用遭受污染的食品後發病，能引起發燒、嘔吐、劇烈腹痛及血便等症狀。未治療的致死率為25～50%。

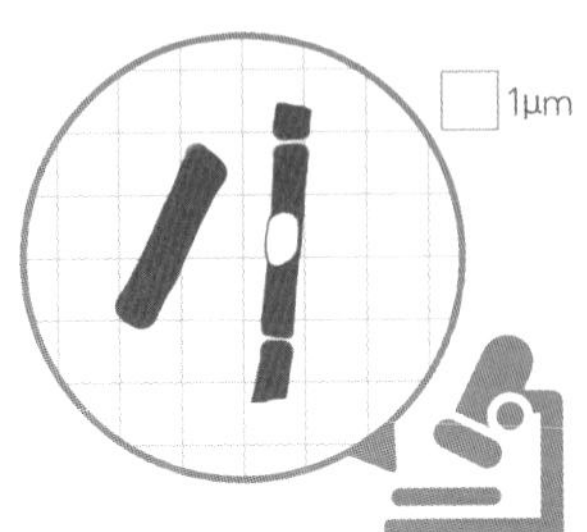

Micro-girls' Karte #66

野兔病菌

SSR ★★★★

-Francisella tularensis

革蘭氏陰性桿菌　偏性好氧菌　4類感染症

兔子、土撥鼠……！

森林裡的動物們全都是好朋友喔！

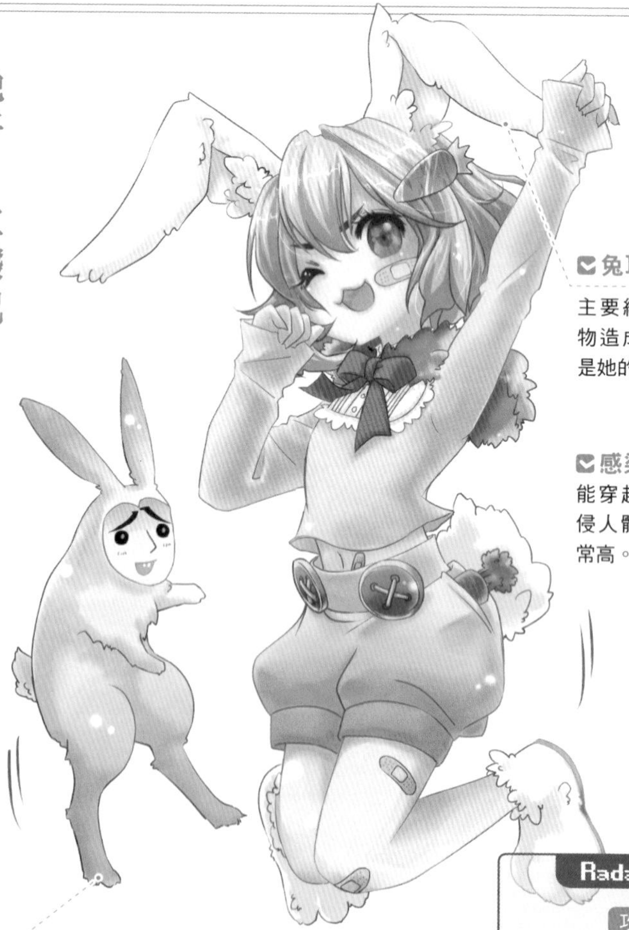

兔耳

主要經由野兔等動物造成感染，這也是她的命名由來。

感染力

能穿越健康皮膚入侵人體，感染力非常高。

手下

她能驅使動物們以便擴大感染。

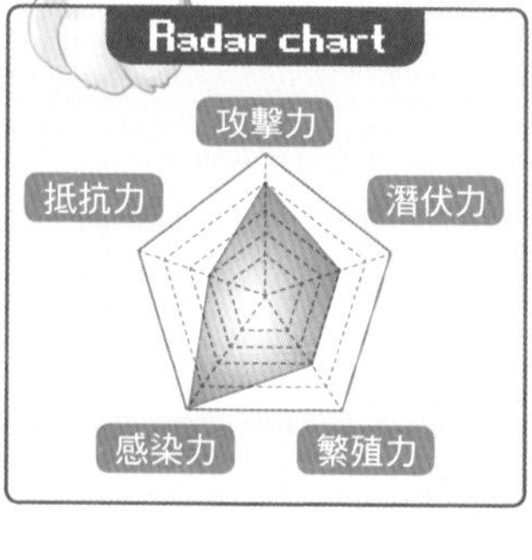

Radar chart

攻擊力　潛伏力　繁殖力　感染力　抵抗力

DATA

由野生動物等途徑造成感染

一如其名，她是種由野兔等動物造成感染，引起野兔熱的細菌。能造成38～40度左右的發燒、怕冷、顫抖、頭痛、肌肉疼痛、關節痛等類似一般感冒的症狀。雖然會引起體溫變化，其特徵為長期維持弛張熱狀態，不易降回正常體溫。

然而除了野兔外，她仍可經由其他動物造成感染。如松鼠及老鼠等**嚙齒類動物也可能為帶原者，且感染力非常高**。她能經由眼睛及鼻腔等黏膜部分以及皮膚表面侵入人體增殖，並引起淋巴結腫脹、膿瘍、潰瘍等症狀。

除活體動物外，她也能在屍體、甚至水及泥濘中存活數週，然而**她並不耐熱，只要加熱到55度上下，維持10分鐘左右就能使她們完全死亡**。

在國內就安全了嗎？

在日本國內，除了1999年於千葉縣傳出病例外，未曾聽聞任何報告，但仍可能有野生動物為帶原者。不過她仍在海外部份地區流行，**因此要避免接觸可能帶菌的動物，並盡量穿著不會被壁蝨及昆蟲叮咬的服裝**。這種細菌可能會潛伏在水中，因此避免飲用生水也是很重要的一件事。

分類	細菌界	感染途徑	經口感染、經皮感染
大小	0.3～0.7μm	治療	抗生素（氨基糖苷類、四環素類等）
症狀	發燒、頭痛、關節痛等		

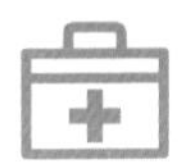

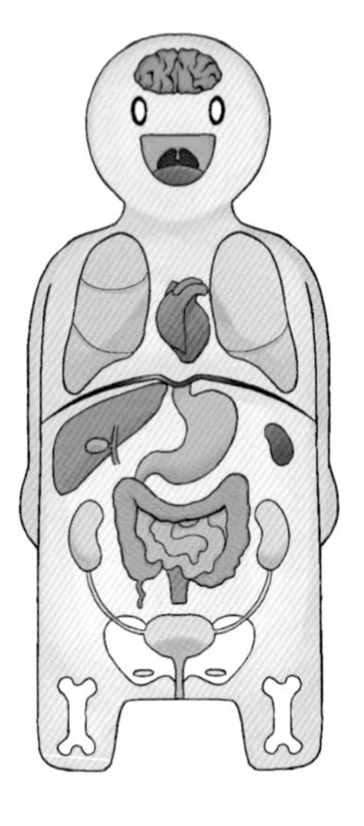

全身症狀

引起突然發燒及肌肉疼痛等全身症狀。其感染力非常強，甚至能從健康的皮膚入侵人體增殖。

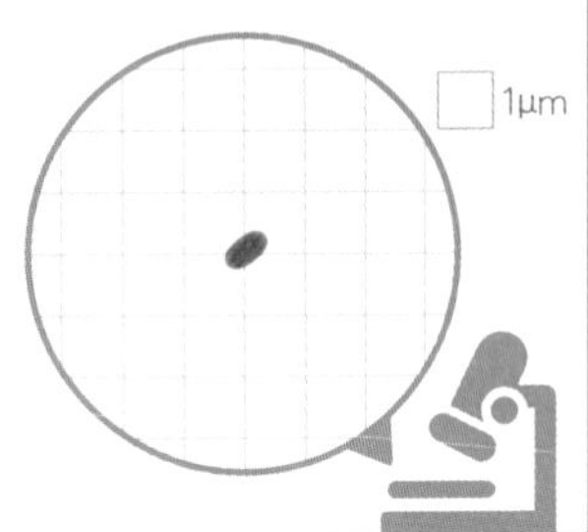

Micro-girls' Karte #67

霍亂弧菌

SSR

–Vibrio cholerae

革蘭氏陰性桿菌　兼性厭氧菌　3類感染症

要一起來沖個澡嗎？

會很涼快哦？

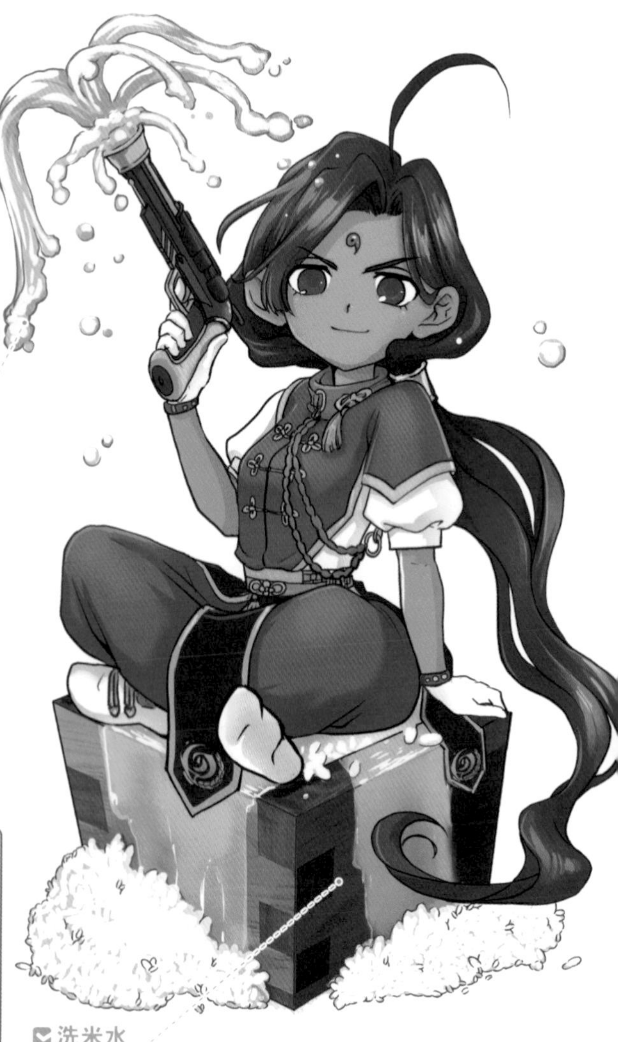

霍亂毒素

她能產生引起劇烈腹瀉的霍亂毒素。

來自印度

她曾在印度恆河下游的孟加拉地區大規模流行，這也是她的發源地。

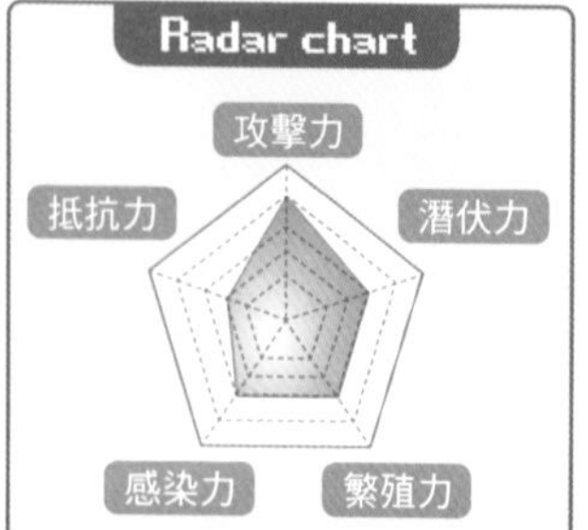

洗米水

受到霍亂弧菌感染後，可能會引起「外觀像洗米水」的大量腹瀉（每天約10公升）。

DATA

可能在一天內腹瀉高達10公升

當攝取遭到霍亂弧菌污染的飲水及食物後，能引發急性腹瀉（也被稱為感染型食物中毒）。

會產生顏色如洗米水般**頻繁且大量的腹瀉，重症患者一天甚至可能拉出10公升之多**。因此會使患者陷入高度脫水症狀，造成眼窩及臉頰凹陷、皮膚乾燥……等等，也可能使人抽筋。

用手指捏住皮膚時，健康人的皮膚在手指離開後即會恢復原狀，但隨著脫水症狀加劇，有可能出現無法復原的皮膚張力不足症狀。此外，還可能伴隨嘔吐、發燒、腹痛等症狀出現。

雖然霍亂弧菌給人一種很恐怖的印象，然而它並不耐酸性環境，在胃袋中幾乎無法存活。因此**常可於引起軟便及腹瀉等輕微症狀後逕行痊癒**。

性喜衛生不良的環境

對腸胃較弱的人以及高齡人士容易轉為重症，需要留意。受到感染時及早進行治療則不容易轉為重症。

在衛生環境不佳的印度和非洲、東南亞等地區容易發病。在出門旅行等狀況下，請多留意所吃的食物。

分 類	細菌界	感染途徑	經口感染
大 小	1.5～2μm	治 療	口服或以靜脈注射補充水份及電解質、嚴重時使用抗生素（新型喹諾酮類、四環素類等）
症 狀	劇烈腹瀉、嘔吐等		

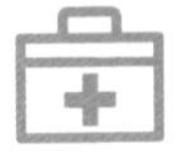

急性腹瀉

造成大量腹瀉。一天能拉出10公升以上的排泄物，並引起脫水現象。未治療時致死率超過50%。

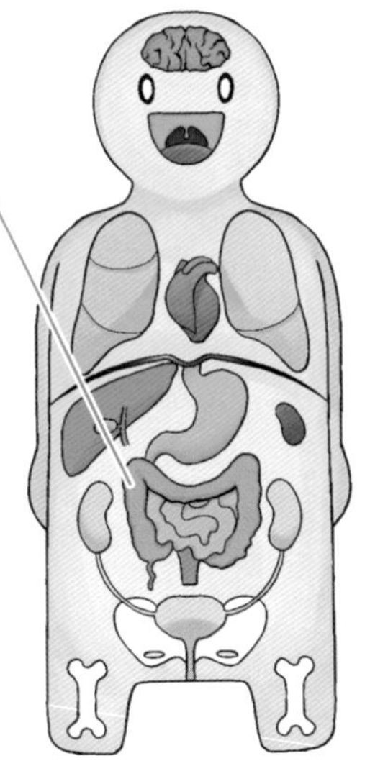

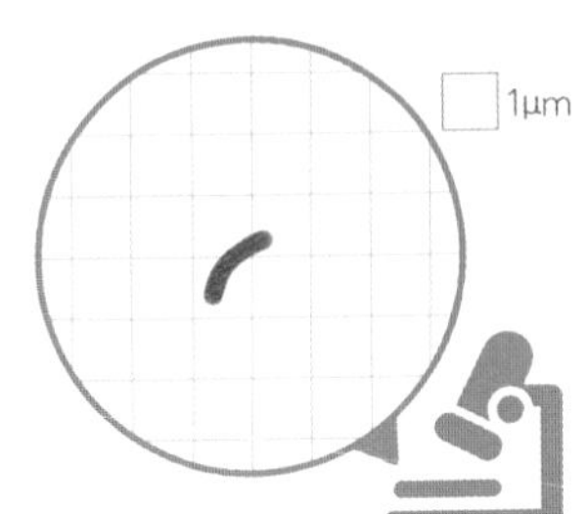

Micro-girls' Karte #68

白喉桿菌

SSR ★★★★★

–Corynebacterium diphtheriae

革蘭氏陽性桿菌　偏性好氧菌　2類感染症

人家不會突然咬你一口啦！

……至少在疫苗還有作用前是這樣。

毒素

她能產生白喉毒素，使細胞停止活動。

犬耳

由喉嚨發炎引起的咳嗽，被稱為狗吠樣咳嗽。

鞣製皮革

她的名稱來自希臘文「diphtheria」，意指鞣製過的皮革。

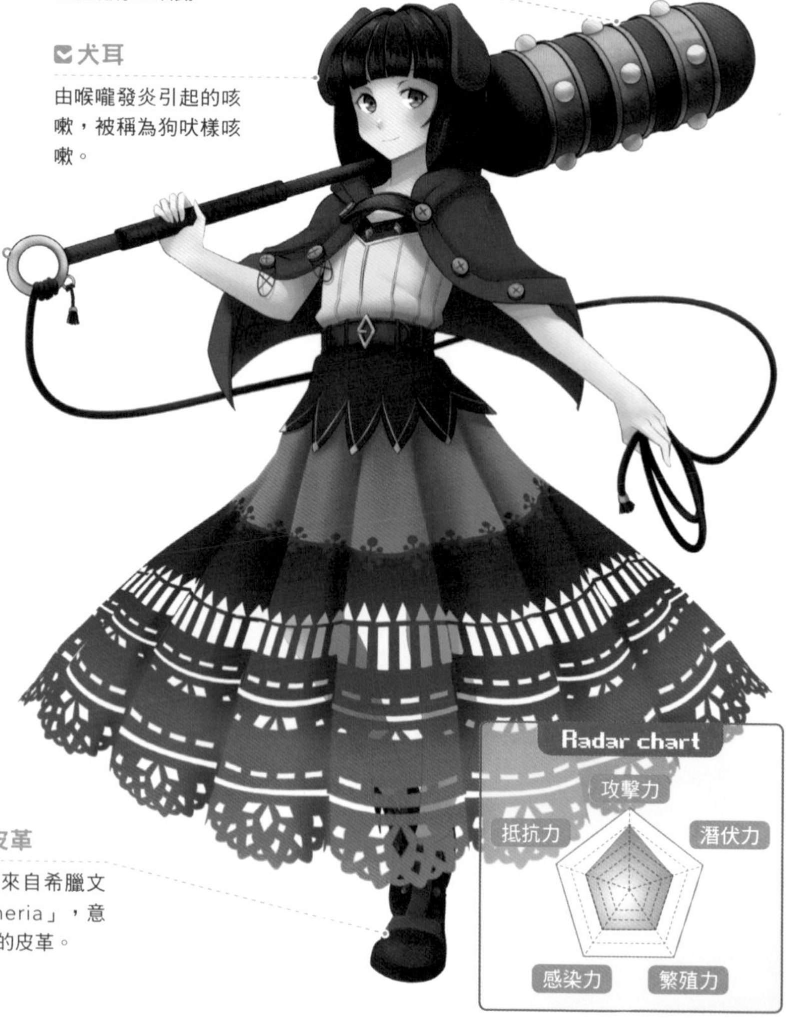

Radar chart

攻擊力　潛伏力　繁殖力　感染力　抵抗力

DATA

兒童容易遭受感染

主要感染方式為飛沫感染，是種能引起名為白喉的感染症的細菌。其特殊症狀為能在鼻腔至喉嚨的黏膜上形成灰白色偽膜。所謂的偽膜，是膿液從發炎部位滲出並乾燥後，緊貼在黏膜上的一層薄膜。

當由偽膜引起嚴重症狀時，可能造成患者呼吸困難。由於**咽喉部發炎，可能造成一種被稱為狗吠樣咳嗽的特殊咳嗽方式**。她也能對眼瞼下方、中耳、皮膚等部位造成感染，引起神經炎、水腫、發紺、中毒性休克等併發症。

據說2～6歲的幼兒最容易受到感染，當症狀蔓延到全身時會使病患陷入心肌炎及昏睡狀態，有致死的危險性。

對策為確實進行疫苗接種

由於偽膜與黏膜緊密貼合，即使確定遭受感染也不能硬將它剝下。其**對策為進行疫苗接種**。出生後接種數次，等11～12歲左右再次接種能更為有效。但後者的接種率較低，僅約70%。提高此數字以降低發病數，可說是目前進行的對策。

分 類	細菌界	感染途徑	飛沫感染、接觸感染
大 小	2～6μm	治 療	四合一疫苗（DTaP-IPV）、二合一疫苗（DT）、抗生素（紅黴素等）、抗白喉毒素
症 狀	狗吠樣咳嗽、發燒、咳嗽、偽膜等		

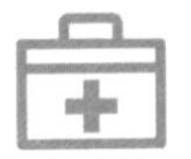

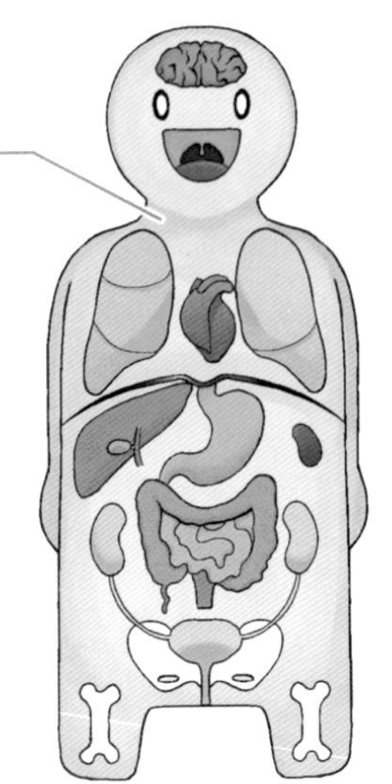

哮吼症候群

使喉嚨發炎，引起被稱為狗吠樣咳嗽的特殊咳嗽。可能造成患者呼吸困難。

心肌炎

在恢復期可能引起心肌炎及末梢神經麻痺等併發症。心肌炎為造成猝死的主因。

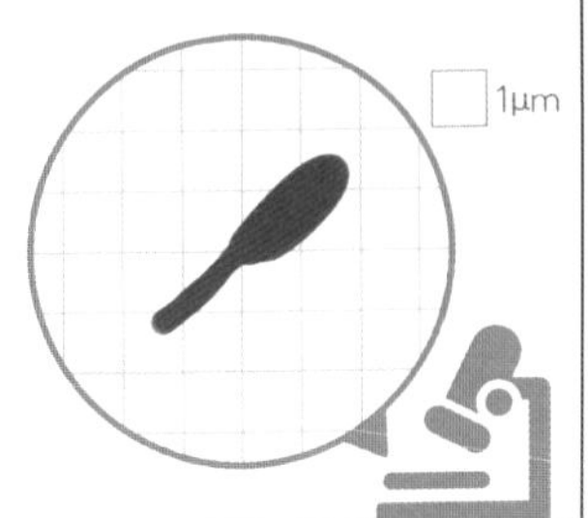

痢疾桿菌 SR ★★★

–Shigella spp.

革蘭氏陰性桿菌　兼性厭氧菌　類感染症

你知道那個叫志賀潔的嗎？
他是個很厲害的人，要記住哦！

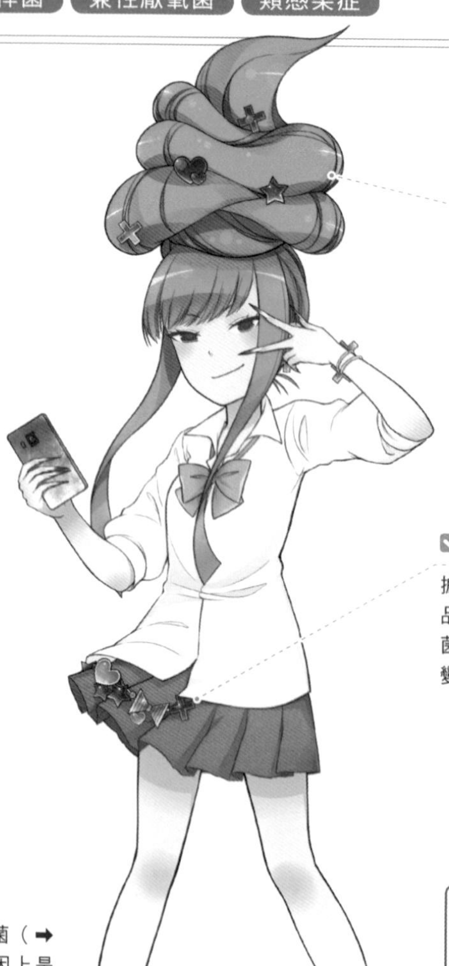

紅色的「米田共」

她會對腸道造成損害因而出血，可造成血便發生。

裝飾品

據說她能將名為質體的裝飾品（DNA分子）交給大腸桿菌（➡P.14），使大腸桿菌變化為O157。

容貌

她和大腸桿菌（➡P.14）在基因上是近親，故而難以分辨。

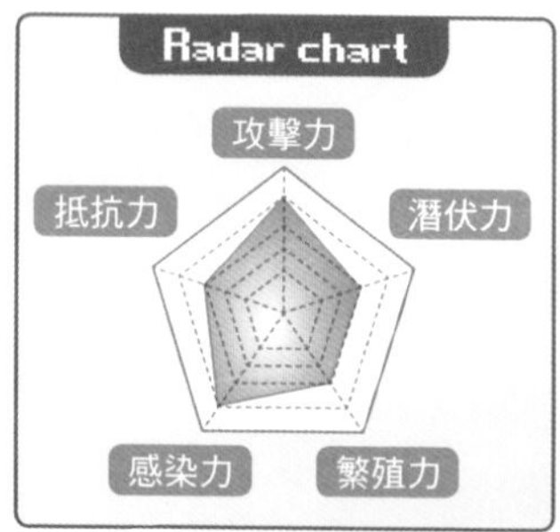

DATA

能引起出血性腹瀉的細菌

她會引起帶有腹瀉、發燒、血便、腹痛等症狀的大腸感染症，是種**能引起痢疾的細菌**。

1898年，由日本細菌學家志賀潔先生發現此病原體，其學名「shigella」就是由他的名字而來。此外，由痢疾桿菌產生的毒素也被稱為志賀毒素。

能經由帶原者的糞便，或食用受到污染的食品而造成感染。她的感染力很強，在家中有患者的情況下，其二次感染率也很高。此外還有80%以上的患者為10歲以下的兒童。

痢疾桿菌進入人體後會侵入大腸上皮細胞，於增殖時破壞並造成腸道細胞死亡。隨著出血及排膿引起潰瘍及膿瘍症狀。因此**隨著病況進行，會造成出血性腹瀉**。

發病報告幾乎都在海外

在日本國內的病例回報數每年約100例左右，由於其中**7～8成均為在海外受到的感染**，所以在流行地區需注意飲食。發病時除服用抗生素外，也可透過水份補給改善脫水症狀，並服用乳酸菌等整腸藥後再觀察情況。

分類	細菌界
大小	1～4μm
症狀	腹痛、腹瀉、黏稠血便等
感染途徑	經口感染、接觸感染
治療	對症治療（水份補給、整腸藥），抗生素（新型喹諾酮類等）

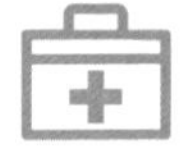

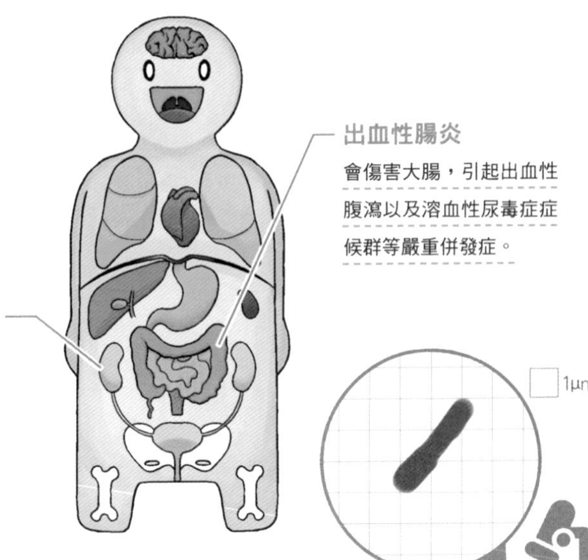

Micro-girls' Karte #70

登革熱病毒

SR

–Dengue virus

RNA病毒　4類感染症

日本只有白線斑蚊，沒有埃及斑蚊。要記住喔！

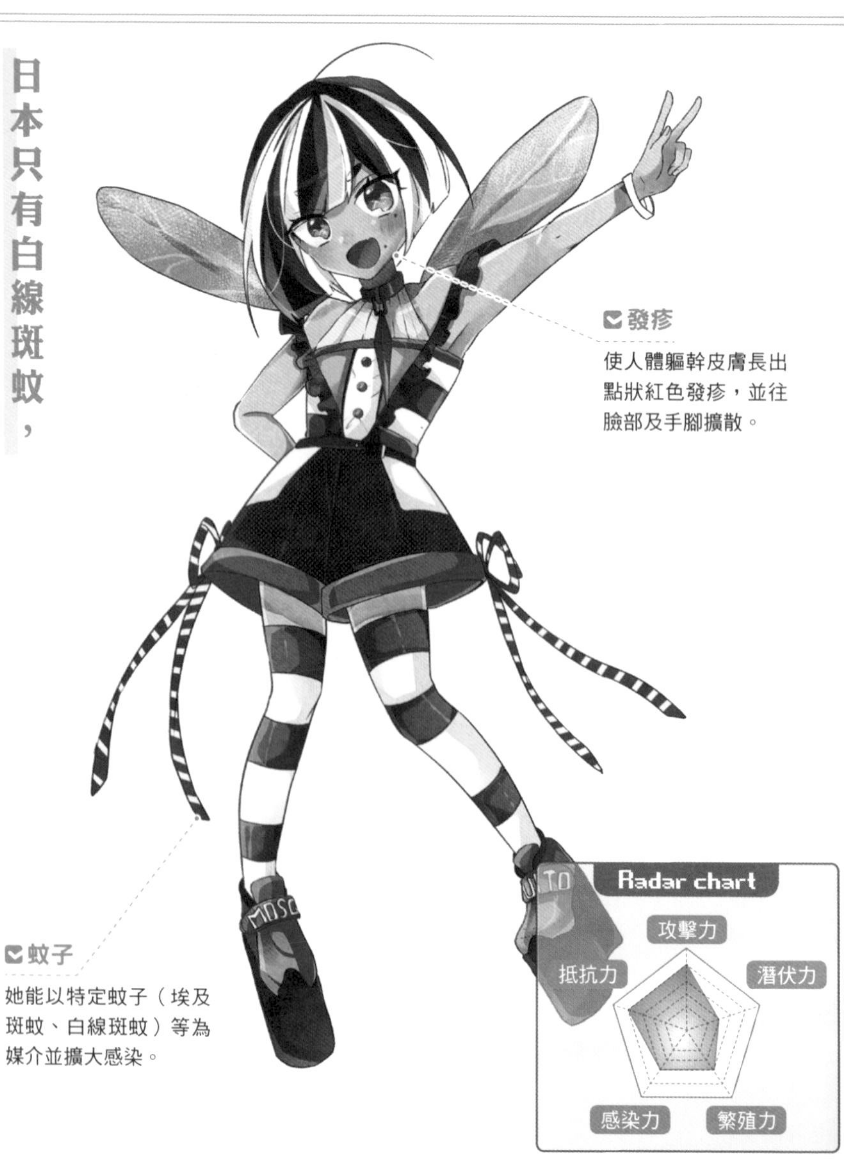

發疹

使人體軀幹皮膚長出點狀紅色發疹，並往臉部及手腳擴散。

蚊子

她能以特定蚊子（埃及斑蚊、白線斑蚊）等為媒介並擴大感染。

Radar chart

攻擊力　潛伏力　繁殖力　感染力　抵抗力

DATA

以特定蚊子為媒介擴大感染

她棲息於生活在非洲及東南亞的熱帶、亞熱帶地區的**埃及斑蚊及白線斑蚊等特定蚊子的唾液中，於蚊子吸血時對人類造成感染**。有50～80%機率引起症狀較輕微的登革熱，和重症型的出血性登革熱。

一開始僅會引起肌肉疼痛、關節炎、頭痛等症狀，有可能伴隨突然發高燒及食慾不振、腹痛、便秘等症狀產生。皮膚上長出點狀出血斑，發疹會從軀幹擴散到臉部及手腳。大約經過一週左右就能恢復，但也有部分人會重症化，轉變成出血性登革熱。

一如其名，**出血性登革熱的特徵是會在鼻孔及消化道等部位引起出血症狀**。使血液中的液體部分也就是血漿，從血管中漏出並造成胸部及腹部積水。此外也可能引起不安及抽筋、冒汗、四肢冰冷等症狀。

預防蚊蟲咬傷

即使演變成出血性登革熱，在確實進行治療的前提下致死率只有1%左右，是非常低的。由於容易在海外流行地區受到感染，在出門旅行等情況下，以穿著**不會受到蚊蟲叮咬的服裝及噴灑防蚊液等方式進行預防是非常重要的**。

分 類	病毒	感染途徑	媒介物感染（蚊子）
大 小	40～60nm	治 療	對症治療（解熱鎮痛藥等）
症 狀	發燒、關節痛、軀體部皮疹、出血症狀等		

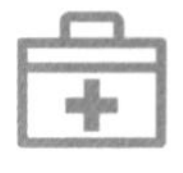

出血性登革熱

除了登革熱症狀外，還會引起消化道出血及鼻孔出血等出血性症狀。病況進行後可能會因為人體內循環血液量減少而引起血壓降低。

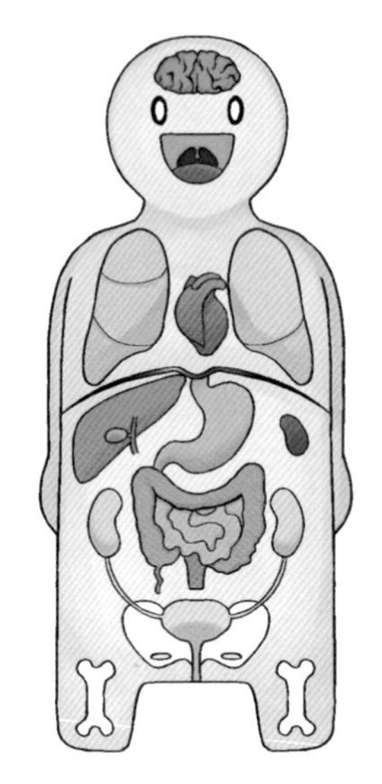

登革熱

經過3～7天左右的潛伏期後，引起發燒及肌肉疼痛、軀幹發疹等症狀。

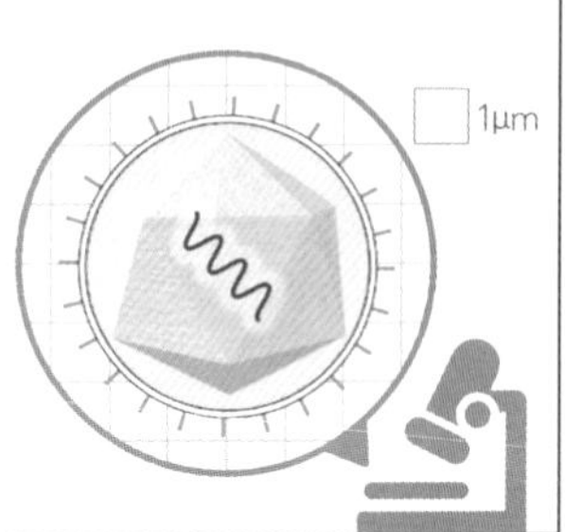

Micro-girls' Karte #71

茲卡病毒 SSR

–Zika virus

RNA病毒　4類感染症

雖然大家都說
我和登革熱病毒很像，
不過人家溫和多了。

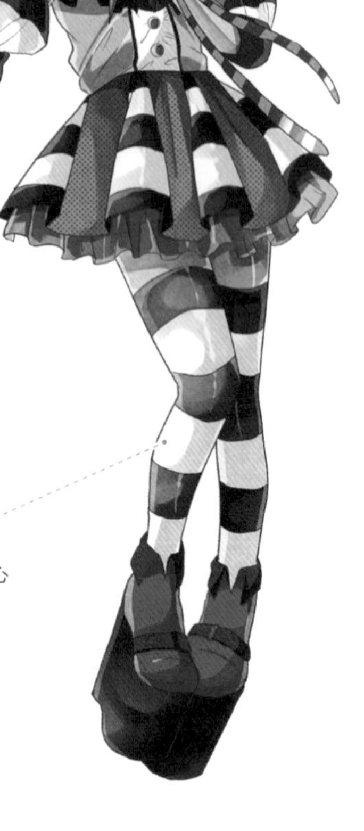

蚊子

她以特定蚊子（埃及斑蚊、白線斑蚊）等為媒介並擴大感染。

容貌

雖然她引起的症狀類似登革熱病毒（➡P.162），但發病率低且不易重症化。

發疹

以人體軀幹為中心引起皮膚發疹。

Radar chart

攻擊力　潛伏力　繁殖力　感染力　抵抗力

DATA

大多於引起輕微症狀後即可痊癒

她和登革熱病毒（➡P.162）同屬黃病毒科，但此一病毒種類下只有她存在。一樣能由埃及斑蚊及白線斑蚊等蚊子感染給人，之後再由人類移到蚊子身上，擴散方式與登革熱相同。

雖然她的症狀類似登革熱，但發病率相對較低，約為80%。**即使發病也幾乎不會像出血性登革熱一樣重症化，極少造成健康人死亡**。

其症狀為38.5度以下發燒及頭痛、肌肉疼痛、關節痛、眼窩周圍疼痛、發疹、關節炎、結膜炎等。也可能引起腹瀉、腹痛、嘔吐、便秘、食慾不振等症狀。

孕婦要特別留意

其預防方式與登革熱病毒相同，也就是避免被蚊蟲叮咬。不過孕婦需要特別留意。這是因為**她對胎兒造成感染後，可能會引起使腦部及頭蓋骨產生發育障礙的小頭症**。

雖然她也在非洲及東南亞地區流行，但中南美洲大陸的流行情況最為明顯。除了巴西和哥倫比亞外，她在墨西哥、巴拿馬、圭亞那等加勒比海沿岸國家也頗為流行。

分 類	病毒	感染途徑	媒介物感染（蚊子）、經胎盤感染
大 小	約50 nm	治 療	基本進行對症治療
症 狀	發燒、關節痛、皮疹等 先天性：小頭症		

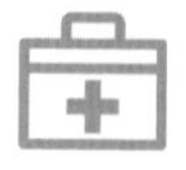

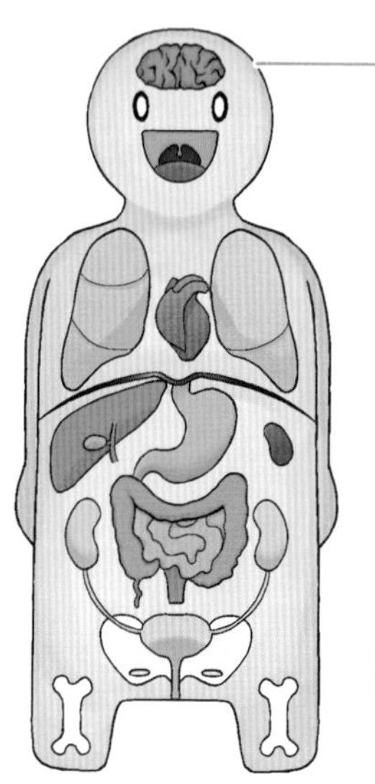

茲卡熱

能引起發燒及肌肉疼痛、軀幹部位發疹等類似登革熱的症狀。

小頭症

對胎兒造成感染後，造成腦部不良，使胎兒頭圍及身高體重等數據低於正常值的先天性症狀。

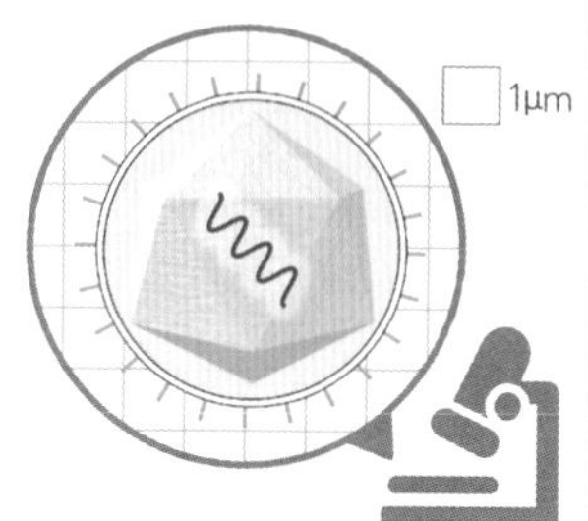

Micro-girls' Karte #72

伊波拉病毒

SSR

–Ebola virus

RNA病毒　1類感染症

人類真是脆弱，全身染紅之後就一動也不動了。

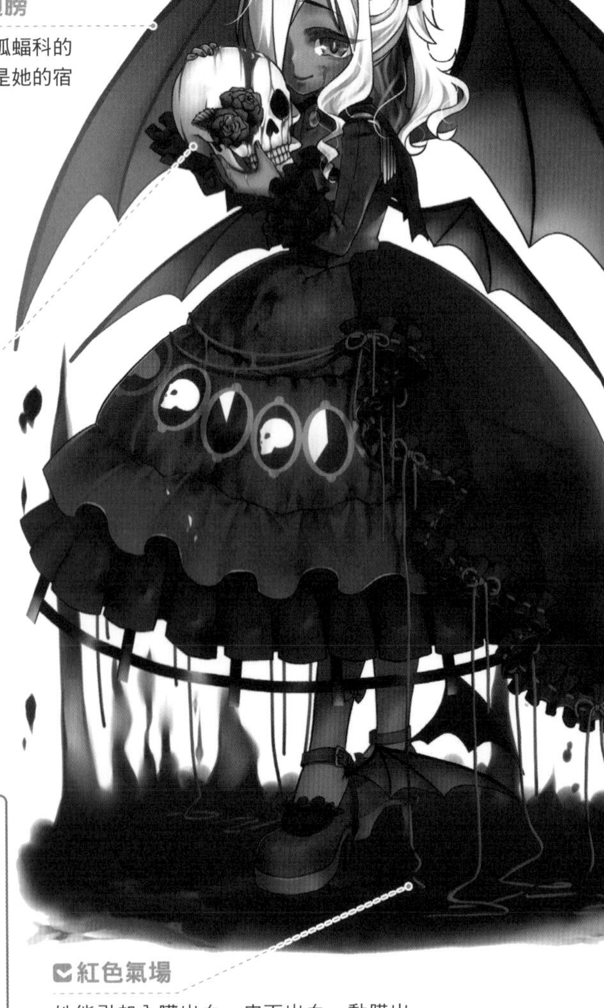

蝙蝠翅膀

有人認為狐蝠科的蝙蝠可能是她的宿主。

骷髏

由她引起的伊波拉出血熱既無疫苗，也仍未找出有效的治療方式。其致死率為70%左右，是最危險的感染症之一。

紅色氣場

她能引起內臟出血、皮下出血、黏膜出血等症狀，能高機率致人於死。此外，其外觀酷似繩索。

Radar chart

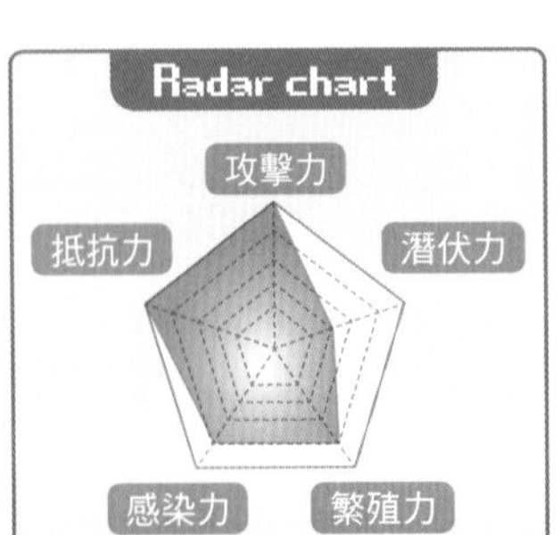

DATA

為造成致死率70%出血熱的病原體

她能夠引起感染力及症狀均為危險等級，**被指定為「1類感染症」出血熱**之一的伊波拉出血熱。

除此之外還有「拉薩熱」、「南美出血熱」、「馬堡出血熱」，以及「克里米亞·剛果出血熱」等其他類似疾病。

她在發病初期能引起突然發燒、強烈脫力感及肌肉疼痛等類似流行性感冒（➡P.36）的症狀。之後症狀會演變為嘔吐、腹瀉、發疹、肝功能及腎功能異常等，嚴重時造成血管及內臟、黏膜、皮膚等部位出血。出血會造成人體血液量減少，並引起出血性休克及多重器官衰竭等症狀而致人於死。

實際上，也有報告指稱「面前有人大量噴血而死」。**集團感染的致死率高達約70%**。

有疫苗和治療藥嗎？

由於在日本幾乎不曾出現過發病案例，因此最簡單的預防方式是不要造訪流行地區，不過在流行地區避免接觸病患及動物也是很重要的一件事。

她目前**不僅沒有疫苗，甚至也沒有治療用藥物**，世界各國仍在開發中。

分類	病毒	感染途徑	接觸感染
大小	直徑80 nm	治療	對症治療
症狀	發燒、肌肉疼痛、內臟出血、皮下出血、黏膜出血等		

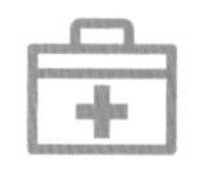

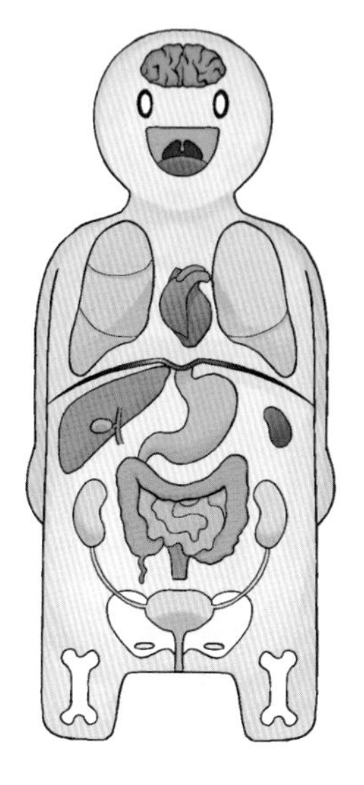

伊波拉出血熱

初期引起發燒及肌肉疼痛等症狀，病況進展後造成患者全身出血。死亡率約為70%。

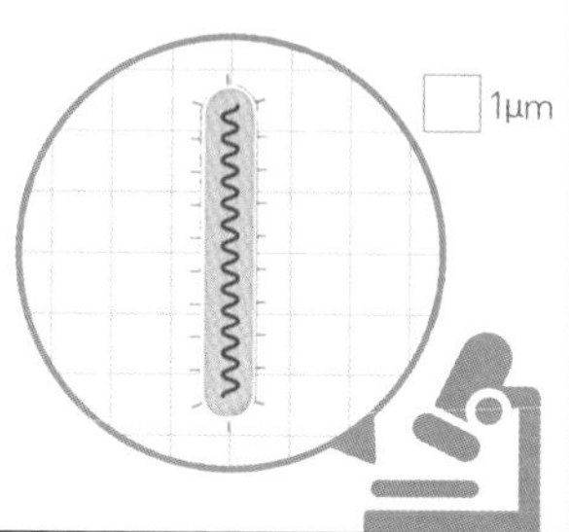

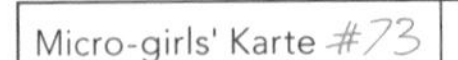

狂犬病病毒 SSR

-Rabies virus

RNA病毒　4類感染症

嘎喔——！我要咬人了——！

呃！不要用陽光、水和大蒜對付我～！

犬耳

犬類是最常見的感染源。病毒從被咬傷的傷口處隨唾液傳播。

鎖鎌

她的武器概念來自蝙蝠。據說為吸血鬼傳說的起源之一，蝙蝠也是可能的感染源。

Radar chart

攻擊力
潛伏力
繁殖力
感染力
抵抗力

DATA

幾乎所有肉食動物都能夠帶原

雖然犬類是最常見的感染源，但其他動物如貓及狐狸、蝙蝠等，**幾乎所有陸生肉食性動物都能攜帶此病毒**。主要由被這些動物咬傷或抓傷後造成人體感染，並引起狂犬病發作。

病毒會侵入傷口周圍肌肉及組織，往腦部擴散並陸續破壞腦細胞。之後引起肌肉痙攣、自律神經混亂、幻覺、知覺過敏等神經異常症狀，也可能出現興奮得無法自我控制等情況。最後引起呼吸系統麻痺，病患全身麻痺後再過3～10天就會死亡。

在亞洲流行

雖然近年來日本並未出現狂犬病，但世界上**每年仍有3萬5000～5萬人因她而死，其中大部分集中在亞洲地區**。

當造訪有狂犬病症狀回報的地區時，要注意避免被野狗野貓咬傷。萬一被咬了，請以肥皂和水確實清洗傷口，且一定要到醫院去治療。

她的潛伏期長達1～2個月，因此並不會立即發作。在這段期間中只要施打疫苗就不會發病，但萬一發病時，死亡率為100%。

分 類	病毒	感染途徑	經皮感染（多為被犬類咬傷）
大 小	約180 nm	治 療	狂犬病疫苗
症 狀	發燒、疲倦感等類似感冒的症狀、興奮、神經過敏等神經症狀、呼吸障礙		

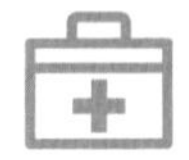

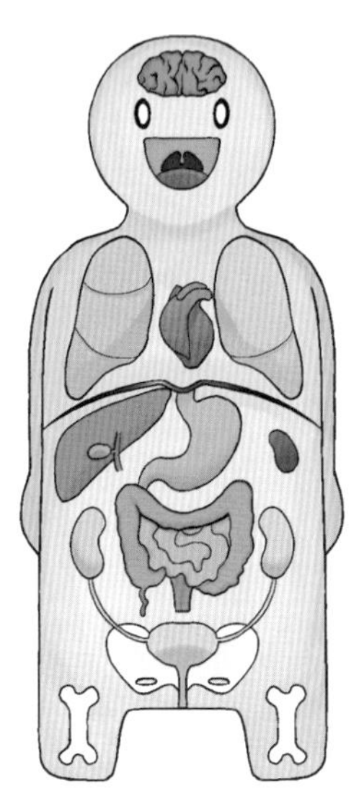

狂犬病

一開始引起發燒、疲倦感等類似感冒的症狀，之後演變為興奮、神經過敏等神經症狀，最終造成呼吸系統麻痺而致死。致死率為100%。

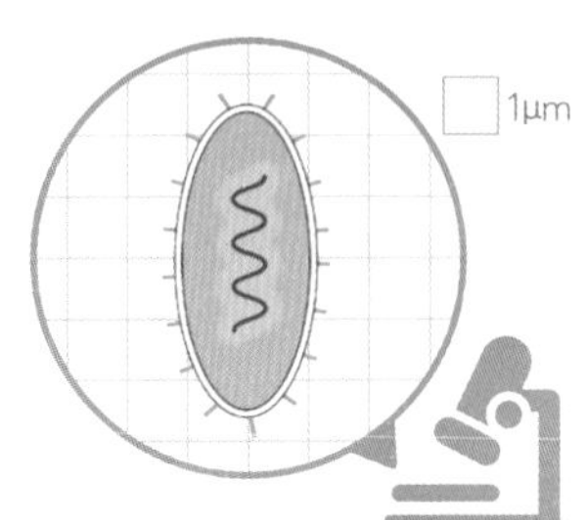

Micro-girls' Karte #74

天花病毒

-Variola virus

DNA病毒　1類感染症

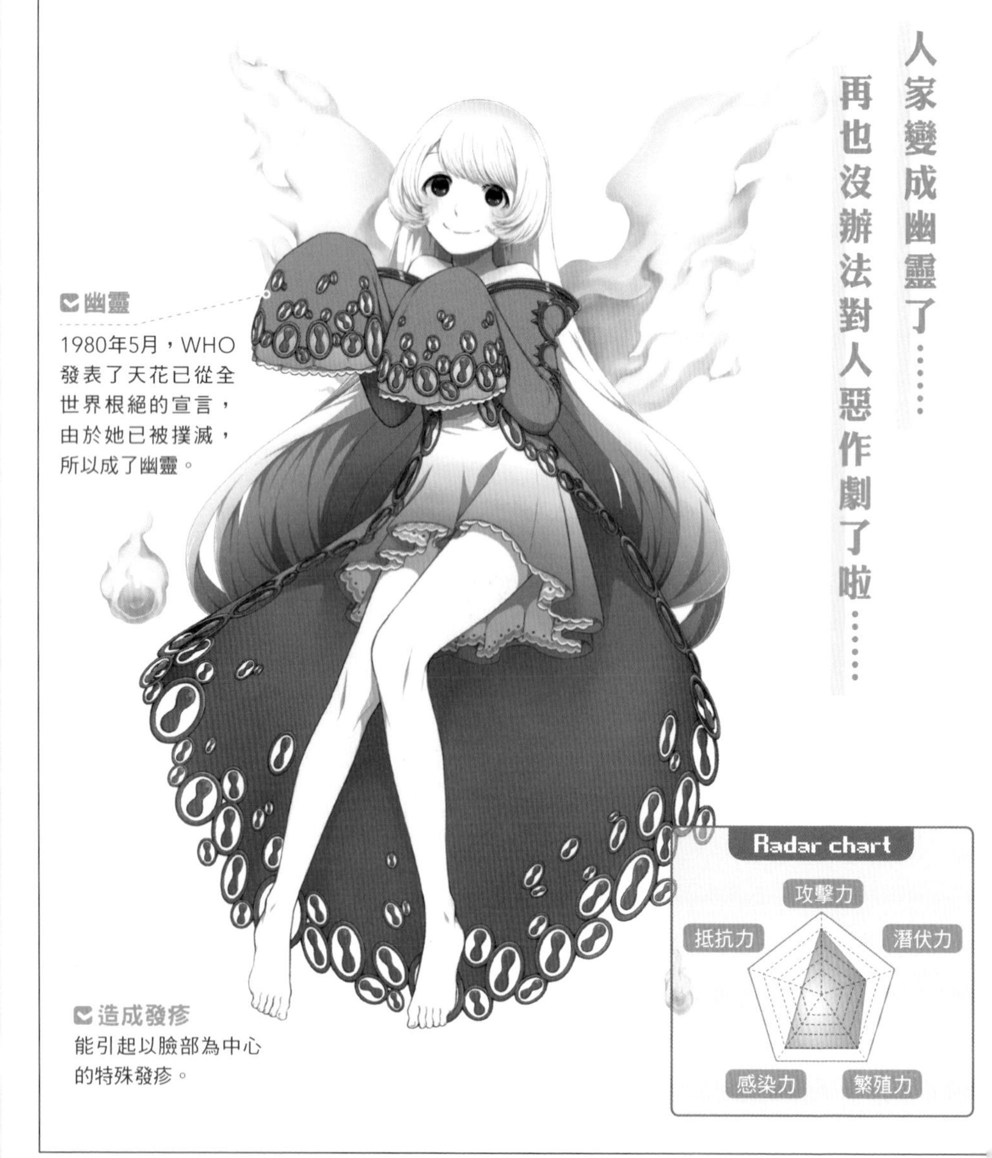

幽靈

1980年5月，WHO發表了天花已從全世界根絕的宣言，由於她已被撲滅，所以成了幽靈。

造成發疹

能引起以臉部為中心的特殊發疹。

DATA

類似水痘的皮膚病症

一如其名，她能夠引起**類似水痘（➡P.42）的皮膚病症，也就是天花發生**。

初期症狀為急速發燒（39度左右）、頭痛、手腳疼痛、腰痛等，發燒也可能超過40度。她還可能引起與鏈球菌（➡P.20）感染症及麻疹（➡P.46）相同的症狀。對兒童造成嘔吐及意識障礙等症狀。

退燒後**開始發疹，以臉部及頭部為中心擴散到全身**。其特徵為症狀會由紅斑、丘疹、結痂等依序進行，這部份和水痘是完全不同的。

之後將再次發燒，常伴隨疼痛及灼熱感出現。也可能演變成敗血症、支氣管肺炎、腦炎、出血症等症狀。

症狀雖然能在經過2～3週後減輕，但容易在臉上留下疤痕。

已於1980年後根絕

她具有非常高度的感染性，過往是種令人恐懼的致死疫病。然而**在1980年**，於世界衛生組織（WHO）發表撲滅宣言之後，**一般認為她已從自然界中消失了**。她也是第一種被人類完全消滅的感染症。

分類	病毒	感染途徑	接觸感染、飛沫感染
大小	200～300nm	治療	接種牛痘（天花疫苗）
症狀	發燒、特殊發疹等		

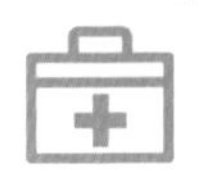

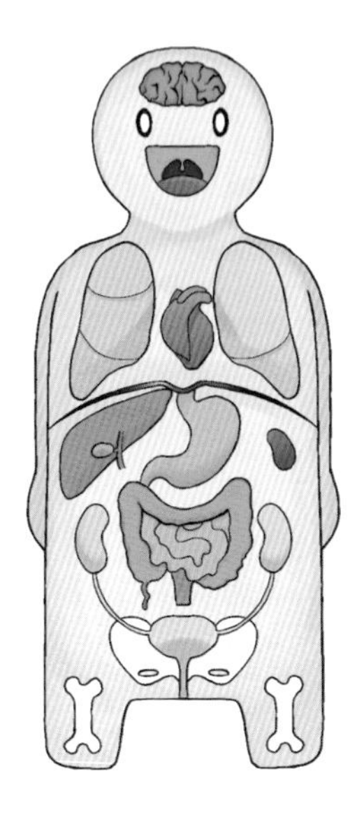

天花

一開始急速發燒，於3～4天後暫時退燒。之後開始發疹，以頭部為中心向全身擴散。

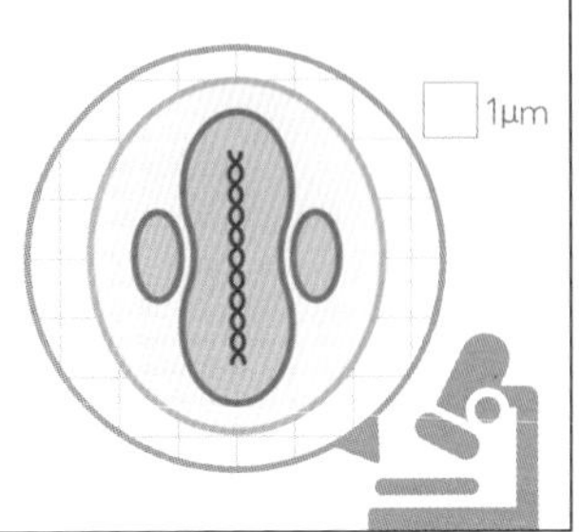

瑪莉·馬龍與公共衛生

1
在19世紀後半～20世紀前半的紐約
瑪莉·馬龍以一名廚師的身份在許多職場工作

2
然而她身邊的人們不知為何身體狀況陸續開始惡化
就算到了新的職場狀況還是相同結果造成數人喪命

3
感到奇怪的專家們開始對瑪莉進行各種檢查
隨後確定了原來瑪莉是位傷寒桿菌的健康帶原者

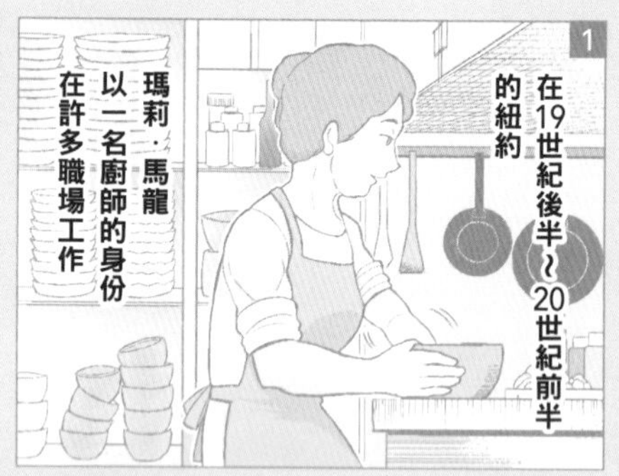

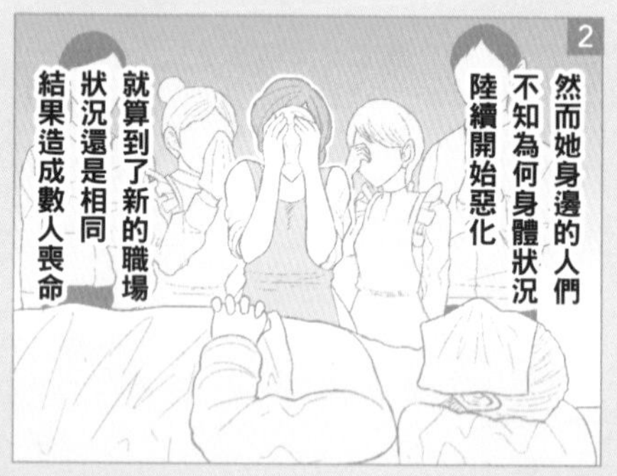

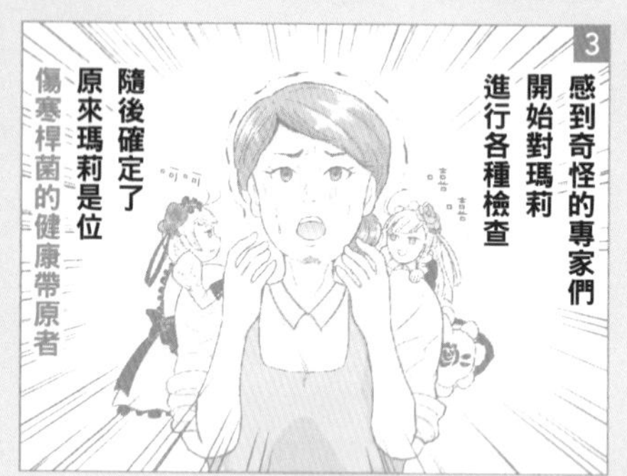

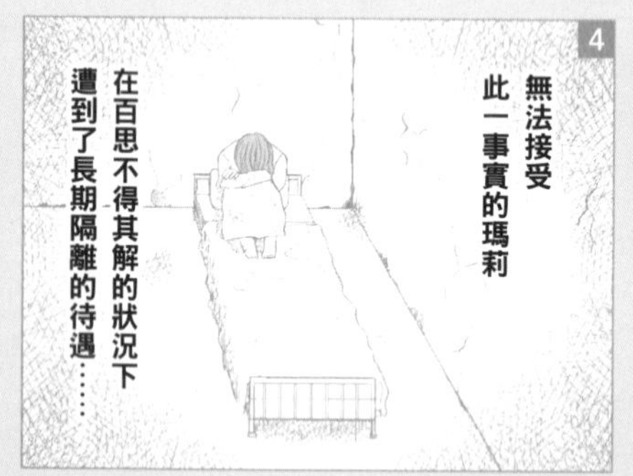

與感染症作戰中產生的活動

所謂公共衛生，指的是由一般社會人士所推動，與健康及疾病有關的衛生活動。從醫院和衛生所設施開始，到推動健康診斷、病癒後對應等，公共衛生廣佈於個人和學校、地方自治團體、公司行號等各個領域。其概念和進化是在與感染症的作戰過程中所產生的。

在18～19世紀，全世界都處於感染症的恐懼下。當時尚未進行上下水道設備整備，有許多人因為人類的糞便和尿液而罹患感染症，並因而喪失生命。

貧富差距也是公共衛生的問題之一。貧困階層的人們比生活在整潔環境的富裕階層的人們更容易罹患感染症。

然而也有例外狀況存在。有位名叫瑪莉，在有錢人家庭擔任廚師的女性，被傷寒桿菌（➡P.144）所感染。雖然在她身上未曾出現任何症狀，但在僱用她的職場陸續有人受到感染。

即使能維持環境衛生良好，若無法確保個人衛生，公共衛生也就無從談起了。順帶一提，她是全世界第一位確定的傷寒桿菌健康帶原者。

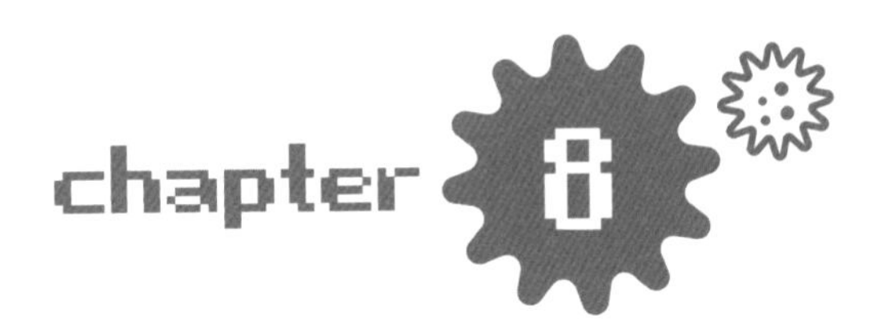

[真菌感染症]

這些菌娘既非細菌也非病毒，而是真菌。她們能夠輕鬆跨越人類及動物的身體屏障進而侵入體內。

Trichophyton spp.

Candida albicans

Aspergillus fumigatus

Micro-girls' Karte #75

毛癬菌

—Trichophyton spp.

菌絲型真菌

我喜歡溫暖潮濕的地方，你的肌膚似乎挺好住的。

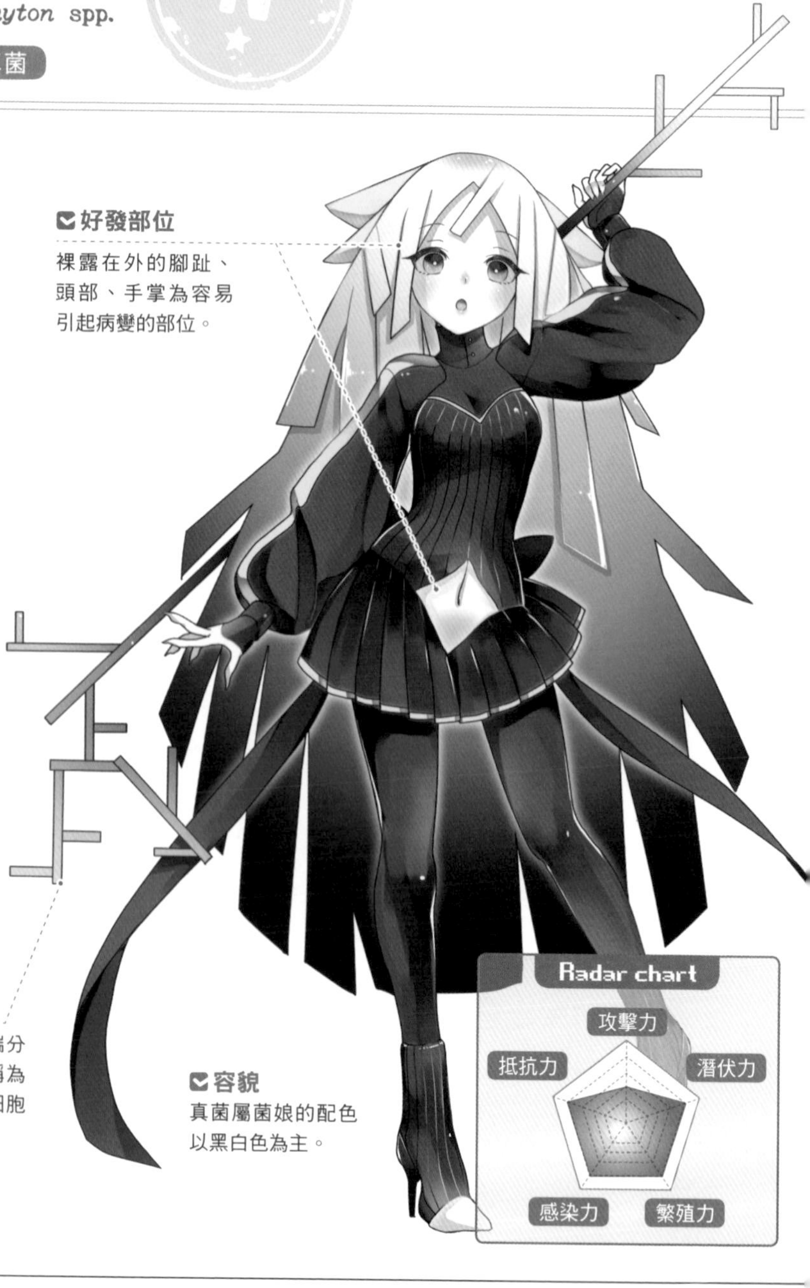

好發部位

裸露在外的腳趾、頭部、手掌為容易引起病變的部位。

絲狀真菌

她由一種尖端分歧延伸，被稱為菌絲的管狀細胞所構成。

容貌

真菌屬菌娘的配色以黑白色為主。

DATA

引起香港腳的黴菌

世界上總共有40種以上的黴菌，**而她也是其中之一，身為引起香港腳的原因菌**而為人所知。

一般症狀為在腳底長出小水泡後破裂，及腳趾間皮膚發白皺褶脫皮等，也可能導致乾裂甚至從裂口流血等症狀。

雖然香港腳給人一種搔癢難止的印象，其實受感染後發癢比例只有大約10%左右。因而也有許多人罹患香港腳而不自覺。這種真菌不只能感染腳底，也能對口腔黏膜以外的部分及皮膚表面等，在任何帶有角蛋白此一養份的場所都能造成感染，因此頭髮和指甲也可能產生症狀。

順帶一提，**腹股溝發病時被稱為「股癬」，也會引起搔癢感**。

避免共用拖鞋等

絕大多數的香港腳感染，是在家中引起的。因此**若有家族成員感染香港腳，則自己也有可能會受到感染**。其預防方式為與家族成員一起治療香港腳，此外，避免共用踏墊和拖鞋也是對策之一。

分 類	真菌	感染途徑	接觸感染
大 小	1～4μm	治 療	抗真菌藥物（塗抹、內服）
症 狀	白癬（搔癢感、皮疹）等		

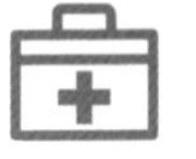

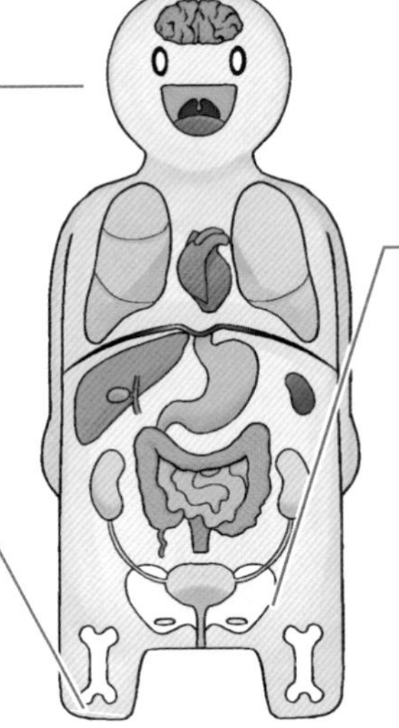

頭部白癬

寄生在頭髮上，引起稱為「頭癬」的皮膚病。造成患部頭髮橢圓狀脫落，頭皮表面出現類似頭皮屑的細小鱗屑。

股部白癬

生長於鼠蹊部等腹股溝週圍的白癬也被稱為「股癬」。

腳底白癬

俗稱「香港腳」。使腳趾及腳底皮下組織發炎。也可能長在手上。

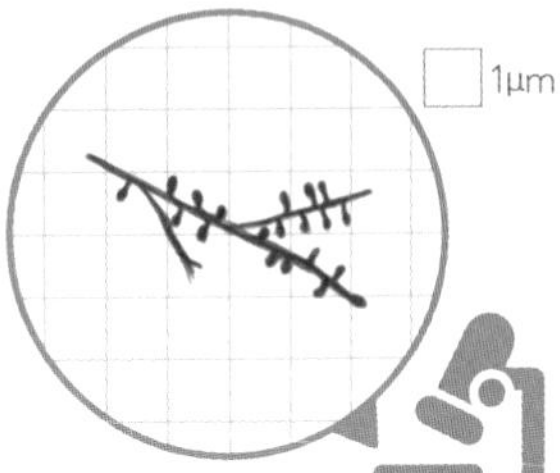

念珠菌

—Candida albicans

雙態性真菌

我無所不在。
只要找到機會就能送你圓點花紋！

容貌
真菌屬菌娘的配色以黑白色為主。

圓點花紋
她能在口腔中及食道等部位形成類似圓點花紋的白色苔狀物。

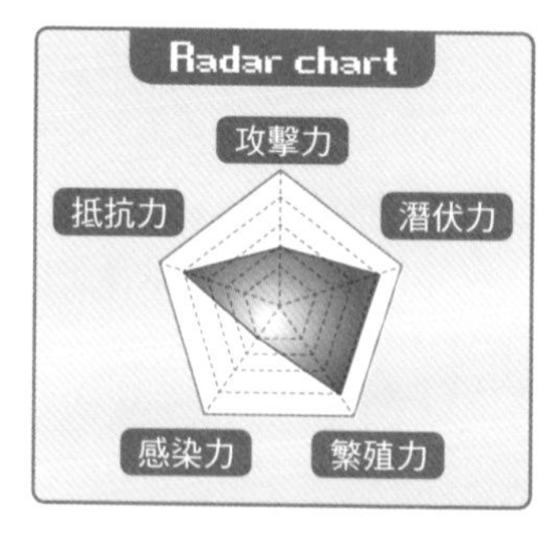

DATA

離我們最近的伺機性感染常駐菌

她常駐於皮膚、消化道、口腔、陰道等**人體許多部位，是種最接近我們的真菌**。

她在健康人身上不會發揮病原性，但會對高齡人士及HIV感染者，和進行過大手術後，免疫力降低的人們發揮病原性。由於她常駐於人體內的各部位，因此症狀也五花八門。**一般以發病部位稱呼它們為○○念珠菌感染症**。

最具代表性的是口腔念珠菌感染症及生殖器念珠菌感染症。前者會在嘴巴內產生一種稱為白苔的圓點狀病變。它會往咽喉及食道擴散，造成食道出血潰瘍，可能引起無法順暢飲食的吞嚥障礙。

而在生殖器念珠菌感染症方面，據說每5位女性就有1位罹患此病，受感染時會產生類似優格的分泌物（白帶），並造成陰部發紅腫脹。其特徵為發癢及性交時疼痛。在男性身上則會使龜頭發炎。

預防方式為避免免疫力降低

最重要的預防方式為避免自己陷入免疫力降低的狀況。避免過度使用抗生素，**盡量主動攝取**乳酸菌及菇類等能**提高免疫力的食品**。

分類	真菌	感染途徑	內因感染（皮膚、黏膜常駐菌）
大小	4～6μm（處於酵母菌情況時）	治療	抗真菌藥物（氟可那挫等）
症狀	伺機性感染		

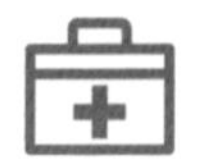

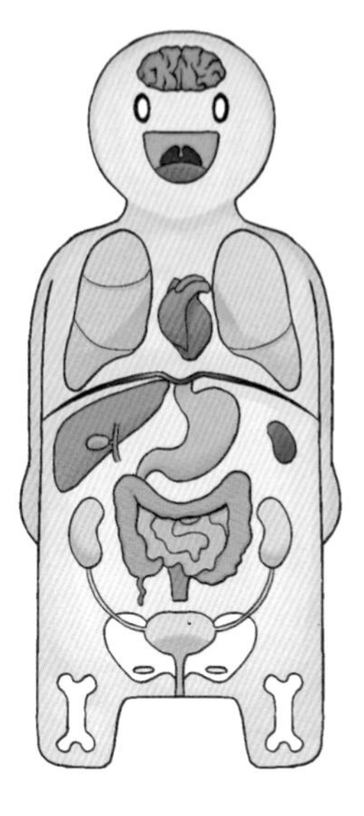

念珠菌感染症

除了於口腔及生殖器等部位造成外表可見的念珠菌感染症外，她也可能引起遍及內臟和全身的深層性症狀。

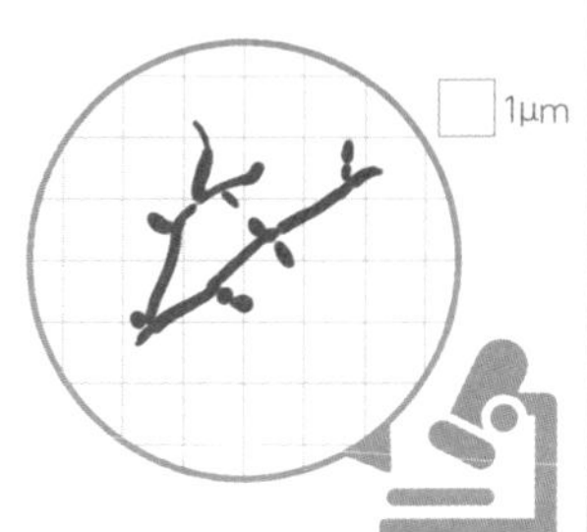

Micro-girls' Karte #77

新型隱球菌

—Cryptococcus neoformans

酵母菌　5類感染症

鴿子是和平的象徵。
牠們不止帶來和平，還順便運來我們。

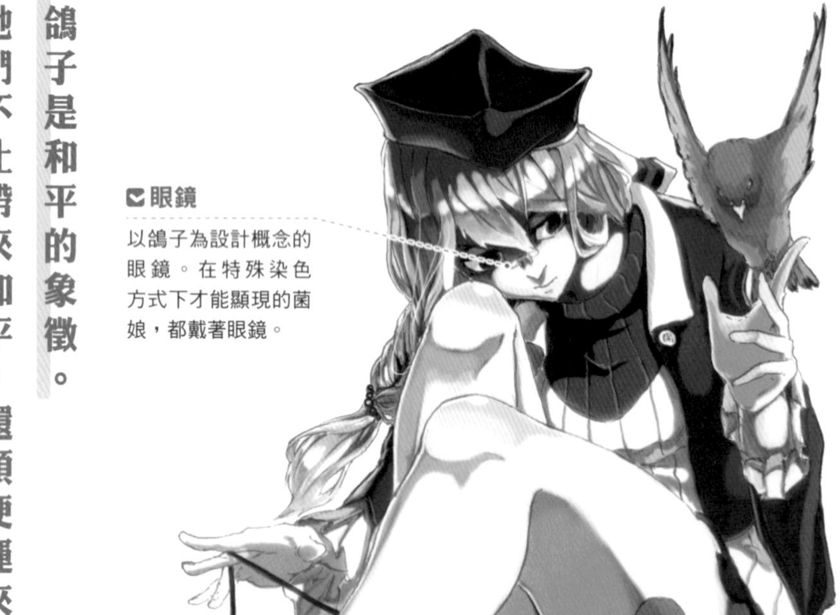

眼鏡

以鴿子為設計概念的眼鏡。在特殊染色方式下才能顯現的菌娘，都戴著眼鏡。

鴿子

據說她最常透過鴿子引起感染。

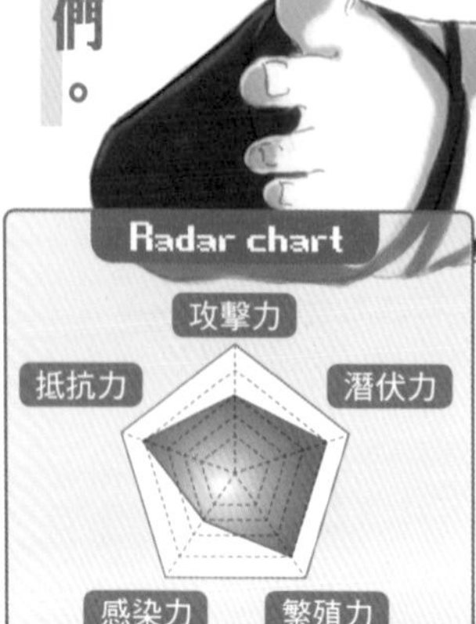

Radar chart

攻擊力　潛伏力　繁殖力　感染力　抵抗力

DATA

患病頻率最高的真菌感染症

她是隱球菌屬的酵母菌，**也是健康人會罹患的真菌感染症中頻率最高的一種**。

雖然大多經由空氣吸入肺部後造成感染，不過也可能經由皮膚傷口感染。她並不會由人傳人引起感染。健康人即使受到感染，大多也不會產生任何症狀，但免疫力較低的人們則容易發病。

其症狀為在肺部造成結節和空洞，並造成咳嗽、胸口疼痛、發燒等症狀。病況發展後會經由血液轉移到全身，於肺部以外的部位引起症狀。

除了肺部病變外，**最常見的併發症是隱球菌腦膜炎**。發病後會引起頭痛、個性改變及意識障礙等，逐漸演變為精神症狀。此外，也可能併發其他皮膚病變出現。

避免靠近鴿子及牠們的糞便

雖然她是種廣泛分佈於以土壤為首的自然界各處的細菌，但據說以**帶有大量此菌的鴿子糞便最容易對人造成感染**。因此要避免接近鴿子，特別是牠們的糞便。而維持免疫力也是預防方式之一。

分　類	真菌	感染途徑	飛沫感染（存在於鴿糞中）
大　小	1～5μm	治　療	抗真菌藥物（氟可那挫、兩性黴素B等）
症　狀	伺機性感染 （肺炎、腦膜炎等）		

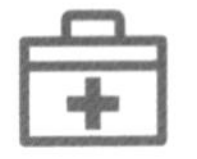

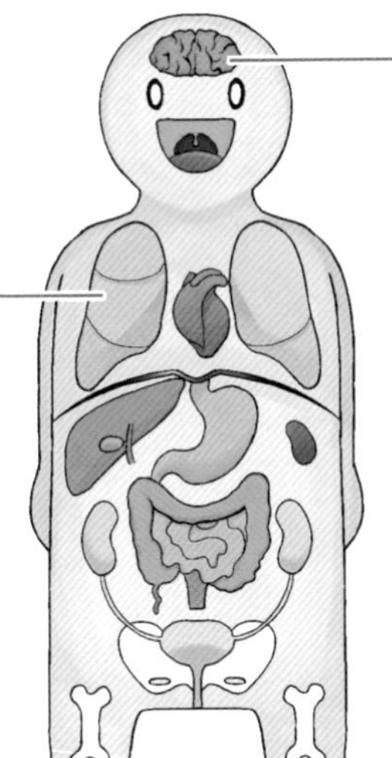

隱球菌腦膜炎

除頭痛及嘔吐外，另可引起個性改變及意識障礙等精神症狀。依狀況而定，也可能造成皮疹等皮膚疾病。

隱球菌肺炎

吸入受污染的土壤後對肺部造成感染。除咳嗽外，在免疫力較低的人群身上可能伴隨急性呼吸困難等症狀出現。

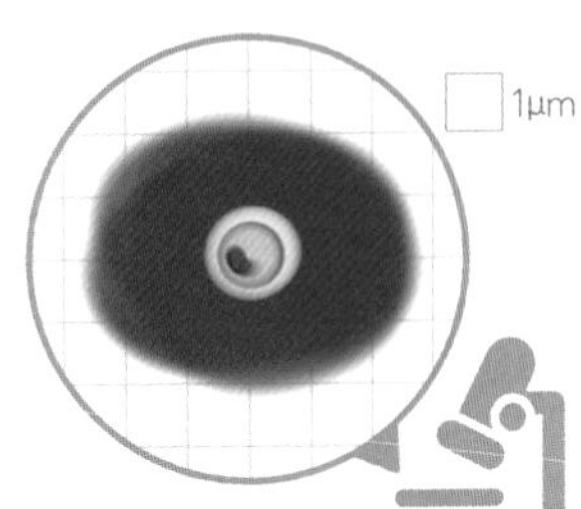

Micro-girls' Karte #78

煙麴黴菌

–Aspergillus fumigatus

菌絲型真菌

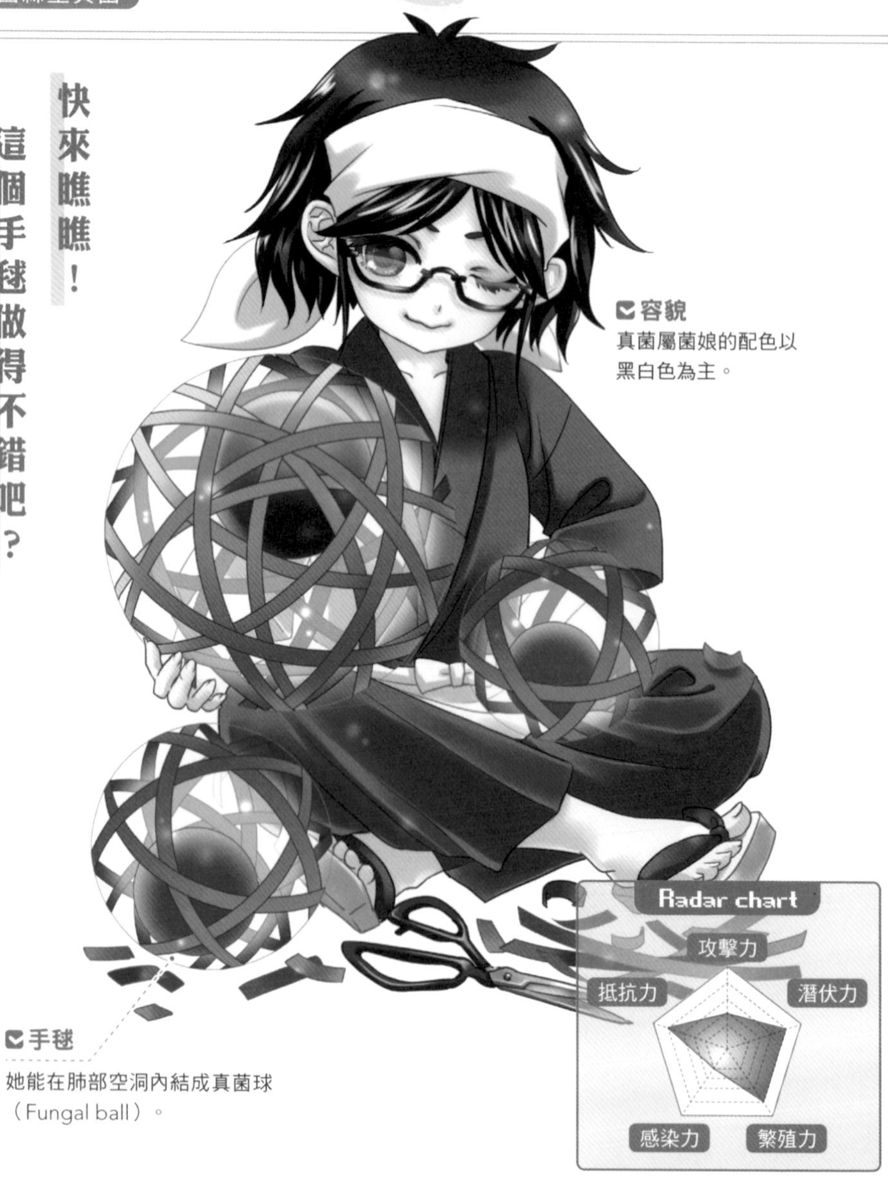

容貌

真菌屬菌娘的配色以黑白色為主。

手毬

她能在肺部空洞內結成真菌球（Fungal ball）。

DATA

能引發類似氣喘症狀的黴菌

她是一種黴菌，能使**對黴菌過敏的人及免疫力降低的人發病**，前者症狀被稱為過敏性支氣管肺麴菌病（ABPA），而後者被稱為肺麴菌病。此外，即使免疫力並未降低但肺部內有空洞時，也可能於空洞內造成感染。

ABPA症狀與氣喘發作幾乎完全相同，能引起咳嗽、生痰，並於呼吸時發出呼呼聲。嚴重時也可能造成發燒及血痰等症狀。

而在肺麴菌病方面，除了咳嗽、氣喘及發燒等類似症狀外，也可能造成胸痛。**分為緩慢進行的慢性型和急遽進行的侵襲型等兩種**。

注意灰塵和土壤

她廣泛分佈於自然界中，每天都有許多人經由呼吸吸入她們，但健康人是不會發病的。正如前述，她們只會使白血病及HIV（➡P.132）患者，和動過大手術後免疫力降低的人發病。

由於她的感染途徑為飛沫感染，因此免疫力較低的人請避免靠近**建築工地等滿天灰塵的場所，也請避免進行園藝等需要接觸土壤的活動**。

分　類	真菌	感染途徑	飛沫感染（環境中廣泛存在）
大　小	2.5～3.5μm（孢子大小）	治　療	外科手術切除、抗真菌藥物
症　狀	肺部空洞、發燒、血痰、咳嗽等		

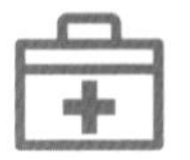

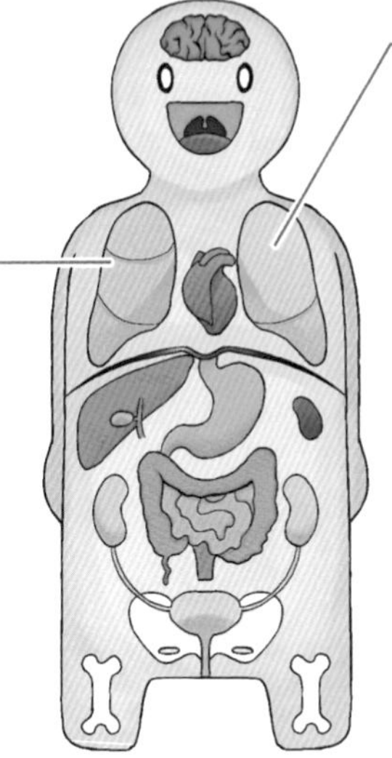

過敏性支氣管肺麴菌病

引起支氣管炎等過敏症狀。雖然有咳嗽及呼吸困難、運動能力降低等症狀，但仍難以和支氣管氣喘區別。

肺麴菌病

對肺部造成感染，除咳嗽、氣喘、發燒外，還會造成胸痛等症狀。分為緩慢進行的慢性型和急遽進行的侵襲型等兩種，常於免疫力較低的人身上發作。

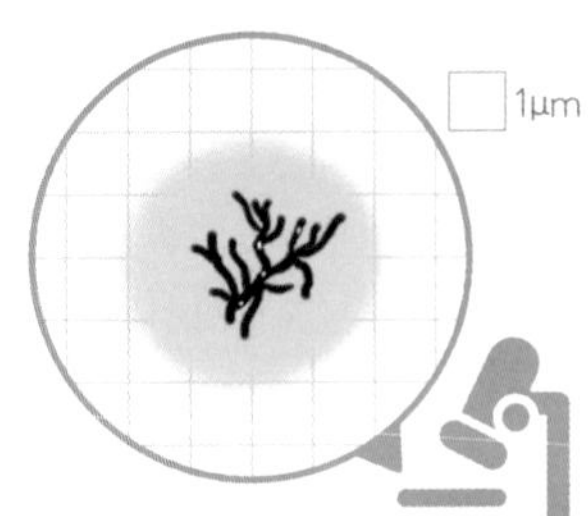

Micro-girls' Karte #79

人類肺囊蟲

–Pneumocystis jirovecii

酵母菌

……人、人家，不是寄生蟲啦!!
括號
藉由「GMS染色法」進行染色，可發現菌體內部有括號般的構造。
孢子體
她的體內帶有8個孢子體（自我分身）。
Radar chart
攻擊力
潛伏力
繁殖力
感染力
抵抗力

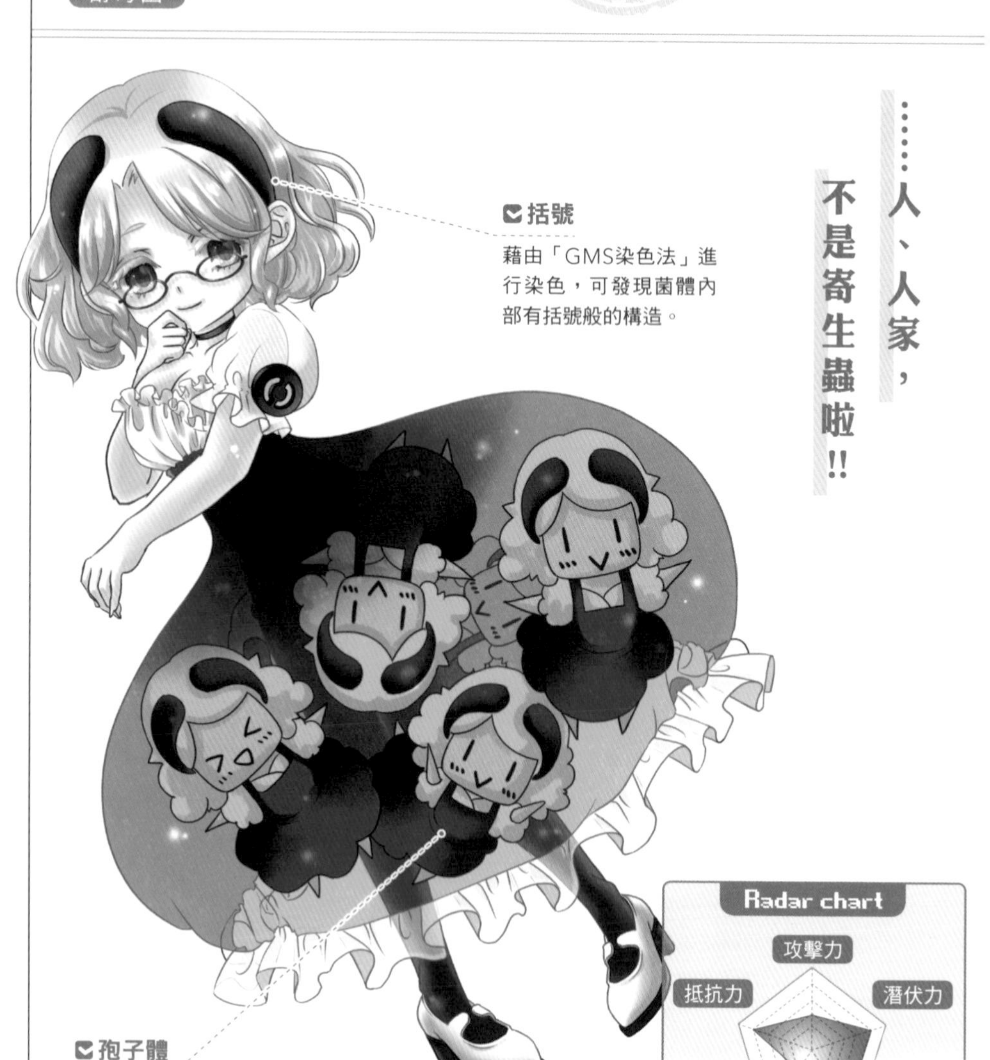

DATA

使40%以上的AIDS患者發病

以往雖認為她是一種寄生蟲，但她其實是種真菌。她能寄生在包括人類在內的多種哺乳類動物肺部，基本上不會對健康的人們造成感染。

不過她能夠使低出生體重兒及進行過大手術的病患、惡性腫瘤患者及AIDS（➡P.132）患者等免疫力較低的人們，引起嚴重的肺囊蟲肺炎。**特別是在AIDS患者身上的發病率達到40%以上**，一般認為她是AIDS患者所罹患的伺機性感染症中數量最高的一種。

她擁有急遽發燒、無痰液的乾咳、呼吸困難等三大症狀，以發病後病況快速發展為其特徵。若不及早進行治療，則痊癒率不高且有高度致死率。也可能在淋巴結及骨髓、耳朵、眼睛、甲狀腺、腎上腺、肝臟等部位產生症狀。

戴口罩並住進個人房以防止真菌擴散

由於大都是免疫力較低的人在醫院內受到感染，因此健康人並不需要特別擔心。一般認為她由人傳人引起感染，能透過感染者的咳嗽向外擴散。**將感染者移至單人房，及外出時戴口罩等，為重要的應對方式**。

分 類	真菌	感染途徑	飛沫感染
大 小	5～8μm	治 療	抗生素（撲菌特等）
症 狀	伺機性感染		

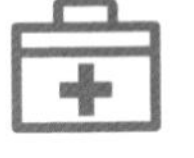

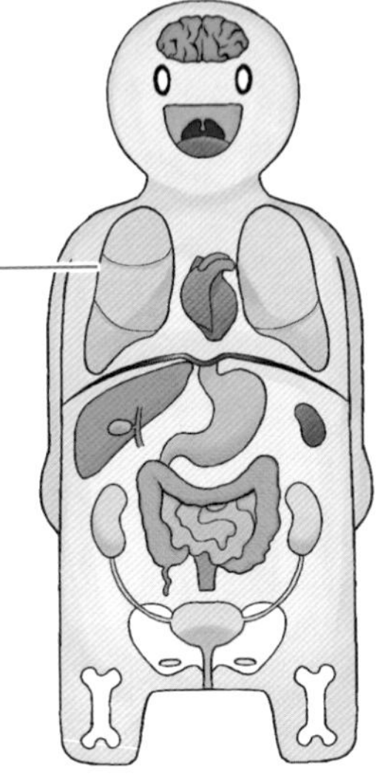

肺炎

能對正在服用免疫抑制劑或因感染HIV而造成免疫力降低的人引起併發症。能引起發燒、乾咳、呼吸困難等症狀。

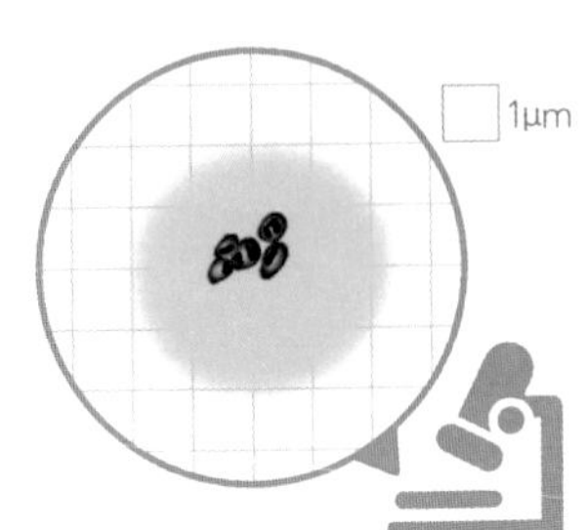

關於生物恐攻

她是某種細菌兵器

數十年前發生的
炭疽菌恐怖攻擊事件
那就是我引起的啦…!!
哇哈哈哈
張開

我要以這身力量好好摧殘人類！
啊—
哈哈哈哈
鬆開

欸…
沒想到會出現盤尼西林這種東西……
佛萊明博士
（➡P.92）

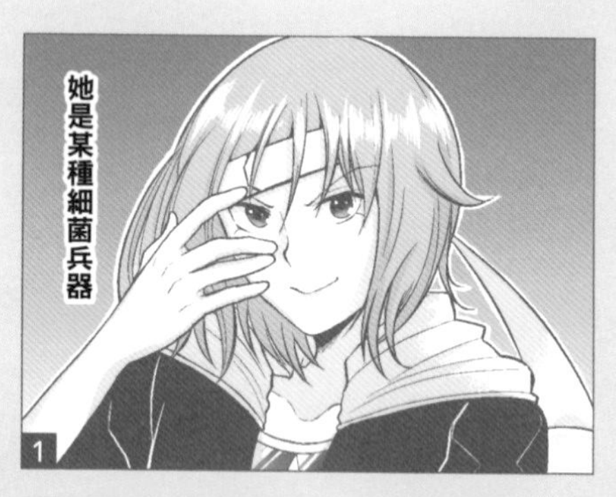

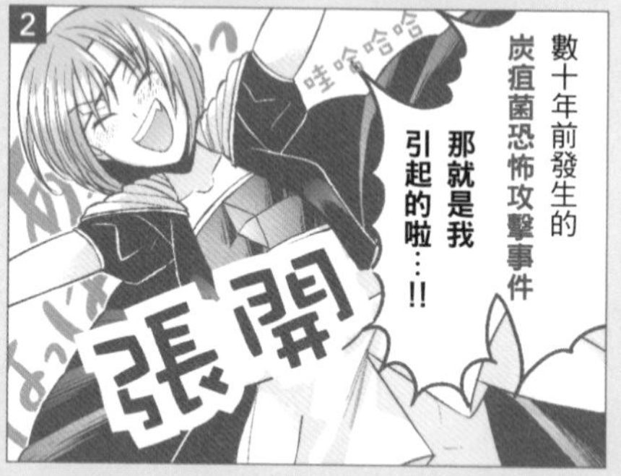

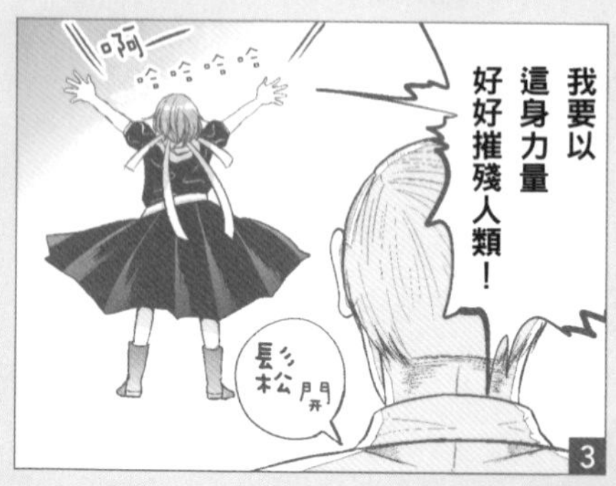

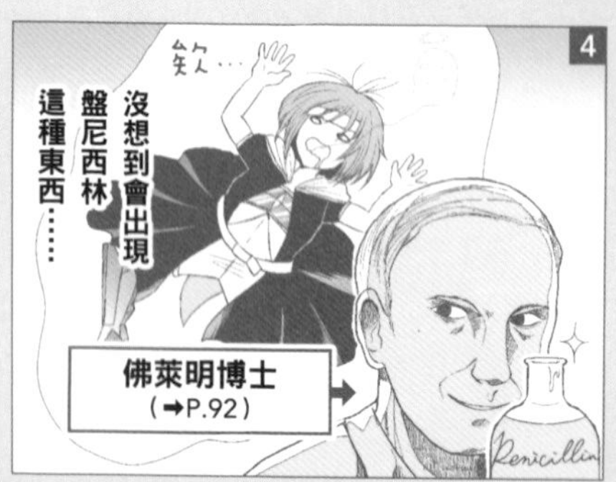

生物武器的威脅與種類

使用細菌及病毒，以無差別方式大量殺傷人群的行為被稱為生物恐怖攻擊。

大量破壞武器也稱為NBC（核子・生物・化學）武器，其中又以使用生物武器的優點最多。例如開發費用非常低廉，只要有細菌就能夠發起恐怖攻擊，而且只需事先接種疫苗就能使恐怖份子不會受害。基於上述理由，其使用危險性很高，時時都在警戒該類情況發生。

實際案例以2001年發生的「美國炭疽攻擊事件」最為有名。犯人將裝有炭疽菌的信封寄送給電視台、出版社及議員等，遭受感染的22人中，有5人因此喪命。而在日本方面雖以未遂收場，但奧姆真理教也曾嘗試以炭疽菌和肉毒桿菌（➡P.62）進行恐怖行為。

依據生物武器的危險性，可將其區分為A～C三種分級。其中最為危險，屬於A級的有炭疽菌、鼠疫桿菌（➡P.142）、天花病毒（➡P.170）、肉毒桿菌（➡P.62）、野兔熱菌（➡P.154）及病毒性出血熱。

插畫家介紹

醫療美術部

米澤昌紘／內科醫師
… P.18, 94, 142
pixiv：308324

青空一色／耳鼻喉科醫師
… P.40～46, 86～88, 102, 152
twitter：@sora_iro_1

aristolochia／藥劑師
… P.12, 28, 34, 72～76, 106, 132, 144～150, 154～156, 180～182
pixiv：987574

Kage／護理師、公共衛生護理師
… P.16, 24, 52, 112～120
hp：https://kage877.jimdo.com/
twitter：@877_727

さけ／醫學院學生
… P.30, 64, 84, 90, 96, 98, 100, 126～130, 156～158
pixiv：11547803
twitter：@mymysake131

竹內翔祐／醫學院學生、株式會社NOIE
… 專欄協力

タイマイ／醫師
… P.54

ポケ子／漫畫家、前護理師
… P.160, 漫畫（P48, 70, 92, 110, 124, 140, 172, 184）
mail：kogapokeko@gmail.com
twitter：@p0530medill

まひるねむる／醫師
… 封面, P.14, 20～22, 32, 36, 50, 58, 82
mail：mahirunemuru@gmail.com
twitter：@mahirunemuru

ミカンメロン／護理師
… P.80

みなもとうじな／醫學院學生
… P.178
twitter：@genjiname

插畫協力

【（株）サイドランチ】

瀨名ななせ
… P.78

れれれのテケ
… P.56

いかけ
… P.62, 68

武楽清
… P.24, 26, 104, 156, 168

すい
… P.160, 170

高崎律
… P.136～138

op
… P.38

絢前ゆうた
… P.166

真倉くま
… P.60

風車⑨号
… P.176

杉谷エコ
… P130

かりね。
… P.162～164

橘こもろ
… P.66

狸田にそ
… P.64

きあ
… P.108

坂巻あきむ
… P.134

山田しぶ
… P.174

絢原
… P.122

【（株）アスタリスク】

naobhalchemoro
… P.30, 34, 54, 128, 152, 158

abunai_usagi
… P.96, 142

Eden styx
… P.80, 84, 98

名詞解說

DNA
去氧核糖核酸。類似製造全新細胞所需的設計圖。為染色體的重要成份，也是基因本身。

PCR法
用以擴增特定DNA的原理及應用方式，也被稱為聚合酶鏈式反應。

RNA
核糖核酸。其任務為根據DNA，使用胺基酸製造全新細胞。

SPACE
取最常造成院內感染的5種革蘭氏陰性菌名稱首字而成的稱呼。全員在本書內均有介紹。

撲菌特
將美坐磺胺及曲美普林等兩種抗生素以5：1比例調合成的複合藥品。用以治療肺囊蟲肺炎等疾病。

T細胞
淋巴球之一，能輔助B細胞產生抗體，或抑制免疫反應。

WHO
世界衛生組織。

β-內醯胺類抗生素
擁有β-內醯胺構造（四角形環狀構造）的抗生素。有盤尼西林類、頭孢菌素類、碳青黴烯類、青黴烯類等。

一次性
相對於持續性，疾病症狀等發作過後就能恢復。

尿素酶
使尿素水解成氨和二氧化碳的酵素。

懸浮微粒
飄浮於氣體中的固體或液體微粒。

腸毒素
由葡萄球菌等細菌所產生，能對腸道發生作用的毒素統稱。

套膜
出現在人類免疫缺乏病毒等病毒粒子上的膜狀構造。為區分病毒種類的特徵之一。

黃疸
膽汁中名為膽紅素的黃色色素累積在血液中，沉積在全身皮膚及黏膜上並染成黃色的狀態。

咳嗽
一種強制將空氣從肺部及呼吸道排出的生物防禦動作。

核酸
為DNA和RNA的統稱，存在於所有生物體內的高分子物質。它是製作基因的材料，也是細胞分化時所需的物質。

粘膜炎
由感染症引起的粘膜腫脹，以及伴隨產生粘液及來自白血球的濃稠滲出液的一種症狀。

學校保健安全法
用以維持並增進學校中的學童及教職員健康的日本法律。

滑動
緊貼在細胞等物體表面滑動，是肺炎黴漿菌專屬的移動方式。是對宿主進行寄生的必須手段。

併發症
由於某種疾病引起其他疾病時稱之。

導管
用來插進尿道以方便排尿，或用來將藥品注入胃部等器官時所使用，細長柔軟的醫療用軟管。

芽孢
當處於不適合增殖的環境時，由部份細菌所產生，具有極高耐久性的細胞構造。

乾咳
清喉嚨。或是無痰液的咳嗽。

偽膜
由造成組織壞死的物質所產生，從發炎處滲出的膿汁等物質乾燥後所形成的薄膜。

丘疹
皮疹之一，為米粒大小（直徑1cm以下）的皮膚隆起。

莢膜
僅部份細菌持有，位於細菌最外側的一層殼。用來保護細菌本體。

菌血症
由於免疫力降低等原因，使細菌進入原本應為無菌狀態的血液的一種狀態。

菌交代症
長期使用抗生素後，引起原本不存在或僅少量存在的細菌異常增殖的疾病

群聚感應
於部份細菌界菌種上出現，藉由感應同類細菌所產生的訊號物質，以進行集團行動的交流方式。也叫群體感應。

葡萄糖醛酸
由glucose（葡萄糖）酸化後產生的有機化合物。和體內的藥物等物質結合後產生尿液。

甘油
於醫藥品及化妝品中做為保濕、潤滑劑使用的一種醇類。是多種化妝水必備的保濕成份。

GMS染色
用來將多種真菌進行染色的方法。以標定真菌使用的代表性染色法而廣為人知。

血漿
將血液去除血球（紅血球、白血球、血小板）後留下的液體成份。

結節
皮疹之一，是種比丘疹更大，為豌豆大小以上的皮膚隆起。

解熱鎮痛藥
也被稱為止痛藥或退燒藥，是種兼具解熱及鎮痛作用的醫藥品。

角蛋白
構成細胞骨架的蛋白質之一，頭髮、指甲、角、羽毛裡都有這種物質。

原核生物
不具有核膜此一胞器的生物。是相對於真核生物的分類。

凝固酶
金黃色葡萄球菌的菌體外酵素之一，能使血漿凝固。

後遺症
於某種疾病或受傷痊癒後出現的症狀。類似殘留的不良影響。

抗生素
用以破壞細菌或抑制細菌增殖的藥物。也被稱為抗生物質或抗生劑。

抗酸菌
為包括引起漢生（痲瘋）病的痲風桿菌，及結核菌等分枝桿菌屬細菌群的總稱。

酵素
於生物細胞內產生的蛋白質性物質。是在體內引起各種化學反應所需的觸媒。

菌落
細菌形成的集落。在篩檢微小的細菌時，需要使它們長成足以觀察的菌落形狀。

細胞壁
位於植物及細菌細胞最外層的堅固膜壁。動物細胞無此構造。

細胞膜
用以分隔細胞內外側的膜。擁有決定細胞型態的作用。

螫咬／叮咬
昆蟲扎人或吸血的動作。

脂肪細胞
含有脂肪的細胞。雖可能散布於組織間，但大多都會聚合形成脂肪組織。

脂肪酸
能產生脂質，是生物不可或缺的成份。與甘油結合後形成脂肪。

蔗糖
為砂糖主成份的糖類之一。由glucose（葡萄糖）和fructose（果糖）結合而成。

神經細胞
為構成神經組織的細胞，也被稱為神經元。負責傳遞及處理資訊。

條蟲
扁形動物門條蟲綱的動物總稱。俗稱寸白蟲，在日本俗稱真田蟲（サナダムシ）。

蠕動
蚯蚓類等長條蟲體弓身前進的樣子。也用來指蠢動。

嘔吐毒素
由仙人掌桿菌產生的毒素。毒性非常高，能破壞粒線體。

鏈球菌溶血素
由化膿性鏈球菌產生的溶血毒素，能破壞紅血球等細胞膜。

孢子體
原生動物為了要對下一個宿主造成感染，所進行的細胞生成過程（孢子生殖）的最終結果，為孢子中產生的感染性細胞。

對症治療
根據患者症狀，以減輕而非根治症狀為目的的治療方式。

多重抗藥菌
對多種抗生素擁有抗藥性的細菌。近年來不斷出現。

發紺
血液氧氣不足，使皮膚和黏膜呈現紫黑色的狀態。

齊爾-尼爾森染色法
也被稱為抗酸染色法，是種能將抗酸菌染成粉紅色，其他細菌染成藍色的染色法。

腸道花園
於人體腸道內構築腸道菌菌叢的微生物總稱。「花園」這個稱呼是由於在顯微鏡底下觀察，各種菌叢綜合起來的外觀就像「花園」，因而得名。

張力
皮膚的張力。當脫水導致皮膚張力（緊繃度）降低時，就稱為皮膚張力不足。

破傷風痙攣毒素
由破傷風梭菌所產生，引起破傷風的毒素。具有極高毒性，甚至被稱為地球最強的毒素。

癲癇
腦部神經細胞過度放電，引起意識障礙及痙攣等症狀的腦部疾病。不分性別年齡均可能發病。

電泳
溶液中的帶電物質往電場（電極）移動的現象，或指利用此現象進行的解析方式。

毒素
由蛋白質構成，擁有高度毒性的物質。具有抗原性（使生物產生特定抗體的特性）。

肉芽腫
由數種血球聚集形成的組織，為發炎反應造成的病變之一。

二級結構
蛋白質及核酸等生物聚合物主鏈的部份立體構造。順帶一提，α螺旋與β摺疊都是蛋白質二級結構的一部份。

乳酸
乳酸菌分解glucose（葡萄糖）製造能量時產生的物質。

乳酸菌
為分解醣類產生乳酸等物質的細菌群統稱。與雙歧桿菌的不同處是它們不會製造醋酸等物質。

腦細胞
腦內神經細胞、神經膠質細胞的統稱。負責傳遞及處理資訊。

生物薄膜
由微生物產生的構造（生物膜）。是種黏滑的保護膜。

敗血症
細菌及病毒侵入血管及淋巴管，隨血液流動引起全身發炎及器官衰竭的狀態。

白苔
白色苔狀物。常出現於口中和臉頰上。

麻疹童子
於1862年歌川芳藤繪製的「麻疹童子退治圖」中登場，將麻疹擬人化之後形成的角色。這類關於麻疹的畫作也被稱為「麻疹畫」。

針扎事件
已被他人血液等體液污染的器具對醫療從業人員造成外傷時稱之。

斑疹
為皮疹之一，特徵為保持平坦，不會造成皮膚表面隆起。

萬古黴素
對革蘭氏陽性菌擁有抗菌作用的糖肽類抗生素。曾被認為是種對MRSA（耐甲氧西林金黃色葡萄球菌）有效的藥品而受到注目，但已有抗藥菌出現。

瘟疫
全國性或世界性的感染大流行。也被稱為世界性流行。

玻尿酸
連結細胞及組織，呈膠狀的高黏度結合物質。於退化性關節炎患者及成人美容等為目的實施注射。

皮疹
出現在皮膚上的病變總稱。也稱為發疹。有斑疹、丘疹、結節、水疱、蕁麻疹、鱗屑等分類。

質體
存在於大腸桿菌等細菌及酵母細胞核外的DNA分子。能透過細胞分裂遺傳給下一個世代的基因。

靈菌紅素
由腸道菌之一黏質沙雷氏菌所產生的紅色色素。如果在潮濕的場所看到紅色痕跡，都有可能是這種物質。

瘟疫醫師
專門治療鼠疫（瘟疫）的醫師。存在於黑死病蔓延的中世紀歐洲，對稱為黑死病的疾病進行治療及狀況把握。

非洲綠猴腎細胞毒素
由引起食物中毒的大腸桿菌（O157等）所產生的毒素。能造成腎衰竭，引發溶血性尿毒症症候群（HUS）。

鞭毛
由細胞原質體的一部份伸長而成，是種擁有運動性的細長線狀構造。其主要任務為提供泳動需要的推進力。在它的內部有種被稱為軸絲的運動裝置。

巨噬細胞
為白血球之一。它能吞食死亡的細胞及其碎片，以及侵入體內的細菌等異物。擁有清道夫的職責，還能負責將免疫情報傳達給淋巴球。

肌抽躍
部份身體突然進行病態抖動等，是引起與自主意識無關動作的不規則運動之一。

免疫細胞
負責對抗侵入體內的細菌及病毒等有害物，保護身體的細胞。

輸液
以補充體液及養份為目的，經由吊點滴施打水份和電解質的治療方式。

鱗屑
為皮疹之一，由皮膚表面的角質細胞細碎剝落所造成。從頭上產生的又被叫做「頭皮屑」。

淋巴球
為白血球成份之一，又可細分成自然殺手細胞、T細胞、B細胞三種。能找出受感染的細胞並進行排除。

PROFILE

醫療美術部

由日本的醫師、護理師、藥劑師等喜歡進行創作活動的醫療體系從業人員所組成，進行同人誌製作、提供醫療類插畫給企業等活動的團體。創作類別包括解剖圖及科學類插畫、漫畫和萌圖等，範圍非常廣泛。創作概念為『快樂學習正確的醫學』。

TITLE

感染症菌娘圖鑑

STAFF

出版	瑞昇文化事業股份有限公司
作者	醫療美術部
譯者	王幼正
總編輯	郭湘齡
文字編輯	徐承義　蕭妤秦
美術編輯	許菩真
排版	二次方數位設計
製版	印研科技有限公司
印刷	龍岡數位文化股份有限公司
法律顧問	立勤國際法律事務所　黃沛聲律師
戶名	瑞昇文化事業股份有限公司
劃撥帳號	19598343
地址	新北市中和區景平路464巷2弄1-4號
電話	(02)2945-3191
傳真	(02)2945-3190
網址	www.rising-books.com.tw
Mail	deepblue@rising-books.com.tw
初版日期	2020年3月
定價	350元

ORIGINAL JAPANESE EDITION STAFF

カバーデザイン	竹中もも子（スタジオダンク）
カバーイラスト	まひるねむる（医療美術部）
編集統括	九内俊彦 櫻井智美
編集	小枝指優樹（スタジオダンク）
編集協力	バンブルマン株式会社 （Bumbleman Inc.）
デザイン	竹中もも子（スタジオダンク）
執筆協力	杉山忠義

國家圖書館出版品預行編目資料

感染症菌娘圖鑑 / 醫療美術部作 ; 王幼正譯. -- 初版. -- 新北市 : 瑞昇文化, 2020.03
192面 ; 14.8 x 21公分
譯自 : 菌娘と学ぶ　感染症イラスト図鑑
ISBN 978-986-401-401-9(平裝)
1.傳染性疾病 2.微生物學

415.23　　109002441